WOCナースが
やさしくレクチャー

ストーマ造設患者への
アセスメント・ケア・指導の秘訣

監修 **小林 智美**
社会医療法人河北医療財団 河北総合病院
皮膚・排泄ケア特定認定看護師
臨床倫理認定士

Gakken

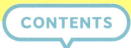

Part 1
術前の患者──ストーマオリエンテーションとサイトマーキングを中心に

- 緊急手術を受ける患者／小林智美 …… 8
- 手術室におけるストーマサイトマーキング／山﨑祐子 …… 16
- ストーマ再造設患者／櫻井三希子 …… 27
- 肥満患者／山坂友美 …… 33
- イレウス・腸閉塞で腹部膨満がある患者／小梢雅野 …… 40
- 腹部のたるみとしわが顕著な患者／平良亮介 …… 46
- 腹部の凹凸が顕著な患者／山坂友美 …… 52
- がんが再発し緩和ケアの時期にストーマを造設する患者／平良亮介 …… 59
- ストーマ造設に拒否的な患者／西田かをり …… 66

Part 2
術後から退院までの患者──ケアの実際と装具選択を中心に

- 便漏れを繰り返す患者／野村好美 …… 74
- ストーマの高さがスキンレベルの患者／野村好美 …… 80
- 深いしわがある患者／小林智美 …… 87
- セルフケアに消極的な患者／渡辺沙織 …… 93
- 手指の巧緻性が低下している患者／渡辺沙織 …… 99
- 視力が低下している患者／奈木志津子 …… 104
- 認知機能が低下した患者／黒木さつき …… 110
- 正中創が離開（SSI）している患者／小島由希菜 …… 117
- ロボット支援手術を受けた患者／宇都宮里奈 …… 125
- 新生児の場合／二ッ橋未来 …… 133

Part 3
退院後の患者──セルフケア・スキンケア指導を中心に

- ストーマ外来とその役割，在宅患者のケア／黒木さつき ……… 144
- 化学療法を受ける患者／黒木さつき ……… 151
- 放射線治療を受ける患者／藤浪文子 ……… 159
- ストーマ周囲の瘙痒が強い患者／大田百恵 ……… 167
- 一時的ストーマを造設しストーマ閉鎖術予定の患者／小林智美 ……… 174
- ストーマ閉鎖術を受ける小児／二ッ橋未来 ……… 180
- がん終末期にある患者／八尾早希子 ……… 187
- 災害時のストーマケア／石井光子 ……… 195

Part 4
合併症のある患者──対処法を中心に

- ストーマ粘膜皮膚接合部離開のある患者／岡本 節 ……… 200
- ストーマ周囲にびらんを繰り返す患者／佐藤明代 ……… 206
- ストーマ肉芽腫のある患者／佐藤明代 ……… 212
- 傍ストーマヘルニアのある患者／大田百恵 ……… 217
- ストーマ脱出のある患者／山坂友美 ……… 223
- 腹壁瘢痕ヘルニアが生じている患者／奈木志津子 ……… 231
- ストーマからの出血（静脈瘤）のある患者／西田かをり ……… 237
- ストーマ部のがんが発生した患者／小梢雅野 ……… 246
- ストーマ周囲にPEHが発生した患者／小島由希菜 ……… 252
- レックリングハウゼン病の患者／土田 学 ……… 256

さくいん ……… 266

執筆者一覧

● 監修・編著

小林 智美　社会医療法人河北医療財団 河北総合病院 皮膚・排泄ケア特定認定看護師/臨床倫理認定士

● 執筆(掲載順)

小林 智美　前掲

山﨑 祐子　島根大学医学部附属病院 皮膚・排泄ケア認定看護師

櫻井 三希子　神戸市民病院機構神戸市立西神戸医療センター 皮膚・排泄ケア認定看護師

山坂 友美　国立病院機構相模原病院 皮膚・排泄ケア特定認定看護師

小梢 雅野　浜松医療センター 皮膚・排泄ケア特定認定看護師

平良 亮介　倉敷医療生活協同組合水島協同病院 皮膚・排泄ケア特定認定看護師

西田 かをり　大垣市民病院 皮膚・排泄ケア特定認定看護師

野村 好美　日本医科大学武蔵小杉病院 褥瘡対策室 皮膚・排泄ケア特定認定看護師

渡辺 沙織　北里大学病院 皮膚・排泄ケア特定認定看護師

奈木 志津子　島田市立総合医療センター 皮膚・排泄ケア特定認定看護師

黒木 さつき　稲沢市民病院 皮膚・排泄ケア特定認定看護師

小島 由希菜　埼玉医科大学病院 皮膚・排泄ケア特定認定看護師

宇都宮 里奈　独立行政法人国立病院機構四国がんセンター 皮膚・排泄ケア認定看護師

二ッ橋 未来　杏林大学医学部付属病院 小児科/小児外科病棟 皮膚・排泄ケア認定看護師

藤浪 文子　公益財団法人がん研究会有明病院 皮膚・排泄ケア認定看護師

大田 百恵　独立行政法人国立病院機構呉医療センター・中国がんセンター 皮膚・排泄ケア特定認定看護師

八尾 早希子　昭和大学藤が丘病院 皮膚・排泄ケア認定看護師

石井 光子　石川県立看護大学附属看護キャリア支援センター/皮膚・排泄ケア特定認定看護師

岡本 節　国立大学法人高知大学医学部附属病院 皮膚・排泄ケア特定認定看護師

佐藤 明代　市立札幌病院 皮膚・排泄ケア特定認定看護師

土田 学　東京医科大学八王子医療センター 皮膚・排泄ケア認定看護師

発刊に寄せて

　近年のストーマケアは，技術的な進歩に加え，装具も進化を続けています．みなさんもご存知のとおり，ストーマケアは個々の患者さんのニーズに合わせた対応が必要とされる点でも特徴的です．オストメイトはそれぞれ異なる背景やライフスタイルをもっており，その個別性がケアを複雑にしている半面，看護のかかわりの豊かさも生み出していると考えます．一人ひとりの患者さんに適したケアを提供することは，私たちにとって大きな挑戦です．

　たとえば，ストーマの種類や位置，皮膚の状態，生活環境，心理的・経済的・社会的サポートのニーズなど，多くの要因を考慮する必要があります．だからこそ，患者さんとのコミュニケーションを大切にし，彼らの声に耳を傾けることが欠かせません．それぞれの患者さんが，自分に最適なケアを見つけ，快適に過ごせるようになることで，彼らの生活の質が大きく向上します．同時に，私たちも経験を積み重ね，知識と技術を深め，より多くの患者さんに質の高いケアを提供できるようになります．

　本書では，WOCナースが患者さん一人ひとりに寄り添った温かいケア，柔軟なアプローチを実施した場面を多く取り上げました．WOCナースのオストメイトと向き合う姿勢に共通して大切なものは何か，多くの方に知っていただくことで，ストーマケアの未来をさらに明るくしていくことになると願っています．

　心を込めて．
　2025年2月

小林 智美

※本書は,『月刊ナーシング』2021年10月増刊号(Vol.41 No.12)を再編集し,
　新規原稿を加えて再構成したものです.

編集協力:重森 献(Crivelli)
カバー・本文デザイン:早瀬衣里子
本文イラスト:キヨムラ,日本グラフィックス,Crivelli

Part 1

術前の患者

ストーマオリエンテーションとサイトマーキングを中心に

- 緊急手術を受ける患者
- 手術室におけるストーマサイトマーキング
- ストーマ再造設患者
- 肥満患者
- イレウス・腸閉塞で腹部膨満がある患者
- 腹部のたるみとしわが顕著な患者
- 腹部の凹凸が顕著な患者
- がんが再発し緩和ケアの時期にストーマを造設する患者
- ストーマ造設に拒否的な患者

術前の患者 01

緊急手術を受ける患者

事例

患者：Aさん，70代，男性．下行結腸がん（ステージⅣ），独居．

血液データ：白血球（13,600），赤血球（2.85），血小板（10万），Hb（8.0），CRP（13.7）

緊急手術までの経過

3か月前より便秘，食欲不振を自覚していたが，COVID-19の感染が怖くて受診はしていなかった．また，自宅で過ごすことが多くなり，ほとんど外出せず，家にある缶詰やお菓子などを少しずつ食べて過ごしていた．ある日，息子が様子を見に実家に立ち寄ると，居間で倒れているAさんを発見．救急要請となった．Aさんは脱水およびがんによるイレウスの診断を受け，同日緊急手術となった．

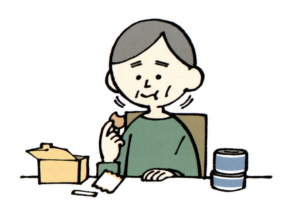

情報収集のポイント

患者には（意識がある場合）

- ☐ 医師から手術の説明があったか．
- ☐ ストーマ造設への理解度．
- ☐ 過去半年間の体重の変化．

以下はマーキング時に確認

- ☐ 腹部の痛み．
- ☐ 触られて嫌なところがあるか．
- ☐ 座ることができるか．

家族には

- ☐ 医師の説明に対する理解度．
- ☐ 患者の普段の生活状況．

医師には

- ☐ 腸管のどの部位でストーマ造設を行うのか．
- ☐ 何か所かマーキングする必要があるか．
- ☐ 一時的ストーマであるか永久ストーマであるか．
- ☐ 術後に化学療法や放射線療法を行うか．

緊急時は，患者の状況，家族の状況を適切に把握し，医師へストーマサイトマーキング（以下，マーキング）への確認と同席を依頼します．

場合によってはマーキングが困難なこともあるため，手術入室までにできること，確認することを中心に行い，その情報を術中マーキング（後述）に活かすことも重要です．

術前のアセスメント

緊急手術の場合は，「今朝まで食事を摂取していた」というケースも少なくありません．この場合，前処置を行っていないため，待機手術より腸管処理時の排泄物曝露による飛散の可能性は高くなります．そのため大量の洗浄を繰り返しながら吻合することになります．

また，腸管吻合直後から排泄物が吻合部を通過すると，吻合部に圧がかかるだけでなく，吻合部が汚染されます．その結果，縫合不全を起こす可能性が高くなるため，吻合部より口側でストーマが造設されるケースが多くなります．

また，緊急手術時は，術式変更による予定外のストーマ造設や腸管の癒着，腸管膜が十分剝離できないなど，マーキング部位に造設できず管理困難となるストーマが造設されるケースがあります．局所の炎症や血流の問題，腸管浮腫などさまざまな影響で，ストーマの早期合併症のリスクがよりいっそう高まります．

術後の状態を想像し，CT画像なども確認し，患者の腹部をアセスメントしながら，術前のかかわりを実施します．

患者は心理的に動揺していることがほとんどであるため，ストーマオリエンテーションはあえて行わず，患者や家族が質問する，知りたいと思う情報を提供することを優先します．

術前ケアの実際

Point 1 短時間でストーマサイトマーキングを行う

ストーマサイトマーキングの基本的な方法は，クリーブランドクリニックのストーマ位置決めの原則に従って行います（ストーマサイトマーキングの今後についてp.13に後述しました）．肥満ややせている人など腹部の状態に合わせて，高齢者ではしわやくぼみの位置に注意してマーキングを行います．

しかし，緊急の場合は，患者の全身状態が優先されるため，苦痛を最小限にしながら，身体状況や腹部の状況に合わせて，短時間でマーキングを行うことが重要となります．

患者のストーマに対する受容や時間的制約などを理由にマーキングが省略されることがあります．しかし，マーキングを行わない緊急造設術では，合併症の出現が懸念されます．合併症の予防や術後の患者のQOLを考えると，たとえ緊急時であっても必ずマーキングを行う必要があります．

ストーマサイトマーキングを実施しなかった場合,
- ストーマ局所の合併症が起こりやすい(とくに皮膚障害など)
- 装具を安定貼付できない(漏れる)ためにセルフケアが困難になる
- 装具が決定しないため，退院時期が延びる
- 社会復帰や日常生活に影響を及ぼす
- 装具の代金が高額になる可能性がある
- 精神的苦痛を生じる

など患者に不利益が生じてしまいます．

マーキングの基本手順を図1に示します．この手順でAさんのマーキングを行った坐位の写真を図2に示します．

図1 現在教育されているストーマサイトマーキングの基本的な方法

クリーブランドクリニックの5原則
❶ 臍より低い位置
❷ 腹直筋を貫く位置
❸ 腹部脂肪層の頂点
❹ 皮膚のくぼみ，しわ，瘢痕，上前腸骨棘の近くを避けた位置
❺ 本人が見ることができ，セルフケアをしやすい位置

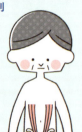

必要物品

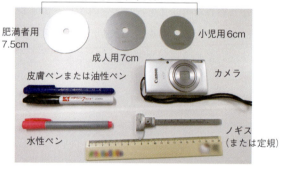

肥満者用 7.5cm／成人用 7cm／小児用 6cm／マーキングディスク／皮膚ペンまたは油性ペン／カメラ／水性ペン／ノギス(または定規)

基本手順

❶ 患者に仰臥位になってもらい，水性ペンで左右肋骨弓，正中線(縦)，臍の位置に水平線(横)，ベルトラインに印をつける．

❷ 患者に足先を見るような気持ちで，頭を軽く上げてもらう．腹直筋外縁の位置を確認し，水性ペンで印をつける．

❸ 仰臥位で，平面が得られる位置を見つけ，水性ペンで仮の印をつける．

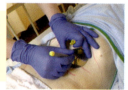

❹ 坐位になり，脂肪層の変化やしわの入り方を確認しながら位置を修正していく．このとき，患者から見える位置であることが条件．

❺ 前屈位や立位など患者にあらゆる体位をとってもらい，患者から見えやすい位置を決定する．

❻ 患者，家族と決定した位置を医師に確認してもらい，最終的に油性ペンで印をつける．

❼ 臍の高さからの距離，正中線からの距離，腹直筋外縁からの距離を測定して記録する．また，マーキング位置を写真や図にして記録する．

❽ 水性ペンで書いた不要な線を消す．

図2 Aさんのマーキング

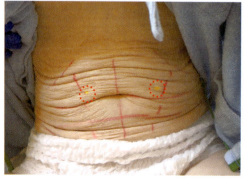

基本手順で行った後の坐位時の写真

Point 2 皮膜剤を塗布してからフィルムを貼る

医師によっては，マーキング位置にポリウレタンフィルムを貼るように指示することがあります．その場合，手術室でフィルムを剥がしたときに皮膚損傷が起きないように皮膚被膜剤（皮膜剤）を塗布してから貼るとよいでしょう．

Point 3 "避けるべき位置"と"造設可能な範囲"を示す

緊急時は，"避けるべき位置"と"造設可能な範囲"を示すだけでもよいでしょう．

緊急に消化管ストーマが造設される状況として，イレウスや術後縫合不全，消化管穿孔，腹膜炎などがあげられます．急性腹症の場合には，腹部が緊満していることや強い腹痛を訴えることも多く，腹直筋の確認が困難な場合があります．そのときは，ストーマの造設位置として，避けるべき位置を確認します．

図3の事例は前述のAさんとは異なります

図3 ストーマ造設を避けるべき位置①

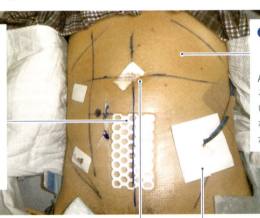

❶創部（過去の手術創を含む）
手術創は瘢痕化といって皮膚が柔軟性を失っており，皮下の血流も悪い可能性がある．自然ではないしわの上にストーマを造設されると，保護剤による補正が必要となる場合や排泄物の漏れを生じる可能性が高くなる

❸骨突起（装具装着時，装具が当たると想定される部位）
Aさんのように，骨を避けるか，骨に追従（密着が高い）装具を選択することになるため，使用できる装具が制限される可能性がある

❷放射線照射部
放射線照射部位は，副作用により，皮膚障害を生じる可能性がある．装具が安定して貼付できない可能性があり，皮膚障害が悪化することも考えられるため，避けたほうがよい

❹臍部とその付近
臍の前処置が行われていないことも多く，感染の原因になる．また，腹直筋の切れ目でもあるため，腹壁瘢痕ヘルニアやストーマ傍ヘルニアになりやすい．さらに，臍部に排泄物が流れ込み，便漏れの原因にもなる

緊急のときこそ確認が必要

❶患者は医師からストーマ造設について説明を受けているか
❷主治医からストーマサイトマーキングの指示があったか（または主治医がストーマサイトマーキングに同意しているか）
❸切除部位，ストーマを造設する場所を把握しているか
❹患者の日常生活環境や背景を把握しているか
❺ストーマサイトマーキング後，主治医が造設位置を確認したか

が，術後縫合不全を起こし，回腸ストーマを造設予定です．創部やドレーンを避けてできるだけマーキングディスクが安定する位置を選択しますが，ピンポイントで「ここ」という場所を示せない場合もあります．その際は，「この範囲」という視点でマーキングし，医師に伝えます．

そのほか，避けるべき位置とその理由は表1のとおりです．

ストーマ造設部位を点で示すことが難しい場合は，造設可能な条件を満たす範囲を示しましょう（図4）．主治医と相談し，最終的に術中所見を考慮しながら，造設位置を考慮することも1つの方法です．

COLUMN

ストーマサイトマーキングのパラダイムシフト

長い間，クリーブランドクリニックの5原則や大村らの提唱した原則などを用いて，マーキングが実施され，「その教育内容は40年以上変わっていない」といわれています．

また，本稿の準備物品でも述べたように，現在のストーマ教育で行われている方法では，マーキングディスクは標準，肥満，小児用など大きさが分かれています．

しかし，成人用のストーマ装具の貼付面の大きさは，今も昔も直径10cm程度か10cmを超えるものがほとんどで，何十年もの間，面積の大きな変化はありません．むしろ最近では，大きな面板の装具やテープ付の装具のバリエーションが増えています．また，術式は同じでも手術の方法は変遷を辿っています．

一方，ストーマの大きさの平均は30mm前後かそれ以上であることは大きく変化していない点になります．装具の貼付面積や手術の方法に鑑みると，マーキングの方法が今のままでよいのか，手順が今の方法でよいのか，再考する時期に来ているように思います．

つまり，体型に応じた既存のマーキングディスク（6～8cm）で安定した平面が得られたとしても，ストーマの大きさや手術器具の挿入位置なども考慮し，装具装着の面積を勘案してみると，通常のストーマサイトマーキングでは十分な安定平面が得られ

ていると自信をもって判断できる状況にないケースもあるように思うのです．したがって，マーキング後に3cm程度の穴をあけた装具を腹部に当てて本当に安定するのか，確認する必要があると考えます．

マーキングはあくまでも患者本人が見えるかどうかの位置決め，さらに装具が安定して貼れるかどうかまで観察して，ストーマサイトマーキングが完結するように思います．それでも，後述するように術後には予期せぬしわが出現することがあり，装具装着の安定を阻むこともあります．

また，こちらも簡単に後で述べていますが，ストーマフィジカルアセスメント（SFA）に代表されるようなツールを用いて，術前からいくつかの項目に沿って腹部をアセスメントし，マーキングの際に想定装具を準備できると，術後の装具選択や評価，セルフケア指導も円滑に進むのではないかと思います．

ストーマサイトマーキングの今後については既存の体型別マーキングディスクの大きさにこだわらずに実施し，またマーキングだけで終わらずに装具の安定が確実に確保できる位置かどうか確認し，フィジカルアセスメントを通して，術後装具までを見立てることが術前看護として求められるようになるのではないかと思います．

表1 ストーマ造設を避けるべき位置②

臍より高い	・下腹部に深いしわや放射線照射部など問題がある場合は，臍より高い位置（横行結腸ストーマ）となることもあり，術者の判断による
腹直筋を貫かない	・尿管皮膚瘻造設術以外では，腹直筋を貫くのが望ましい ・正中創に造設されるストーマは，傍ストーマヘルニアなど合併症を起こしやすい
本人から見えない	・セルフケアが行えない可能性があるため，望ましくない ・ただし，寝たきりで介護者がケアしやすい場所がよい場合もあるため，その場合は，本人から見えなくても可
ストーマ周囲平面が確保できない（将来を見通す）	・緊急手術の場合は，腹部膨満などで皮膚が張り，体重減少も顕著ではないことが多く，一見平面が得られやすいように見える．しかし，術後は腹水の除去，腸管浮腫の改善に加え，絶食やターミナル期に入り体重が減少（または増加）してくることがある．その場合，皮膚や脂肪に張りがなくなり，予測できなかったしわが生じることがある．将来を見通したマーキングが望まれる
ろっ骨部	・臥床状態では気がつかないが，坐位になると肋骨とマーキング部位が近接していることがある．姿勢による変化を見逃さないよう注意が必要である
ドレーンの位置	・術後の縫合不全などで緊急手術となる場合は，ドレーンの位置も気にしなければならない．ドレーンの位置は動かないものと考えて，ドレーンを避け，装具が安定して貼付できる部位を選択するのが望ましい
造設部位を狭めない	・緊急手術は，開腹してみないと状態がわからないことが多い．そのため，「ここはダメだけれど，この辺ならよい」「外してほしい位置のみ明確にする」「優先度をつける」などの工夫が必要

図4 点でのマーキングを実施できない場合（範囲を示す）

❶肋骨弓，前腸骨棘より（3横指）離した位置に線を引く

▼

❷CTなどで腹直筋の範囲を確認した後，臍より6〜7cm外側にドーナツ型の線を引く，または7cmのマーキングディスクを置く．腹部（腸管）が緊満している場合，術後は腹壁全体が下垂するので，通常より軽度外側上方とするため，肋骨弓のラインを引き直していく

▼

❸可能であれば坐位または両膝を深く屈曲して，しわの発生する部位を確認する（坐位が不可能な場合，手術室で麻酔導入後に確認することもある）

写真の症例は腹部緊満だが，術後は緊満が解除され多数のしわができる可能性がある

▼

❹❶〜❸の内容について医師とともに確認する

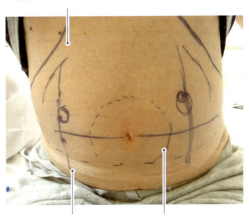

❶肋骨弓より3横指下

❶前腸骨棘より6〜7cm離した位置

❷臍より6〜7cm外側にドーナツ型の線外＝造設可能な範囲

術前の患者 01 緊急手術を受ける患者

患者・家族からの質問にどう答える?

Q.01
ストーマ造設手術後のために買っておくものはありますか?

Answer
術後は病院で用意しているものを使用します.
購入するものが決まりましたら,所定の代理店に
個人情報を登録して患者さん専用の物品を購入いただきます.

Q.02
術後,ストーマのケアは本人がやるのでしょうか?
家族がやるのでしょうか?

Answer
体の回復を待って,ご本人に指導しますが,
ご家族もサポートいただけるとよいと思います.

Q.03
ストーマケアのために介護保険を申し込んだほうがよいでしょうか?

Answer
ストーマを造設したからといってすぐに
介護保険の利用を薦めるわけではありませんが,
将来のことを考えて申請をしておくのはよいと思います.

Q.04
ストーマは人工物ですか?

Answer
ストーマは患者さんご自身の腸でできており,
人工物ではありません.

Q.05
袋は一生換えなくても大丈夫でしょうか?

Answer
ストーマにつける袋は製品の特質上,数日に1回交換が必要です.

指導・教育にあたってのポイント

　緊急ストーマ造設におけるサイトマーキング時は，ストーマオリエンテーションは最小限にとどめます．手術室入室までも時間が少なく，家族の付き添いや面会も制限されることもあり，また，手術で動揺している患者だけに説明することが望ましい状況にあるとはいえません．「術後に体の回復とともにゆっくり説明する時間を設けること」をお約束し，「術前に話したことを忘れてしまっても，何度でもお話しするので安心してください」とお伝えすることが多いです．

　積極的に多くの質問をしてくる場合，手術までの時間がある場合はオリエンテーションをすることもあります．

　術後をイメージしていただける説明内容が求められます．

引用・参考文献
1) ストーマリハビリテーション講習会実行委員会編：ストーマリハビリテーション 実践と理論．p.107-113，金原出版，2006．
2) ストーマリハビリテーション講習会実行委員会編：ストーマリハビリテーション 基礎と実際．第3版，金原出版，2016．

（小林 智美）

術前の患者 02

手術室における ストーマサイトマーキング

手術室のストーマサイトマーキングとは

　予定手術の場合，ストーマサイトマーキング（以下，マーキング）は手術室入室までに行われ，患者に坐位や前かがみの姿勢をとってもらい位置決めを行います．

　緊急手術の場合でも，患者の状態が比較的落ち着いており，時間的猶予がある場合は，手術室入室までにマーキングをしておく必要があります．したがって，手術室でマーキングを行うケースは，緊急手術で術前にマーキングが困難であった場合が該当します（表1）．

　緊急手術であっても，救命の結果，造設されたストーマが患者のQOL低下をまねくことはできる限り避けなければなりません．ストーマ管理困難を回避する重要な行為の1つがマーキングであり，ストーマが造設される手術室であるからこそ，最後の砦として機能を果たす必要があります．

●マーキングとストーマ合併症の関連

　マーキングは，ストーマの位置不良を避けることが目的です．位置不良を生じさせないことで，予防が期待できるストーマ合併症があります[1]（表2）．また，合併症を発生したとしても，その重症度が軽いほど患者の

表1 緊急手術時に術前のマーキングが困難となる要因

- 患者の全身状態が悪い（循環動態が不安定，ショック状態）
- 患者の身体症状（疼痛が強く臥位や坐位が困難など）により対応できない
- 時間的余裕がない状況（一刻も早い手術が必要，手術室入室までの時間がない）
- 人的対応が難しい，マンパワーの問題

表2 マーキングによる予防が期待できる合併症とトラブル

- ストーマ周囲皮膚障害
- 粘膜皮膚離開
- ストーマ陥凹
- 傍ストーマヘルニア
- 位置不良に伴う便漏れ
- 装具装着困難

文献1）p.46より引用

表3 消化管ストーマ合併症の重症度分類案

Grade 1	軽症；ストーマケア方法の大きな変更を要さない
Grade 2	中等症；ストーマケア方法の変更と外来でも施行可能な処置で対応可能
Grade 3	重症または医学的に重大であるが，ただちに生命を脅かすものではない；入院あるいは待機的外科的処置を要する
Grade 4	生命を脅かす；緊急の外科的処置を要する
Grade 5	合併症による死亡

文献1) p.9-15より引用

QOLを維持することが可能です（表3）．

わが国におけるマーキングの実施率は，待機手術に比べて緊急手術でとくに少なく，緊急手術によるマーキング未施行が術後ストーマケア確立に影響を及ぼす因子であるとの報告があります[2]．

また，日本ストーマ・排泄リハビリテーション学会のプロジェクト研究として行われた多施設共同研究（50施設2,502例の消化管ストーマを対象）では，365例（14.6％）にストーマ早期合併症が認められ，合併症の重症度が高い群ではマーキングの施行率が低く（Grade 4では施行率43％），緊急手術が多いことも報告されています[3]．

緊急手術により術前教育が行えなかった場合でも，マーキングにより適切な位置にストーマを造設することで，合併症の予防，重症化予防につながり，術後ストーマケアの確立を支えることができると考えられます．

医療者のストーマ造設における意識と課題

わが国では，2012年にストーマサイトマーキングが保険収載されるようになった背景があります．これを機に，認定講習会受講のニーズが高まり，修了者数は増加しました．保険収載後の変化における調査では，医師，看護師の協力が術前のマーキングの比率上昇に深くかかわる要因であることが推測されています[4]．

緊急手術の状況では，患者の全身状態や時間的余裕など，マーキングを困難にする要因が複数あります．しかしながら，ストーマ造設にかかわる医師と看護師の意識の持ち方で，マーキングの実施につながる可能性が実臨床にはあると考えられます．

"緊急手術であってもマーキングは必須である"という意識は，医師の経験値によっても実臨床には差が感じられます．"緊急だから""一時的なストーマだから"という考え方や場の雰囲気も影響してしまいます．そのようなとき，看護師からの「マーキングをしましょう」という発信は，有効な働きかけとな

ります．

　手術が外科医だけでは行えないように，マーキングにおいても医師，看護師の協力は必須です．したがって，"マーキングのときからすでに手術は始まっている"といっても過言ではありません．排泄という人間の尊厳を守る局面に立ち合っているからこそ，声をかけ合い，手を尽くせることをやりきる姿勢が求められています．すべての患者にマーキングを行う体制を整えるには，医療者への意識づけとマーキングの重要性に対する認識の向上，教育などが課題に挙げられます．

緊急手術時の手術室ストーマサイトマーキング

　手術室に入室すると，速やかに麻酔導入が始まります（図1）．

　緊急度が高いほど麻酔導入のスピード感は増し，手術開始までの時間をより短縮できるように麻酔科医や外科医，手術室看護師が協働します．麻酔導入後にマーキングを実施しますが，この場合も短時間で要点をおさえたマーキングの実施が肝要です．

　筋弛緩薬が投与されると，腹膜炎でみられる板状硬（無意識に腹部が硬くなっている状態）は緩和されるため，皮膚のたるみや腹部のしわの様子は確認しやすくなります．

図1 手術室入室から手術開始までの流れ

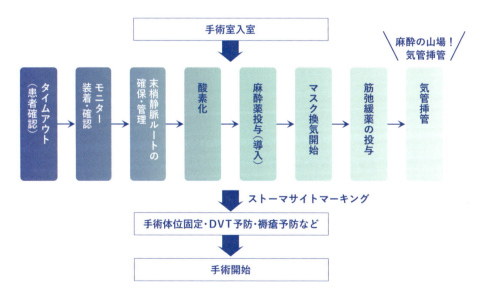

緊急手術時のマーキング方法

Point 1　基本線を引く

　基本線を引きます．肋骨弓，前腸骨棘，恥骨などの骨突起部位から3横指（5〜7cm）内側に線を引きます．
　3横指はあくまで目安として用います．マーキング施行者の指の太さによっては，3横指でも数cmの違いがあるので注意が必要です．骨突起部位から実際に5〜7cmの距離が離れているかを確認します．

Point 2　エコーを用いて腹直筋外縁を同定し線を引く

　エコーを用いて，腹直筋外縁を同定し線を引きます．緊急手術では腹部膨満を伴うことがあるため，エコーを用いた腹直筋外縁の確認は非侵襲的で有用です．手術室ではエコーを用いる機会が多く，複数台設置されていることから使用に適した環境となります．
　エコーのリニアプローブは皮膚に対して垂直に当てます．エコーがない場合は，術前CTで腹直筋の幅を確認します．

Point 3　しわの位置から3横指内側にも線を引く

　患者の状態により実施可能か否かを判断します．超緊急時では必ずしも優先されません．下肢の挙上は循環動態に影響を及ぼすため，必ず麻酔科医に声をかけてから実施します．
　膝を立てて深く屈曲させ，しわやくぼみが発生する位置を確認します．しわの位置から3横指内側にも線を引きます（図2）．
　また，麻酔がかかった患者の下肢は重みがあるため，2名以上で挙上とマーキングの動作を行うと安全に実施できます．

図2　緊急時のストーマサイトマーキング①

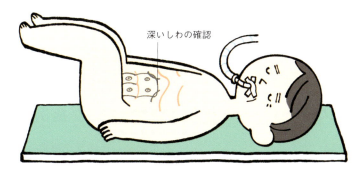

ストーマリハビリテーション講習会実行委員会編：ストーマリハビリテーション 実践と理論．p.112，金原出版，2006．を参考に作成

術前の患者 02 手術室におけるストーマサイトマーキング

Point 4 それぞれの線に囲まれた範囲のなかでマーキングする

Point 1〜3の各線に囲まれた範囲のなかで，医師と確認した実施予定の術式と部位に適した箇所をマーキングします（図3）．

正中からストーマの位置が近くなると，術後に創部からの滲出液がストーマ装具へ流れ込むことで漏れの原因となること，一方でストーマからの排泄物の漏れが創部に流れ込むことで術後創部感染の原因となる悪循環が生じます．正中創や臍部から可能な限り離れた位置でのマーキングを検討します．

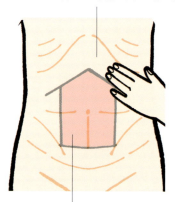

図3 緊急時のストーマサイトマーキング②

肋骨弓や腸骨棘から3横指の位置に線を引く

腹直筋外縁より内側で，肋骨弓，腸骨棘，深いしわから5〜7cm以上離れている範囲が，マーキングエリアとなる

ストーマリハビリテーション講習会実行委員会編：ストーマリハビリテーション 実践と理論．p.112, 金原出版, 2006. より引用

手術室でマーキングを行う患者

手術室でのマーキングは，前述したPoint 1〜4を基本手順としますが，患者の状態によって個別の対応が必要となることがあります．

次に，手術室でのマーキングを行う際の要点を，症例ごとに写真を用いて解説します．

症例1 直腸がんステージⅣでの緊急手術マーキング症例

患者：50代，女性，BMI 16.2
実施術式：S状結腸双孔式人工肛門造設術

術前病棟での人的状況にてマーキング未施行のため，手術室で皮膚・排泄ケア認定看護師と術者にてマーキングの基本手順に沿って施行しました（図4）．

図4 症例1のマーキング

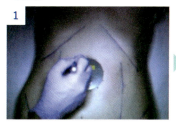
1 基本線を引き，臍部を避ける

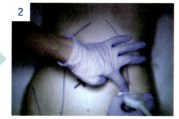
2 エコーで腹直筋外縁を同定する

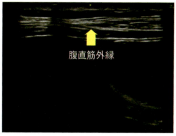
腹直筋外縁

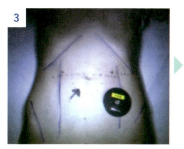
3 ディスクを置いて確認する

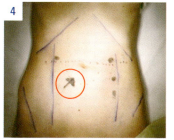
4 予定部位に複数個所マーキングする（S状結腸もしくは横行結腸）

※腹部の矢印（→）は手術部位マーキングを示す

症例2 穿孔性S状結腸憩室による緊急手術マーキング症例

患者：70代，男性，BMI 17.8
実施術式：横行結腸双孔式人工肛門造設術

両下肢を挙上し膝を深く屈曲させると，深いしわやくぼみはありませんが，下腹部に浅いしわが複数みられました．やせている患者では，下肢屈曲による腹部のしわはみとめにくいことがあります（図5）．

図5 症例2のマーキング

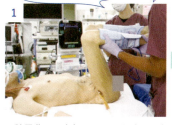
1 下肢屈曲にて腹部のしわやくぼみを確認する

（麻酔科医へ確認）両下肢を上げてもいいですか？
安全のため医療者2名で下肢を挙上

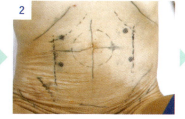
2 下腹部に浅いしわが複数入る

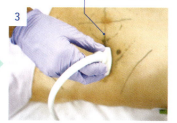
3 エコーは皮膚に対して垂直に当てる

プローブが皮膚を牽引すると，腹直筋とマーキング位置にずれが生じやすいので注意する

症例3 直腸縫合不全によりダブルストーマとなる緊急手術マーキング症例

患者：70代，男性，BMI 12.4

実施術式：ダメージコントロール手術（高度な腹腔内汚染，術中出血多量，循環不良となり仮閉腹），結腸単孔式人工肛門造設（永久ストーマ）

患者は低栄養が著しく座ることができない状態であり，手術室で皮膚・排泄ケア認定看護師と術者にてマーキングを施行しました．右上下腹部にコロストミー閉鎖創と膀胱全摘後のウロストミー，左上腹部にイレオストミー閉鎖創があります．

ウロストミーとの距離を確認しながら，第1選択，第2選択部位のマーキング，および左上下腹部に造設可能範囲を示すマーキングを施行しました（図6）．

また，ストーマ装着用ベルトの着用も考慮し，ストーマの位置が平行にならないように高さをずらした位置を選択します．

図6 症例3のマーキング

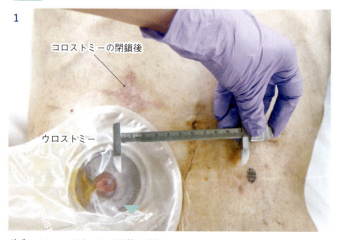

1
ダブルストーマとなるため距離を確認する

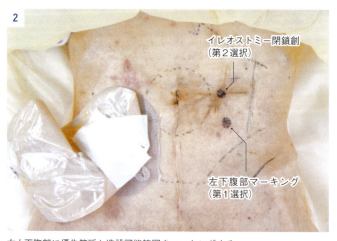

2
左上下腹部に優先箇所と造設可能範囲をマーキングする

症例4 ダメージコントロール手術後の開腹状態での緊急手術マーキング症例

患者：80代，女性，BMI 20.6
実施術式：空腸単孔式人工肛門造設術，閉腹術

S状結腸穿孔，急性汎発性腹膜炎によるダメージコントロール手術（OAM）を複数回施行後（小腸大量切除，結腸亜全摘術後）であり，短腸でのストーマ造設となるため，術後に多量の排泄からストーマ管理困難が予測される症例でした．

全身浮腫が著明であり，骨突出部位の確認も難しい腹部の状態で，位置決めがいっそう重要となる症例です（図7）．

図7 症例4のマーキング

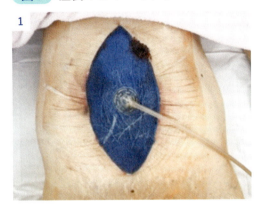

1　ダメージコントロール手術によるOAM

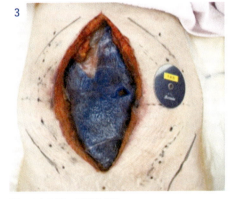

3　ディスクを置いて確認する

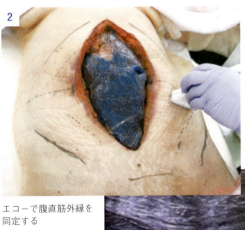

2　エコーで腹直筋外縁を同定する

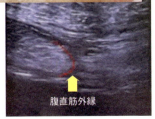

4　造設可能範囲と優先箇所をマーキングする

OAM：open abdominal management，腹部開放管理

医師や手術室看護師とのコミュニケーション：マーキングをスムーズに行うために

手術室には，聖域というイメージから足を踏み入れにくいと感じる医療者が少なからずいます．閉鎖的な空間であり，外部から見えにくいことも影響しています．

しかし，手術室を俯瞰してみると，1つのルーム内で外科医，麻酔科医，手術室看護師（外回り看護師，器械出し看護師）など，それぞれの役割が明確にあり，コミュニケーションの連続で成り立つチーム医療の集大成がわかりやすく展開されています．マーキングにかかわる皮膚・排泄ケア認定看護師などは多くの場合，手術室の外から足を踏み入れることとなるでしょう．

手術室経験のない（少ない）看護師が手術室に入る際に，知っておくとマーキングがスムーズになるポイントを記します．

Point 1 患者情報

既往歴，現病歴，造設予定部位，術後ストーマケアの状況などを情報収集します．

緊急では術前の腹部の様子はわからないことがあり，患者の状態について医師からの事前情報を参考にすることも有用です．

Point 2 手術室での流れ

手術室での流れ（図1）をイメージし，どのような流れのなかでマーキングを行うのか把握しておくことが大切です．また，マーキング時に必要なエコーや物品，マンパワーがそろっているかなどを確認しておきます．

手術開始までの空麻酔時間はできる限り避ける必要があるため，自身の動き方をおさえておくとよいでしょう．

Point 3 麻酔科医との共有

麻酔科医に事前にマーキングの実施を伝えておくこと（どのタイミングで何をするか）は，重要なポイントです．

麻酔導入から手術開始までの間にマーキングは優先されないため，慌ただしい緊急手術では，準備の時点で実施内容の相談を共有していなければマーキングは流されてしまいます．麻酔科医にマーキングの重要性を認識してもらい，患者のQOLを考慮した必要な行為と時間であることを説明します．

Point 4　手術室看護師の動きと連携

　麻酔科医同様，患者入室前に手術室マーキングを行うことを手術室看護師と共有しておきます．手術室看護師は，手術に必要な器械や物品の準備など，麻酔導入と並行して手術開始に向けて迅速に準備を進めていきます．

　麻酔導入の薬剤投与時は急変のリスクもあるため，患者のそばから離れずに状態を観察しています．非常に短時間で密度が高い集中したケアを実践する必要があり，マーキングの実際にかかわるのは難しい状況もあります．しかし，必要性と実際の方法が理解できれば，有力な協力者であることは間違いありません．手術室看護師がストーマケアに不慣れな場合もあるので，何のためにこのようにするのかを添えて説明します．

　また，マーキングから手術室看護師を巻き込むことは，ストーマケアへの関心を高めることにつながります．ストーマ造設の場面に立ち会っている看護師として，術中にも積極的な情報収集（合併症につながる状況があるか，造設部位やマーキングとの位置関係，造設されたストーマの状態など）を行うことで，術後ストーマケアに有力な連携が生まれていきます．

Point 5　外科医との交渉

　マーキング時は，外科医との交渉の場面でもあります．交渉の事前準備には，相手を知ることや状況把握が必要です．この場合，外科医の経験値やマーキングへの意識などが該当します．また，1つの見方しかできない場合は交渉の幅が狭くなるため，いかに考え方を柔軟にするかが鍵となります．

　基本のマーキング方法に沿えないケースでは，手順のなかで可能なものを選択するのも1つの考え方です．そして，相手へのリクエスト内容と譲れないところと妥協できるところなどの条件を練っておきます．たとえば，「この程度のしわであれば対応できるので，骨突出からは距離を確実に離したい」というような条件です．マーキングの実際で医師と生じやすい議論は，腹直筋外縁を通すことを優先させるのか，正中創から離すことを優先させるのかなどがあがります．医師の考え方や合併症との関連を考慮しながらディスカッションします．

　また，CT画像を参考に腹直筋を確認する代わりに，エコーを用いた確認方法を医師に提案することもあります．エコーを用いた確認方法は緊急手術では苦痛を最小限に短時間で確実にできることから有用性が高く[5]，有益な取り組みを実臨床に普及していくことも肝要です．

　このような交渉をスムーズにするためには，皮膚・排泄ケア認定看護師が積極的に手術室に入っていくことが大切です．顔を出すことがコミュニケーションの始まりとなり，マーキングへの意識変容にもつながります．

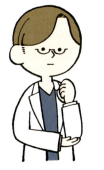
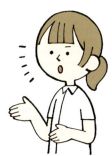

外科医と高める心理的安全性

　外科医との交渉で述べたように，個々の意見や提案を自由に発案して，議論できる環境をつくること，すなわち"心理的安全性"は高いパフォーマンスを生み，一緒になって学んでいくチーム学習を通して，チームの適応力向上やイノベーションを起こします[6]．

　開かれたコミュニケーションができるフラットな雰囲気や新たなアイデアの受容，そして批判的ではなく成長につながるフィードバックが職域を超えて遂行できるチーム力は，結果的に患者のQOLを守るゴールへと結びつくでしょう．

　外科医と心理的安全性を高めるためには，互いの経験から学び合うチーム学習が必要です．ストーマケアに関する医師・看護師の経験を共有し理解を深めるための教育の機会も一助となります．たとえば，看護師はストーマの造り方を学び，医師はストーマケアの方法を学ぶハンズオン形式での多職種合同教育に，マーキングを含めることも有益と考えます．

　また，術前マーキングが未施行であったケースでは医師と振り返りを行い，合併症予防への対策を議論し，現状の教育的課題，今後に向けて改善できることを話し合います．このような時間を共有することで，必然的に心理的安全性は高まり，ゴールに向けてチームが機能していきます．

引用・参考文献
1）日本ストーマ・排泄リハビリテーション学会・日本大腸肛門病学会編：消化管ストーマ関連合併症の予防と治療・ケアの手引き．p.44-46，金原出版，2018．
2）深野利恵子ほか：術後早期のストーマケア確立に影響を及ぼす因子の検討．日本ストーマ・排泄リハビリテーション学会誌，37(3)：85-97，2021．
3）高橋賢一ほか：消化管ストーマ早期合併症の重症度に関する多施設共同研究．日本ストーマ・排泄リハビリテーション学会誌，35(2)：4-15，2019．
4）板橋道明ほか：ストーマサイトマーキング収載後の変化．日本ストーマ・排泄リハビリテーション学会誌，31(2)：29-34，2015．
5）西川貴子ほか：ストーマサイトマーキング時のエコーを用いた確実な腹直筋描出の普及活動．STOMA: Wound & Continence，30(1)：18-21，2024．
6）山口裕幸：組織の「心理的安全性」構築への道筋．医療の質・安全学会誌，15(4)：366-371，2020．

（山﨑 祐子）

術前の患者 03

ストーマ再造設患者

事例

患者：Bさん，60代，女性

S状結腸憩室穿孔のため，緊急手術にてS状結腸単孔式ストーマ造設術を受け，ストーマケアは自己管理をしていた（図1-1）．

術後半年を経過したころから，ストーマ傍ヘルニアを自覚しはじめ，ヘルニア用ベルトを併用しながら保存的に経過をみていた．ストーマサイズの変化はなかったため，装具のトラブルはなく過ごしていた．

しかし，ストーマ傍ヘルニアが徐々に拡大し（図1-2），仕事や日常生活に支障をきたすようになり，保存的治療が限界となったため，本人希望のもと，術後1年半を経過したころにストーマ再造設を行うこととなった．

図1 Bさんのストーマ

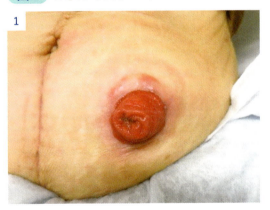

手術直後．ストーマケアは自ら行っていた

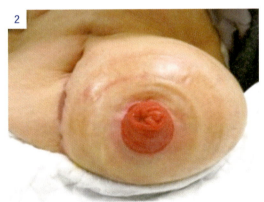

再造設前．ストーマ傍ヘルニアが徐々に拡大した

情報収集のポイント

- □ 医師による手術の説明はされたか，患者本人は理解できているか．
- □ 再造設の位置はどこで行うのか（創部の位置）．
- □ 再造設をしても合併症再発の可能性があることを理解できているか．
- □ 装具が変更になる可能性があることを了承されているか．
- □ 患者の希望．

再造設術を行う場合，合併症などの症状が改善することを期待して手術を受けます．どのような合併症を生じているかで期待度は変わってきますが，再造設をしても再度合併症が生じること，手術に伴う他の合併症のリスクが生じるなど，手術を実施することをしっかりと理解しているか確認が必要です．そのため，患者との対話を通して思いを確認する必要があります．

再造設術を実施する場合は，ある程度，準備に時間がかかるため，どの部位に造設するのか医師と十分に相談をしてマーキングを実施する必要があります．マーキングを実施するときには，患者の希望や術後創部の位置など事前に確認しておくことが重要です．

術前のアセスメント

ストーマ再造設を受ける理由として，ストーマ合併症によるストーマ管理困難がある場合や原疾患の治療に伴い再造設が必要となる場合など，原因はさまざまです．そのため，再造設が必要になった理由を把握することが，ストーマサイトマーキングを行う場合の位置決めに関係してきます．

再造設となった場合には，医師の見解や考えを確認したうえで，患者と相談をしてマーキングを実施していくことになります．

再造設術を行う場合にも，「クリーブランドクリニックの5原則」や大村らが提案した「ストーマサイトマーキングの原則」を基本として実施します[1]．

●クリーブランドクリニックの5原則
①臍より低い位置
②腹直筋を貫く位置
③腹部脂肪層の頂点
④皮膚のくぼみ，しわ，瘢痕，上前腸骨棘の近くを避けた位置
⑤本人が見ることができ，セルフケアしやすい位置

●ストーマサイトマーキングの原則
①腹直筋を貫通させる
②あらゆる体位（仰臥位，坐位，立位，前屈位）をとって，しわ，瘢痕，骨突起，臍を避ける
③坐位で患者自身が見ることができる位置
④ストーマ周囲平面の確保ができる位置

もともと造設されているストーマは，基本的には管理しやすい位置で造設されていることが多いため，再マーキングをどの位置で実施するのか検討することが重要になります．

非常に大きな傍ストーマヘルニアには手術が適応されますが，開腹術を要し，複数回の手術既往のある例では，新たな造設部位は限られます．

また，元のストーマ閉鎖部位への造設では瘢痕ヘルニアが生じやすくなります．そのため，正中線を挟んで元のストーマの対側に再造設すると，同側に再造設した場合よりも再発リスクは低いとされています[2]．

本事例で提示したBさんは，傍ストーマヘルニアを修復するためのストーマサイトマー

キングになります．しかし，残存腸管の長さを考慮し，同側で再造設することになりました．現在造設されているストーマを閉鎖してから，新たに造設することになるため，閉鎖した部分にストーマ閉鎖創が発生します．術後には，創部管理が必要になることを想定したストーマサイトマーキングが必要になります．

また，傍ヘルニアが生じている場合，手術前はストーマ周囲の膨隆があるため，再造設後の腹壁の状態をイメージしてマーキングを行うこととなります．術後のストーマ管理を想像したうえで，患者，医師とコミュニケーションをとり実施します．

術前ケアの実際

Point 1 ストーマ合併症による再造設の場合のマーキング

とくにストーマ傍ヘルニアの場合は，臥位と坐位で腹部の状態が変化します．腹腔内の状態（癒着など）を考慮すると，再造設する可能性がある部位すべてにマーキングを行います．

傍ストーマヘルニアがある場合，臥位と坐位では大きく腹壁の状況が変化するため，あらゆる体位でマーキングを行います（図2）．臥床にすることで，本来の腹壁に戻ると想定してマーキングを行います．ただし，腹直筋の確認は，傍ストーマヘルニア側では腹直筋が伸びてしまいわかりにくいことがあります．その場合は，CT画像などで確認することも必要になります．

実際の術後（図3）を確認すると，ストーマの下にもともとのストーマの閉鎖創があります．ストーマ造設された近くに閉鎖創ができることがあるので，縫合創の位置をイメージ

図2 傍ストーマヘルニアがある場合のマーキングの体位

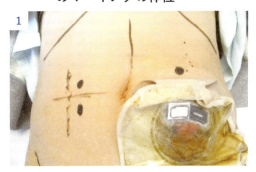
臥位

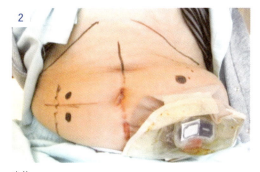
坐位

図3 再造設後のストーマ

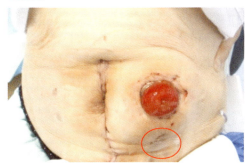
ストーマの下に元ストーマの閉鎖創が確認できる

図4　ストーマ装具を外したマーキング

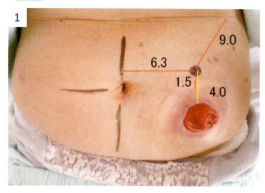
臥位

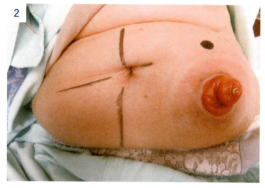
坐位

して確実にストーマ装具を貼れる位置を調整してマーキングを行います．

図2では，ストーマ装具を貼付したままマーキングを行っていますが，しっかりと腹壁を確認するためには，ストーマ装具を外して実施することも1つです（図4）．

Point 2　術式を変更した場合のマーキング

疾患の治療に伴い，回腸双孔式ストーマを造設されていた方が，根治術のために回腸ストーマを閉鎖し，新たにＳ状結腸単孔式ストーマと回腸導管造設術をした場合のマーキングを示します．

最初の手術時に造設されているストーマは，今後の治療を考慮して右上腹部の位置で造設されています（図5-1）．

再造設時には，最初に造設されている回腸ストーマを閉鎖してから2つのストーマを造設することになります．とくに，回腸導管を造設する位置はもともとの回腸ストーマを閉鎖した場所に近い位置となるため，ストーマ閉鎖創が近くになることが予測されます．骨盤内臓器全摘術を行う場合は，ダブルストーマの管理が必要となり，マーキングを実施するときには，骨盤内臓器全摘術の位置を考えて実施する必要があります[1]（図5-2，3，表1）．

図5　術式を変更した場合のマーキング

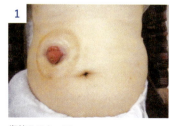
術前のストーマ

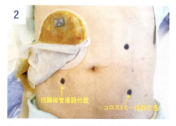
2つのストーマの位置を考慮したマーキング

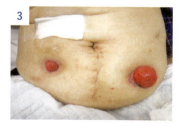
術後のストーマ

表1　骨盤内臓器全摘術におけるストーマサイトマーキングの注意点

- 結腸ストーマを左下腹部，尿路ストーマを右腹部に造設
- ストーマ装具が重ならないように，両ストーマ間に9cm程度距離を確保する
- ストーマベルトが装着できるように，高さをずらす
- 尿路ストーマの位置を優先にする

Point 3　再造設時に気にしていること

　ストーマ造設術を受けたうえで薬物療法や放射線療法と多くの治療を行っているなかで，最終的な根治術ができるように治療を継続されています．しかし，根治手術にたどり着くまでには半年〜1年という期間があり，身体的・心理的負担があるなかで，最終的にストーマが2つになったり，ストーマ袋の種類が変わるなどボディイメージの変化が著しく，新たに獲得しなければならないことが生じます．

　根治手術では永久ストーマとなるため，より長期間を見据えたストーマサイトマーキングが必要とされています．そのためには，詳しい術式について医師と情報を共有し，マーキングを行う位置について事前に検討することが必要です．

　また，再造設する場合には，もともとのストーマを閉鎖することで生じる問題（ストーマ閉鎖創ができる）を考慮したマーキングが必要となります．

患者・家族からの質問にどう答える？

Q.01　再造設をしたら，(合併症は)よくなりますか？

Answer
合併症の種類にもよりますが，傍ストーマヘルニアにならないように体重管理など気をつけることがあります．

Q.02　同じ装具を使えますか？

Answer
ストーマサイズやストーマの種類が変わることがあるので，装具が変わることあります．

術前の患者 03 ストーマ再造設患者

指導・教育にあたってのポイント

　再造設を行う場合は，術直後は術後創だけでなくストーマ閉鎖創の管理が必要になることや，ストーマ装具自体が変更になるなど慣れて実施してきたことが変更になるため，患者自身が戸惑うことがあります．

　再造設を行うと決まった場合には，それまでに使用していた装具が使用できなくなることも考えられるため，装具の購入を調整することが必要になります．再造設を行う前には再度，ストーマオリエンテーションを行い，装具の調整など手術への準備をしていきます．

　再造設をしても合併症が再燃することがあります．そのため，術後には，合併症が生じていないか，生じた場合，早期から対応ができるように，定期的にストーマ外来でフォローを行います．合併症が再燃したときに手術をしたことを後悔する患者もいるため，心理的フォローも必要となります．

引用・参考文献
1）ストーマリハビリテーション講習会実行委員会，江川安紀子：ストーマの位置決め──位置決めの実際．ストーマリハビリテーション基礎と実際，第3版，p.136-146，金原出版，2016．
2）日本ストーマ排泄リハビリテーション学会・日本大腸肛門病学会編：ストーマ合併症──傍ストーマヘルニア．消化管ストーマ関連合併症の予防と治療・ケアの手引き，p.161-177，金原出版，2018．

（櫻井 三希子）

術前の患者 04

肥満患者

事例

患者：Cさん，60代，男性．高血圧とメニエール病の既往あり．BMIは27.2．

血尿があり，かかりつけのクリニックを受診し，精査・治療目的で当院に紹介となった．膀胱がんの診断で経尿道的膀胱悪性腫瘍摘出術を施行．病理の結果，pT2（pT2a以上），G3のため2か月後に膀胱全摘＋回腸導管造設予定となった．

医師から，尿路変向の予定であるため，ストーマ外来でのストーマに関するオリエンテーションの依頼があった．外来でストーマ造設術前オリエンテーションを施行し，入院後にストーマサイトマーキングを行う説明をした．公共施設の守衛ということで，制服のベルトの位置を気にしていた．入院後にマーキングを行うため，制服のズボンとベルトを持参していただくことにした．

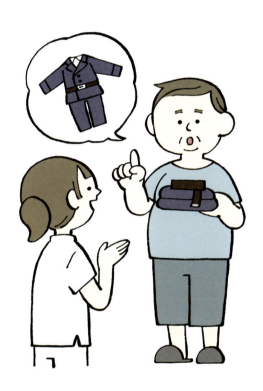

情報収集のポイント

- ☐ 医師から病名や手術に関してどのように説明を受けているか．
- ☐ ストーマ造設に対する思い．
- ☐ ストーマサイトマーキングにおいて考慮すべき日常生活の状況がないか（姿勢の特徴や趣味など）．
- ☐ 職業上ストーマケアに関係することはないか（仕事内容や制服の有無など）．
- ☐ 体重の増減の状況．

術前の患者 04 肥満患者

尿路変向の手術予定となった場合，外来で主治医から手術に関する説明を受けた後，入院前にストーマ外来でストーマに関するオリエンテーションを行っています．主治医から事前に病名や手術の説明をどのようにして，患者がどのような反応であったかを確認し，情報共有しています．

外来では患者と初対面になることも多く，できるだけ患者の緊張を和らげるように，看護師の自己紹介から始め，話しやすい雰囲気づくりを心がけています．

最初に医師から疾患や手術についてどのように説明を受けたか聞き，「びっくりしましたよね」「手術も不安でしょうが，手術後の生活も心配になりますよね」など思いが表出できるような声をかけ，"患者がいまどんなことを思っているか"を知ることから始めています．

そして，オリエンテーションでは主に，「排泄の経路が変わり，ストーマになるとどのような生活になるのか」を中心に，術後の生活がイメージできるように話します．患者から質問ができるように，患者のペースに合わせて話を進め，日常生活の状況や職業，仕事の内容などを聞き，マーキングの際に考慮すべきことはないか確認していきます．

肥満患者のアセスメント

回腸導管造設の場合，基本的には右下腹部に造設されます（図1）．

マーキングは消化管ストーマと同様に，腹直筋内で安定する位置を選択します．ストーマサイトマーキングでは，「クリーブランドクリニックの5原則」（p.28）が広く知られていますが，この原則は標準体型の患者を対象にしたものです．肥満患者の場合，腹部が全体的に膨隆していると，腹部脂肪層の頂点が臍より上になることがあります（図2）．

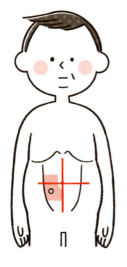

図1　回腸導管造設の位置

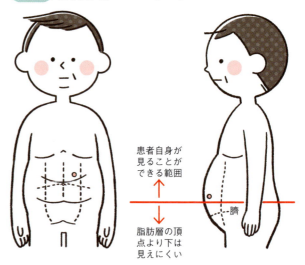

図2　肥満患者のマーキング

患者自身が見ることができる範囲

脂肪層の頂点より下は見えにくい

臍

表1	ストーマサイトマーキングの原則

①腹直筋を貫通させる
②あらゆる体位(仰臥位,坐位,立位,前屈位)をとって,しわ,瘢痕,骨突起,臍を避ける
③坐位で患者自身が見ることができる位置
④ストーマ周囲平面の確保ができる位置

標準体型だけでなく,さまざまな体型に共通した指標として,大村らが提案した「ストーマサイトマーキングの原則」(表1)もあり,肥満患者には活用しやすいです.ただ,どちらの原則もすべて満たすことが困難な場合もあります.患者の体型や姿勢の影響,生活状況を考え,安定する平面が得られる位置や患者がセルフケアしやすい位置を見つけていきます.

肥満患者の特徴として,①腹部がせり出して下腹部が見えにくいこと,②立位になると下腹部が下垂すること,があげられます.下腹部に造設した場合,腹壁の下垂に伴い腸管が腹腔内に引っ張られ,陥凹ストーマになりやすくなります.残せる尿管の長さにもよりますが,臍より上の位置にすることも医師と相談しながら考える必要があります.

また,坐位や前屈位になると深いしわが発生する場合もあり,「肥満患者の腹部の形状や体位により,どのように腹壁が変化するか」を把握する必要があります.「平面が得られ,患者自身が見える位置は,立位や坐位,どの体位であれば見えるのか」「少しのぞき込めば見えるのか」「腹壁を持ち上げれば見えるのか」など,ストーマ装具を貼付する場面をイメージしながらマーキングを行います.

なかには,安定して平面が得られる位置と本人が見える位置が,どうしても一致しないこともあります.その場合,「ストーマ装具交換に家族の協力が得られるか」「鏡を利用すれば見ることができるか」など考えていきます.そのため,可能であればストーマ装具交換に協力が得られる家族もマーキングに同席するとよいでしょう.

さらに,肥満患者の場合,脂肪組織が多く腹壁の厚みがあり,腹直筋を確認する際に外縁が触れにくく,わかりにくい場合があります.マーキングを行う前に事前に,腹部CTで臍からの距離でおおよその腹直筋外縁の位置を確認しておくとよいでしょう(図3).

図3	腹部CTによる腹直筋外縁の確認

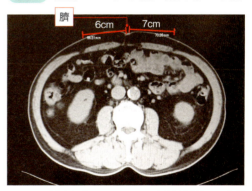

マーキングを行う前に,おおよその腹直筋外縁までの距離を確認する

術前ケアの実際

Point 1 可能な限り複数マーキングする

　肥満患者の場合は，可能な限り複数マーキングします（図4）．この症例は回腸導管のため，尿管がどのくらい残せるのか確認が必要です．

　仰臥位で基本線を引き，平面が得られる位置を仮にマーキングします．その後，坐位や前屈位，立位でしわの位置や仕事の制服のときに使用するベルトの位置を確認し，しわの影響を受けない位置へ微調整します．完全にしわのない位置にマーキングディスクがかからないようにすることができない場合は，深いしわの場合は避け，指で簡単に伸ばすことができるような浅いしわの場合は，面板で固定できる可能性も考慮していきます．

図4　肥満患者のマーキング

❶仰臥位

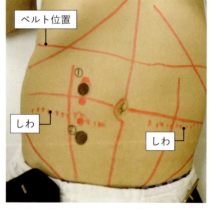

基本線を引き，平面が得られる位置を仮にマーキングする（赤い丸印）

❷坐位

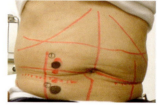

❸立位

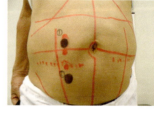

❹立位横から

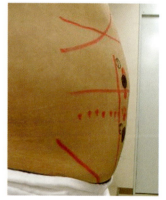

しわやベルトの位置を確認し，しわの影響を受けない位置へ微調整する（黒い丸印）

Point 2 本人が見える位置，体位を確認する

　平面が得られる位置が見えるかどうか，立位と坐位で確認します（図5）．

　「見えますか？」「見えます」の言葉だけで確認するのではなく，患者に丸印を指で指してもらい，見えているか確認します．また，「患者からどのように見えているか」「ストーマ装具を貼付する際に見やすいか」「マーキング実施者が患者の肩越しからのぞき込んで実際にどのように見えているか」を確認するとよいです．

図5 見える位置と体位の確認

❶立位：上の黒い丸印のみ見える

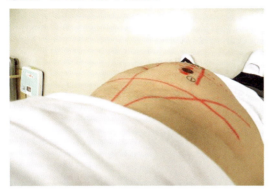

❷坐位：下の黒い丸印なら見える

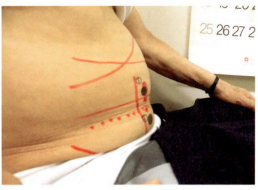

平面が得られる位置（黒い丸印）が見られるか，立位と坐位で確認する

Point 3　生活をイメージして本人と一緒に優先順位を決める

　臍より上と下に2か所マーキングを行うことができたため，どちらを優先するか決めていきます（図6）．

　実際にストーマ装具をマーキング位置に合わせて立位と坐位で腹部に当ててみて，Cさんに交換するイメージをもってもらいました．そして，仕事の制服のときに着用するベルトの位置を気にしていたので，実際に着用してもらいました．仕事中はほとんど座っていることが多いということでした．

　ストーマ装具をマーキングした位置に合わせて腹部に当て，ズボンの中に納まるイメージやベルトの位置との関係をイメージしてもらいました．「管理しやすい位置になるのであれば，ベルトではなく，サスペンダーでもいいか会社に相談してみる」と，Cさん自身も考えながら実施することができました．

　ストーマ装具の交換や排泄物を廃棄するときのイメージ，制服を着ているときをイメージしてもらいながら，2か所のマーキングのどちらを優先するかCさんと一緒に考えていきました．「ベルトの影響を確実に受けることがなく，坐位で見える位置の臍より下の位置を優先したい」とCさん自身が優先順位を決め，執刀医とマーキング位置を確認するときに共有しました．手術の状況によっては，マーキングした位置に造設が難しい場合があることを伝えておくことも大切です．

図6 優先順位の決定

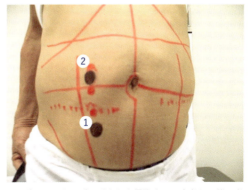

2か所のマーキングのどちらを優先するか患者と一緒に考える（写真の❶・❷は，決定した優先順位を示す）

患者・家族からの質問にどう答える?

Q.01 手術後にもっと太ったらどうなるのですか?

Answer
あまり太ってしまうと，手術後，選んだ装具が合わなくなって変更する必要がある場合もあります．あまり太るのは膝に負担がかかるなどほかの問題もありますし，できるだけ太らないほうがいいですね．

Q.02 手術後にやせてしまったらどうなるのですか?

Answer
あまりやせすぎるのも，手術後，選んだ装具が合わなくなって変更する必要があります．太りすぎてもやせすぎても装具が合わなくなったら変更する必要が出てくるかもしれませんが，漏れずにケアできるように装具を選んでいきます．

指導・教育にあたってのポイント

1 ストーマサイトマーキング

ストーマサイトマーキングは，ストーマ装具が安定して貼付でき，管理しやすいストーマが造設されるために大切なケアです．患者の日常生活や職業に配慮してストーマが造設されることで，社会生活において支障がなく，手術前の生活の質を維持すること，あるいは向上することが可能となります（表2）．

ストーマサイトマーキングを行うときには，患者に目的や具体的なマーキングの方法を伝え，一緒にいい位置を選んでいくことを

表2　ストーマサイトマーキングの意義

①患者にとってストーマ造設を受け入れ，納得する過程となる
②装具の安定性が得られ，セルフケアしやすい位置を患者とともに選ぶ
③ストーマのイメージ化がはかれ，術後のストーマケアへの参加，社会復帰に向けての準備となる
④合併症を予防する
⑤医療者との信頼関係を築く大切な時間となる

説明してから始めます．位置決定は医療者が一方的に行うのではなく，「この場所でいいですか？」「うん，ここなら見えるし，自分でできそう」という会話ができると，"自分で位置を決めたストーマ"となり，受容の促進につながります．

2 装具の予測

ストーマサイトマーキングを実施するなかで，肥満患者の場合，腹部の形状や硬さ・柔らかさなど腹壁の特徴を知り，術後に選択していく装具をある程度予測しておくことも可能となります．

しわが発生しにくいような張りのある丸みのある腹部であれば，「柔らかい面板がいいかな」「二品系なら浮動型フランジや粘着式フランジがいいかな」，柔らかい腹壁であれば，「ストーマが陥凹する場合は凸面型面板が必要になるかな」など，医療者も術後のストーマ装具のイメージをしておくとよいでしょう．

3 マーキングの記録と評価

術後は，マーキング位置に造設されたか確認します（図7）．術後の評価のためにも，マーキング部位は測定して記録しておきます．計測部位は，正中，臍，臍上の水平線，肋骨弓，上前腸骨棘それぞれまでの距離など3か所以上を測定し，位置がわかるようにします．

マーキング位置に造設されなかった場合はその理由を執刀医に確認し，医師・看護師と相互理解を深め，今後のストーマサイトマーキングに活かします．

また，社会復帰後も外来などで，ストーマ位置が適切であったか評価することも大切です．

図7 マーキングの記録と評価

❶術直後

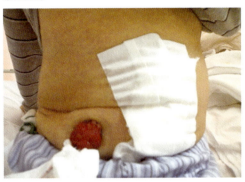

マーキング位置に造設された

❷社会復帰後

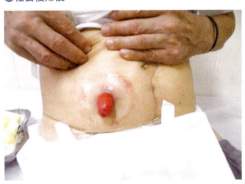

手術後，体重が8kg減ったが，退院後の初回のストーマ外来で体重は5kg増加していた．その後，仕事に復帰し，制服のベルトの位置も問題なく，「ズボンのチャックから袋を出して（尿を）捨ててるよ」「孫と旅行にも行った」と社会生活も支障なく過ごしていた

引用・参考文献
1）ストーマリハビリテーション講習会実行委員会編：ストーマリハビリテーション 実践と理論．p.110，金原出版，2006．
2）ストーマリハビリテーション講習会実行委員会編：ストーマリハビリテーション 基礎と実際．第3版，金原出版，2016．
3）三原恵理：ストーマサイトマーキングの実際．泌尿器Care&Cure Uro-Lo，25(6)：804-808，2020．
4）山本由利子：難症例に対するストーマサイトマーキング．WOC Nursing，4(12)：36-43，2016．

（山坂 友美）

術前の患者 05

イレウス・腸閉塞で腹部膨満がある患者

事例

患者：Dさん，70代，女性．直腸がん，がん性腸閉塞．

Dさんは，自宅近くのA病院に救急搬送（詳細不明）された．そのときの検査で貧血が認められたため精密検査を進められたが，そのまま放置していた．

約1年後に，1か月程度続く腹部膨満と食事摂取不良を主訴に自宅近くのB診療所を受診した．胸部X線検査で胸水・腸管ガスが著明であることがわかった．また，採血結果で貧血と低アルブミン血症が確認されたためC病院紹介となった．C病院で精密検査を行った結果，直腸がん・がん性腸閉塞・多発肺転移，リンパ節転移・左乳がんまたは乳腺転移であることが判明した．

Dさんはもともと病院が嫌いで，体調不良があっても受診をしたくないという気持ちが強く，特定健診も受診していなかった．内科的治療を行った後，腸閉塞の解除目的でストーマ造設術を行うこととなった．夫・長男と同居しており，長女は遠方に住んでいた．

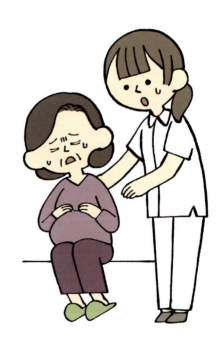

情報収集のポイント

- □ 術式と，どの腸管を使用してストーマ造設をする予定か（医師）．
- □ ストーマ造設後に薬物療法など行う予定の有無と開始時期（医師）．
- □ 手術の説明内容をどのように理解しているか（Dさん）．
- □ 体調不良になる前の体重と腹部の膨らみ具合はどの程度であったか．
- □ ふだん購入しているズボン・スカートのウエストサイズ．

術式や治療方針，日頃から患者状態を確認しておくことが大切です．入院期間の短縮に対応するために，術前から術後を見越した装具選択も必要です．ふだんの腹部の状態を知るために，「いつも購入しているズボンは何サイズ（S・M・L）ですか？」と聞くと，腹囲が予測できます．

加えて，現在の体重や四肢の太さ，胸部の体形に着目します．四肢が細く，胸部にも脂肪がついていない方はお腹が出っ張っていたとは考えにくく，術後の腹部は平坦になります．反対に四肢が太く，胸部にも脂肪がある方は術後の腹部変化はあまり大きくありません．イレウス・腸閉塞で腹部膨満がある方は術後の腹部を予測することが非常に重要になります．

イレウス・腸閉塞で腹部膨満がある患者のアセスメント

イレウス・腸閉塞には，大腸がんや婦人科がんなど悪性疾患や，腸捻転，ヘルニア嵌頓が原因の腸閉塞と，腸管麻痺や腸管の痙攣が原因のイレウスがあります（表1）．

イレウス・腸閉塞の原因が何であるかを知ることは，今後の治療を予測するうえで必要になります．なぜならイレウス・腸閉塞の原因が憩室穿孔であれば一時的ストーマとなり，一定の期間で閉鎖することがありますが，がんであればその治療が行われ閉鎖の時期は人により異なります．また，装具選択や身体障害者手帳の申請をするかなど，ストーマケアにも影響があるからです．

イレウス・腸閉塞の治療は，保存的治療と手術療法に分かれますが，保存的治療を行った後，症状が改善しない場合は手術を行うのが一般的です．

Dさんの腸閉塞は，直腸がんによる器質的な閉塞が原因でした．すでに多発肺転移，リンパ節転移・左乳がんまたは乳腺転移であることが判明しているので，StageⅣの状態です．『大腸癌治療ガイドライン』では，原発巣・転移巣ともに切除できない場合は，原発巣緩和手術，薬物療法，放射線療法が治療方針となります．医師は全身状態，とくに栄養状態を改善させて次の治療ステップである，薬物療法・放射線療法を行うことを目指してストーマ造設を行うことを決定しました．

情報収集のポイントでも触れましたが，医師に治療方針を確認することは，今後のストーマケア指導や装具選択に大きな影響を与えます．

医師が"一刻も早く薬物療法や放射線療法を行いたい"と考えていた場合，術前から栄養状態の改善提案も必要になってくることも

表1　イレウス・腸閉塞の分類・原因

腸閉塞	（1）単純性（閉塞性）腸閉塞：血行障害なし ❶先天性：腸閉塞症など ❷異物：胆石，胃石，毛髪，食事性等 ❸器質的閉塞，狭窄，瘢痕，腫瘍，癒着など （2）複雑性腸閉塞：血行障害あり ❶絞扼性腸閉塞 ❷腸重積症 ❸腸捻転 ❹ヘルニア嵌頓
イレウス	（1）麻痺性イレウス ❶腹膜炎：消化管穿孔など ❷開腹手術後，腹部外傷後 ❸神経原性：脊髄損傷，脳卒中など （2）痙攣性イレウス ❶薬物中毒 ❷ヒステリー ❸腹部外傷

あります．「現在使用している輸液で栄養が充足しているのか」「不足しているのであれば，どの程度不足しているのか」をアセスメントし，医師に点滴の見直しの提案をする必要があります．低栄養状態で手術した場合は，縫合不全などの合併症が発生し，入院期間が延びてしまい，次の治療に移行できなくなってしまうことも考えられます．

一方，薬物療法や放射線療法は行わず，食事摂取ができるようになって残された時間を苦痛なく過ごす場合は，外来や訪問看護師，療養施設との連携が必要になります．

装具選択の視点でみると，薬物療法や放射線療法を行う場合は，皮膚障害の発生を予防するような装具をはじめから使用したほうが，治療開始後の装具変更の頻度を抑えることができます．筆者は，皮膚障害の発生頻度が低いCP○○系（CPB・CPBS・CPGS等）の保護剤を選択しています．一方，薬物療法や放射線療法は行わない場合は，「誰がストーマケア提供者になるか」「療養場所はどこか」等の情報から使用装具を絞り込みます．

術前の患者背景の情報収集は，入院期間の短縮化に対応するためにはとても重要です．

術前ケアの実際

Point 1　腹部の変化を予測する

CTの画像では腸管の拡張が著明で，かなり空気が貯留していることがわかりました（図1）．同時に，腹壁の脂肪層はあまりないことも画像から読み取れました．ふだん服はMサイズを購入していました．四肢は腹部の大きさには不釣り合いな太さでした．

以上の情報から，Dさんの腸閉塞が解除されたら，腹部は大きく変化すると予測しました．腹部の変化が大きいと，ストーマ管理がしにくい場所にストーマが造設される可能性もあります．そのため，腹部の変化を産前・産後程度かそれ以上であると予測しました．

加えて，どのような皮膚の状態になってくるかも予測が必要です．Dさんと同じ年代で体格も似た患者を思い浮かべてみると想像しやすいでしょう．それらをふまえてマーキングを行います（図2）．

図1　臍レベルのCT画像

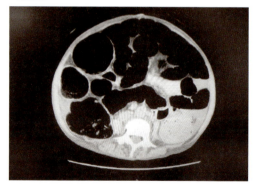

腸管の拡張が著明で，かなり空気が貯留している

図2　ストーマサイトマーキング

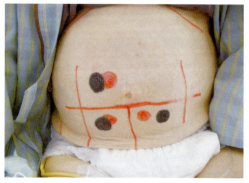

腹部の変化を予測してベルト位置を避け，管理がしやすい位置になると考える部位にマーキングする

Point 2 腹壁の変化を予測した装具を選定する

しわを補正する方法としては，保護剤や凸面装具を使用します．イレウス・腸閉塞の場合は腹壁の変化が予測できないことが多いので，1メーカーで凸面の硬さや高さ，大きさの選択肢が多いと微調整がしやすくなります．たとえば，各メーカーで，凸面の固さと高さの違う装具があります．

Dさんは単品系軟性凸面装具を使用しました．単品系軟性凸面装具は複数のメーカーにもあるので，それらも選択肢としました．このように，私たちが装具の特徴を知っておくことは選択肢の幅を広げることとなります．

Point 3 術後の腹部状態を確認する

イレウス・腸閉塞で腹部膨満が著明な患者では，クリーブランドクリニックの5原則（p.28）に従いたくても，ふだんの腹部状態がわからないままストーマサイトマーキングをしなくてはなりません．その結果，想定外に，しわの中など管理困難な部位にストーマが造設されてしまったこともあります．

そのようなことを繰り返さないためには，術後の腹部状態を確認することが大切です．交替勤務を行っていると，術後に自分がストーマサイトマーキングを行った患者の担当になるとは限りません．しかし，自分が今後かかわるであろう患者のためにも，ストーマサイトマーキングを行った部位が適切であったかの評価を行ってください（図3）．そうすることで，腹部の変化をある程度予測できるようになります．

図3 ストーマサイトマーキングの評価

❶術後2日目の腹部

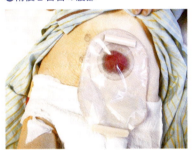

❷術後2日目のストーマ

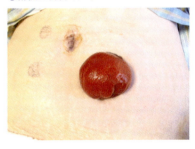

❸ストーマ外来での様子

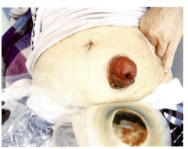

術後にマーキングを評価することで，腹部の変化を予測できるようになる

患者・家族からの質問にどう答える?

Q.01
どのくらいで退院になりますか?
薬物療法はすぐ始めるのですか?

Answer
ストーマのお世話ができるようになったら退院です.
薬物療法を行うためには,まず食事が食べられるようになり,
体力が改善してからになります.

Q.02
放射線療法を行う場合は装具を外して行うのですか?

Answer
放射線を当てる部位によって変わります.
放射線療法を行うことが決定したら,
放射線療法室の看護師と協働します.

Q.03
食事はいつから食べられますか?
食事が始まったら便秘で苦しむことはないですか?

Answer
食事は術後の状態で開始となります.
通過障害が起きていた場所より
口に近い腸でストーマをつくっていますので,
いままでのような心配はなくなります.

指導・教育にあたってのポイント

　Dさんのように病院受診が嫌いな患者への指導・かかわりについて述べたいと思います.
　Dさんは1か月もの間,ずっと腹部膨満感と食事摂取不良という体調の変化があり,それを我慢して生活してきました.振り返れば,Dさんは1年前に直腸がんを発見して治療を受けられるチャンスがありました.
　ストーマサイトマーキングを行うとき,患

者はよく，「あのとき受診していれば」という後悔を口にします．家族も「あのときに受診すればこのような状態にはならなかった」と患者を責める発言をされます．

その気持ちは十分理解できますが，私たちは今後の生活を見据え，よき伴走者になれるような関係性を構築することが大切です．

そのために私たちにできることを4つのポイントに絞って説明します．

1 定期的に受診に来てもらう

まず，定期受診の必要性を指導します．病院が嫌いな理由は必ずあるので，それを聞きだすことができれば解決策が見つかります．「病気が見つかるのが怖い」「白衣を見ると緊張する」など理由はさまざまです．本当の理由を聞き出せなくてもかかわり続けることで，いつか本当の理由を話してくれるでしょう．

外来の看護師や，薬物療法室，放射線治療室の看護師に病棟へ来てもらうこともよいでしょう．知った顔があるだけで病院の敷居が低くなります．

2 相談窓口の情報提供

入院中は病棟の看護師がいつでもいるので，相談ができる環境が整っています．しかし，外来では窓口が多く，どこに何を相談すればよいかがわからず困ってしまうこともあります．「困ったことがあったら外来の看護師に何でも話をしてください．専門の職員に連絡して対応します」と伝えると同時に，より具体的に説明するとさらによいでしょう．

体調がよくない，痛みが強くなってきた場合は主科（たとえば消化器外科・消化器内科）の外来窓口に，ストーマ管理の場合はストーマ外来に，薬のことは薬剤科に，治療費など経済的なことは患者支援室などのように，具体的に相談窓口を提示すると安心感があります．

3 家族指導

家族への指導も忘れずに行います．悪い知らせを受けた患者だけでなく，家族も驚き混乱しています．家族の患者を責める言葉は，患者の将来を心配しているからこそ発せられます．今後の治療生活に家族のサポートが必要であることを改めて説明し，協力してもらいましょう．

4 精神的ケア

患者・家族ともに，予測しない事態に心身ともストレスを感じていることと思います．不安が高まると自分たちに起こっていることを適切に知覚することができず，適切な対処が行えず危機に陥ることがあります．まずは患者・家族のそばに寄り添い，傾聴的にかかわり，安心感を与えるようにしましょう．

引用・参考文献
1）ストーマリハビリテーション講習会実行委員会編：ストーマリハビリテーション 実践と理論．金原出版，2006．
2）大腸癌研究会編：大腸癌治療ガイドライン 医師用2019年版．金原出版，2019．
3）急性腹症診療ガイドライン出版委員会編：急性腹症診療ガイドライン2015．医学書院，2015．
4）小島操子：看護における危機理論・危機介入――フィンク/コーン/アグィレラ/ムース/家族の危機モデルから学ぶ．改訂2版，金芳堂，2008．

（小梢 雅野）

術前の患者 06

腹部のたるみとしわが顕著な患者

事例

患者：Eさん，50代，男性．

　数年前から健康診断で便潜血陽性が指摘されていた．食欲不振，下痢が続き，その後，下血があり救急搬送され入院となった．内視鏡検査でS状結腸から直腸（Rs）にかけて約10cmの大腸がんがみつかり，腸閉塞の状態であった．肺，肝臓，膵臓にも転移があり，TNM分類でStageⅣと診断された．

　病状説明を行った後，手術希望があり，症状緩和と食事摂取等を目的とした，緩和的ストーマ造設術の予定となった．そして，医師からストーマサイトマーキングの指示があった．身長173cmで，1年前は体重が90kg以上あったが，病状とともに激減して，入院時は62kgとなっていた．急激な体重低下により，腹壁の皮膚のたるみとしわがあった．

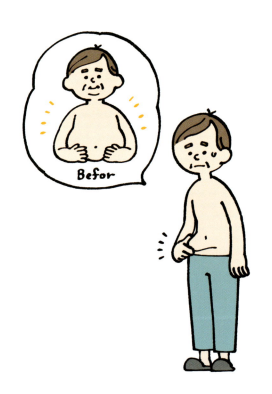

情報収集のポイント

身体機能について
- ☐ 日常生活自立度はどの程度か．
- ☐ ふだんの生活や仕事時の姿勢の特徴は．
- ☐ 入院までの体重の変化．

腹部の状態について
- ☐ しわの位置や長さ・深さの程度．
- ☐ 腹壁の下垂や皮膚のたるみの程度．
- ☐ 腹部の大きさや左右差．
- ☐ 腹直筋の幅や厚さ．
- ☐ 腹壁の脂肪層の厚さ．

病像について
- ☐ ストーマ造設部位はどこか．
- ☐ 一時的ストーマか永久ストーマか．
- ☐ 病態の進行程度と術後化学療法の実施．

腹部のたるみとしわが顕著な患者のアセスメント

　Eさんは切除不能ながんに対して，症状の緩和や食事再開による，QOL向上を目的とした，緩和ストーマを造設する予定でした．

　50代で運動・認知・知覚機能に大きな障害はなく，体力低下はあるものの，生活は自立していました．食事量低下による急激な体重減少があり，皮膚のたるみとしわが顕著な状態でした．ストーマ造設術前には，ストーマサイトマーキング（ストーマ位置決め）を行います．ストーマサイトマーキングで使用されている基準に，「クリーブランドクリニックの5原則」（p.28）があります．また，わが国の大村ら（1999）が提案した「ストーマサイトマーキングの原則」（表1）も臨床で多く使用されています．

　2つの原則に共通するのは，「腹直筋を貫く」「患者自身が見ることができる」「しわ，瘢痕，骨突起を避ける」といった項目があげられます．

　Eさんは，腹壁の緩みとしわがあり，ストーマサイトマーキング時には，しわを避けなければなりません．その理由は，ストーマ装具の貼付が困難となり，便漏れ，皮膚障害などが発生し，ストーマ造設患者のQOLが大きく損なわれるからです．

　仰臥位では腹壁が平坦に見えても，しわやたるみは，体位によって状態が変化します．坐位では，腹部のしわが顕著になります．また，立位では重力の影響で皮膚のたるみが顕著になる場合もあります．そのため，ストーマサイトマーキング時はさまざまな体位をとり，腹部の状態を確認します．

　「しわ」にもさまざまな種類があります．Eさんのような，柔らかいたるみしわ（たるみじわ）は，腹壁の柔軟性による変化が大きくなり，前屈時にはさらにしわが深くなります．そして，面板の貼付面が大きく変化して密着しにくく，剥がれやすくなってしまいます．肥満患者よりも，Eさんのように体重が急激に減少した患者に多くみられます．

　体幹の屈曲部にかかる深いしわは，身体を前に曲げたときに上半身が折れ曲がる部分にできます．このようなしわは日常的に坐位や前屈するとできるため，このしわのなかにストーマが造設されると，ストーマ装具貼付が困難になってしまいます．

　腹部に皮下脂肪のついた硬い腹壁は，坐位や立位で深いしわが発生する場合もあります．術後に深いしわがストーマ造設部位の近くにあると，面板に排泄物が潜り込む原因にもなってしまいます．また，しわの発生は腹部のたるみも影響しています．ストーマサイトマーキング時は，あらゆる体位をとりながら，しわを避けて，セルフケア可能な患者であれば，患者自身が見ることができる位置にマーキングを行います．

表1　ストーマサイトマーキングの原則

①腹直筋を貫通させる
②あらゆる体位（仰臥位，坐位，立位，前屈位）をとって，しわ，瘢痕，骨突起，臍を避ける
③坐位で患者自身が見ることができる位置
④ストーマ周囲平面の確保ができる位置

術前ケアの実際

Point 1　マーキング時には，さまざまな体位をとる

- マーキング時には，さまざまな体位をとりますが，臥位，立位，坐位が基本体位となります（図1）．基線はたるみやしわが少ない仰臥位で引きます．
- ストーマサイトマーキングの原則に従ってマーキングを行います．
- しわやたるみがある場合，立位・坐位での腹壁状態の変化が大きいため，通常よりもマーキング位置の確認を慎重に行います．

図1　ストーマサイトマーキングの基本体位

❶仰臥位
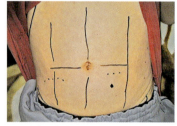

❷立位
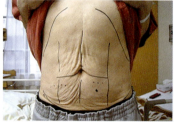

❸坐位
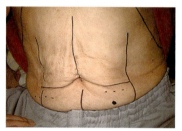

※写真中の点線はベルトの位置を示す

Point 2　ストーマサイトマーキング後は，医師と確認を行う

- しわ，たるみが体位によるマーキング位置への影響について医師とも共通認識しておきます．
- 術式や，手術体位，腹部の切開部位を確認しておきます．
- 医師からマーキング部位の変更指示がある場合もあります．

Point 3　術後はストーマ造設部位を確認し評価を行う

- 術後にストーマ造設部位を確認し評価します（図2）．
- 腹壁の状態について，しわやたるみの影響の程度を確認します．
- ストーマを患者自身が見ることができるか確認します．
- マーキング部位以外に造設された場合は医師に理由を確認します．

図2　Dさんの術後のストーマ（坐位）

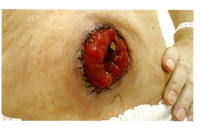

左下腹部マーキング部位にストーマを造設．坐位でしわやたるみによる影響は少なかった

患者・家族からの質問にどう答える?

Q.01 体形は術後,どうなりますか?

Answer 治療経過にも影響します.食事摂取ができれば,現在よりも体重増加する可能性もあります.

Q.02 マーキングしたところにストーマができますか?

Answer 手術の進行や臓器の状態によっては,マーキング以外の場所にできることもあります.

Q.03 日常生活は大丈夫でしょうか?

Answer 術後の指導,定期的にストーマ外来で皮膚・排泄ケア認定看護師が対応させていただきます.
(術後の相談先を具体的に提示することが大切です)

指導・教育にあたってのポイント

術前から,術後に腹壁状態が変化していくことを想定して,患者へ説明指導を行います.

術後は食事量の変化で体重が増加することもあります.術後経過や病状の進行によっては,さらに体重が減少する場合もあります.

また,術後の化学療法も体重や皮膚状態に影響する場合があります.

Eさんには術前に,①体位による腹壁の変化,②手術後腹壁の変化,③しわやたるみによるストーマケアへの影響,の3つのポイン

トについて説明しました．

1 体位による腹壁状態の変化

日常での基本体位（図1参照）による腹壁状態の変化[4]について説明しました．
①臥位：仰臥位，腹臥位，左右側臥位などからなります．仰臥位では立位や坐位と比較すると，腹筋は弛緩し，皮膚・皮下組織は重量によって背側へ移動して腹部全体は平坦になります．
②立位：皮膚・皮下脂肪は重力方向の尾側に移動します．Eさんのように，皮下脂肪が急激に減少した患者では，皮膚が伸展した状態で下腹部に垂れ下がる現象が起きます．術後のストーマケア時，患者自身で見えにくくなる場合は，鏡を使用することもあることを説明します．
③坐位：前屈位や半坐位も含みます．仰臥位と比較して，腹筋の短縮と軽度緊張や，皮膚・皮下脂肪の動性により，腹部にしわが発生します．とくに前屈位ではしわが深くなります．深いしわは，術後にストーマトラブルの原因にもなるため，術前にしわの位置を避けて，ストーマサイトマーキングを行うことを説明します．

2 手術の影響による腹壁状態の変化

手術の影響により腹壁が術前と比較して大きく変化することを説明しておきます（表2・図3）．

ストーマ造設による外観の変化，腹壁状態の変化は，患者のボディイメージにも影響を与えます．術前にどこまで情報提供を行うかは，患者の年齢や認知度，ストーマ造設術に対する精神面等の準備状態など，個別性に応じて行います．

3 しわやたるみによるストーマケアへの影響

ストーマ造設術後，しわやたるみは，平坦な面板を装着するストーマ管理において面板の密着性を低下させます．さらに，腹壁の柔軟性による変化の大きさや，前屈時に発生する深いしわの発生で面板の貼付面が大きく変化するため，さらに密着性が低下して剥がれやすく，便漏れの原因になります．肥満患者

表2　ストーマ造設術後，腹壁の状態に変化を及ぼす因子

①手術創の瘢痕
②ストーマ創の瘢痕
③手術創やストーマ創の瘢痕に連なる，しわ，凹凸の発生
④正中創の瘢痕に向かいストーマ創から横行するしわが出現しやすい
⑤ストーマ創によって左右非対称の腹壁形状となる
⑥姿勢の変化
⑦体重の変化

図3　ストーマ造設後の腹壁状態の変化

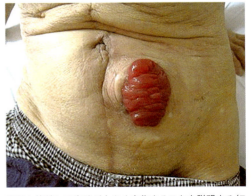

術前と比較して腹壁が大きく変化することを説明する（Eさんとは別の事例）

よりも，Eさんのように急激に体重が減少した患者に多く見られます（図4）．

ストーマケアについての説明では，腹壁の状態や造設されたストーマの形状に応じたストーマ装具を，複数種類のなかから選択していくことを説明します．

◆

腹壁状態でたるみやしわがある患者は，術前ストーマサイトマーキングが重要です．病態や，今後の治療方針を理解しておき，術後は腹壁状態に変化が起こることを理解して指導を行いましょう．しわやたるみに対しては，装具選択や用手成形皮膚保護剤等で対応していきましょう．

図4　腹部のしわやたるみ

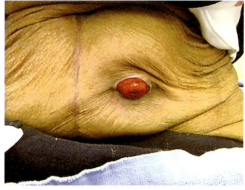

肥満患者よりも，急激に体重が減少した患者に多く見られる（Eさんとは別の事例）

引用・参考文献
1）ストーマリハビリテーション講習会実行委員会編：ストーマリハビリテーション 基礎と実際．第3版，p.138，金原出版，2016．
2）ストーマリハビリテーション講習会実行委員会編：ストーマリハビリテーション 実践と理論．p.107-111，金原出版，2006．
3）ストーマリハビリテーション講習会実行委員会編：ストーマリハビリテーション 基礎と実際．第3版，p.137-144，金原出版，2016．
4）松浦信子，穴澤貞夫：ストーマ管理条件を左右する因子．ストーマ装具選択ガイドブック 適切な装具の使い方，p.34-36，金原出版，2012．

（平良 亮介）

術前の患者 07

腹部の凹凸が顕著な患者

事例

患者：Fさん，70代，男性．50代のとき，胃がん（2/3切除），糖尿病，総胆管結石．60代のとき，慢性胆嚢炎，胆嚢内結石のため手術（合併症のため回腸人工肛門造設，11か月後にストーマ閉鎖）．肺がん（早期）のため左肺部分切除の既往あり．

肉眼的血尿がときどきあったため当院泌尿器科を受診し，精査が行われた．膀胱壁粘膜不整を認め，経尿道的膀胱腫瘍切除術を施行．病理組織の診断結果は膀胱がん（G3，pT2a）で治療方針について説明があった．手術を希望され，膀胱全摘＋回腸導管造設予定となり，Neoadjuvant GC（ゲムシタビン・シスプラチン3回投与）のため入院となった．

一度退院し，手術予定のため，ストーマに関するオリエンテーションは化学療法の入院中，退院前に施行した．レッグバッグ，入浴方法，身体障害者手帳，マーキングについて説明し，パンフレットをわたすと入院中に熟読している様子が見られた．ストーマに対しては一時的回腸ストーマの経験があり，前向きだった．

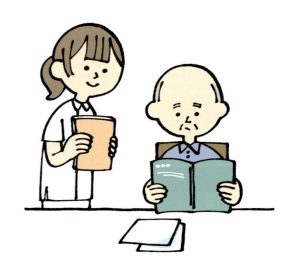

情報収集のポイント

- [ ] 医師から病名や手術に関してどのように説明を受けているか．
- [ ] ストーマ造設に対する思い．
- [ ] ストーマサイトマーキングにおいて考慮すべき日常生活の状況がないか（姿勢の特徴や趣味など）．
- [ ] 手術までの体重変化はないか．
- [ ] なぜ腹部が凹凸になったのか（手術歴を確認）．

既往歴から複数回手術を行っていることから，腹部に複数の瘢痕があることが予測できます．どこに傷があるかなどマーキングを行う前から腹部の状況を確認しておき，マーキングが難しい状況が予測される場合は，皮膚・排泄ケア認定看護師や経験豊富な先輩看護師，執刀医とできるだけ一緒に実施できるように日時を調整するとよいでしょう．

また，Fさんの場合，消化管ストーマの経験があり，当院で手術を受けていたため，過去のカルテからストーマケアについての情報収集を行うことができました．術後の装具選択やセルフケア指導のためにも，どのような装具を使用していたか情報をとっておきました．

マーキングにおいて考慮すべき日常生活の状況について情報収集する際には，マーキングの必要性や方法を説明すると，趣味や仕事など，日常でどのようなことをしているか具体的に話してくれるでしょう．

腹部の凹凸が顕著な患者のアセスメント

ストーマケアにおいて，ストーマ装具が安定して貼付できなければ，排泄物の漏れや皮膚障害の発生につながりやすく，日常生活に大きな影響をもたらします．安定に関係する条件として，しわやくぼみ，骨突出部，瘢痕，切開創やドレーン創から離れていること，があげられます．複数回手術を受けたことがある患者の腹壁は，手術創やドレーン創の瘢痕により，平面の確保が難しいことがあります．

成人で標準体型の場合，マーキングディスクは6.5cmのものを使用しますが，どうしても安定する位置が見つからない場合は，しわが入る部分にマーキングディスクの外縁が少しかかってしまうところであっても仮の印を付けておきます．「面板で固定することが可能なしわか」「固定ベルトを使用すればなんとか密着性が得られるか」などを想像しながら選択していきます．

そして，臥位，坐位，前屈位など，さまざまな体位をとってもらい，複数個所から絞り込んでマーキングすることが必要となります．とくに日常生活で趣味や仕事などで多くとる体位，たとえば，「仕事で正座になることが多い」「前かがみになることが多い」「ゴルフで身体をひねることがある」「草むしりをよくするからしゃがむことが多い」などの情報を収集し，マーキング時にその姿勢をとってもらい，影響がないか確認していきます．

Fさんの場合，ノルディックウォーキングを行っているということで，「ポールを使った4足歩行で足を高く上げるわけではない」ということだったので，とくに腹壁に影響はなさそうでした．

回腸導管の場合，遊離腸管を使用するため，マーキング位置に造設しやすい術式です．しかし，手術歴がある患者の場合，癒着などで理想的な位置への造設が難しいこともあるため，できるだけ複数マーキングすることが望まれます．

術前ケアの実際

Point 1 あらゆる体位で，しわやくぼみの影響を受けないか確認する

　基本的には，ストーマサイトマーキングの原則をもとにマーキングを実施していきます．何度も手術をした既往があることから複数の手術創があるため，平面が得られにくい可能性が予測されました．

　開腹創や瘢痕によるしわやくぼみがないか，あらゆる体位をとって平面が得られる部位を探していきます．そして，平面が得られる位置で本人が見える位置を探していきます．

①臥床した状態で基本線と瘢痕を確認します（図1-①）．

②坐位や前屈位，立位，身体をひねってもらったりしながら，マーキングした部位に影響があるしわやくぼみの発生がないか確認します（図1-②）．畑仕事などしゃがむ姿勢が多い生活をしている方の場合は，しゃがんでもらったり，日常生活で多くとる姿勢

図1　Fさんのマーキング❶

①臥床した状態で基本線と瘢痕を確認

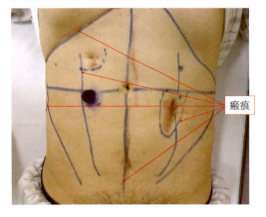

②あらゆる体位でしわやくぼみを確認

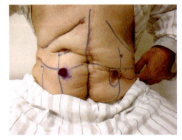 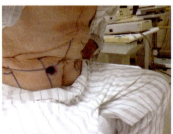 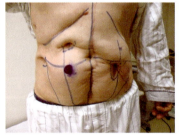

③本人が見える位置を確認

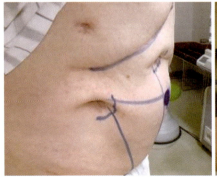 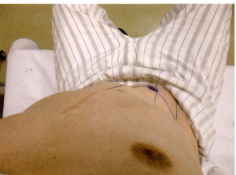

これ以上低いと本人から見えない

をとってもらって確認します．Fさんの場合，ノルディックウォーキングを行うということで，ご自身でも「別に影響ないと思います」とイメージして確認できていました．

③本人が見える位置を確認します（図1-③）．

Point 2　術後に開腹創や瘢痕からしわが発生する可能性も想像する

今回の手術で新たに創ができる部位（ドレーンの挿入など）も執刀医に確認しておきます．ストーマ造設部位に近い場合は，その部位から離す必要があります．

Fさんの場合は，開腹創は以前の手術の正中創と同じ部位となるため，さらに皮膚が引きよせられることや，しわの状況が変わる可能性を考え，可能な限り正中創から距離をとりたいと考えました（図2）．

ドレーン挿入部位は左側になり，ストーマ造設予定部位は右側のため影響はありませんでした．術後にマーキング位置を評価するために臍や正中，肋骨弓など3か所以上の部位で計測を行いますが，同時にある程度距離をとりたい部位からどのくらいの距離があるかも確認します（表1）．

表1　距離をとりたい部位からの距離

	右①	左②
臍からの距離	6.0cm	8.0cm
正中からの距離	6.0cm	8.0cm
肋骨弓からの距離	8.5cm	4.0cm
上前腸骨棘からの距離	9.0cm	12.0cm
正中から腹直筋外縁までの距離	6.5cm	7.5cm
瘢痕創からの距離	5.5cm	5.0cm

図2　Fさんのマーキング❷

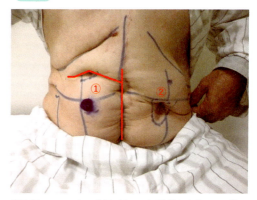

開腹創によりしわの状況が変わる可能性も考慮して可能な限り離す

Point 3　患者，執刀医，看護師が状況を共有する

既往歴から癒着などの影響があり，手術は難渋されることが予測されていました．医師から患者への説明はもちろん，看護師も共有します．最適と考えたマーキング位置ですが，術中の所見でマーキングした位置に造設できない可能性があることを患者も含めて共有します．

そして，執刀医にはマーキング位置での造設が困難な場合は，とくに「ストーマの高さが1.5～2cmは確保してほしい」と伝えます．正円形で高さがあるストーマが造設されることで，ストーマ装具の選択で管理困難とならな

いようにフォローできることを共有します．

また，医師と相談し，「術中に回腸導管造設自体が難しく，尿管皮膚瘻に変更となる可能性も全くないとはいえない」ということだったので，両側尿管皮膚瘻となる場合のために左側にもマーキングを行いました（図3）．

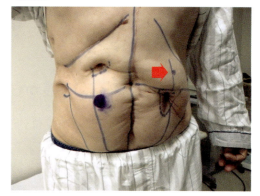

図3　Fさんのマーキング❸

尿管皮膚瘻となる場合のためのマーキングを行った

患者・家族からの質問にどう答える？

Q.01
体型が変わるとストーマケアに影響がありますか？

Answer

あまり体重が増えすぎたり，やせすぎたりする場合，
お腹の形が変わってしまって，
使っていたストーマ装具が合わなくなる場合があります．
その際はストーマ装具を変更したり，
ケア方法を変更して漏れないケアを考えていきます．

Q.02
マーキングした位置にストーマができなかったら
どうなるのですか？

Answer

マーキングした位置ではない場合，
ストーマがご自身から見えにくくなってしまうことや，
しわやくぼみが近くなってしまう可能性があります．
ですが，ストーマ装具やケア方法を工夫して，
漏れなく管理できるように考えていきます．

指導・教育にあたってのポイント

1 腹部凹凸の変化の予測

Fさんは，右腹部で平面が得られ，本人が見ることができる位置はマーキングした位置1か所のみでした．"ここ以外はない"と医師とも相談し，回腸導管予定の右腹部に1か所と，念のため尿管皮膚瘻となった場合の左腹部に1か所のみのマーキングとなりました．

しかし，マーキング位置に造設されたとしても，術後，予想外の部位にしわが発生し，装具の安定装着に必要な平面の確保が困難となる場合もあります．「平面が確保できる面積が狭い場合は，どのような面板がよいか」「尿路ストーマの場合，排泄物が水様で持続的に排泄されるため，ストーマ近接部の密着性を高める凸面装具が必要となればどのような面板がよいか」など考えていきます．

凹凸が多い腹壁であることから，身体の動きにより発生するしわやくぼみが変化する可能性もあるため，装具の安定装着のためにベルトの使用も考慮しておきます．

2 セルフケア能力のアセスメント

しわやくぼみの補正が必要になる可能性も考え，セルフケア能力はどうかをアセスメントしておきます．

セルフケア指導を進めていくなかで，装具装着時にしわを伸ばす必要がある場合，「患者本人だけでは難しいときは家族の協力が得られるか」「協力が得られる状況ではない場合はどう工夫するか」「社会資源（訪問看護など）の利用は可能か」なども考えていく必要があります．

また，術後の体重の変化で腹壁の形状が変わり，装具の安定装着ができなくなることもあるため，体重コントロールについても指導が必要となります．

◆

Fさんは，マーキング位置に造設され，ストーマの高さも十分あり，形状も正円形で管理しやすいストーマが造設され（図4），二品系平面装具でセルフケアができ退院されまし

図4 Fさんの術後のストーマ

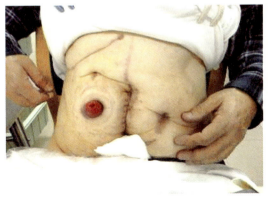
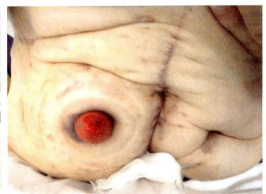

退院後のストーマ外来．体重のコントロールも意識していた

図5 Fさんの術後7年目のストーマ

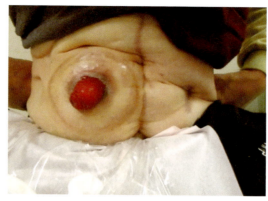

ストーマによる制限なく生活している

た．

　以前，イレオストミーの経験があったこともあり，退院後に自身でカタログを見て単品系装具も使用しており，生活に合わせて使い分けしていました．凹凸のある腹壁であることから，Fさん自身も体重が変わると腹部の形状が変わってしまう可能性があることを認識しており，体重のコントロールについても意識していました．

　図5は術後7年目になりますが，ノルディックウォーキングの指導者として活躍されており，ストーマによる制限なく過ごされています．

　位置や形がよいストーマが造設できると，患者のQOLを維持・向上することができます．難症例のストーマサイトマーキングでは，患者，医師，看護師が問題を共有し，手術への準備ができることが大切となります．

引用・参考文献
1）ストーマリハビリテーション講習会実行委員会編：ストーマリハビリテーション 基礎と実際．第3版，金原出版，2016．
2）山本由利子：難症例に対するストーマサイトマーキング．WOC Nursing，4(12)：36-43，2016．
3）江川安紀子：尿路変向のcure──ストーマサイトマーキングの実際．泌尿器Care&Cure Uro-Lo，22(1)：22-26，2017．

（山坂 友美）

術前の患者 08

がんが再発し緩和ケアの時期にストーマを造設する患者

事例

患者：Gさん，60代，男性．妻・子どもと同居している．

進行胃がん（TNM分類Stage4，リンパ節転移，腹膜播種あり）で病巣の切除不能と診断され，胃-空腸バイパス術を受けた．その後，抗がん薬治療を行っていたが，1年半後，進行胃がんの転移となる直腸がんを発症し腸管の狭窄で腸閉塞となる．直腸がんの切除は不能と診断され，緩和ストーマ造設予定となる．がん性腹膜炎による腹痛でオピオイド内服をしていた．

腹水が多量に貯留していたため，ストーマ造設と同時に腹腔ドレーン留置で腹水をドレナージした後に二次開口術の手技がとられる予定となった．ストーマサイトマーキングは，左右下腹部への指示あり（上腹部は造設困難と診断）．

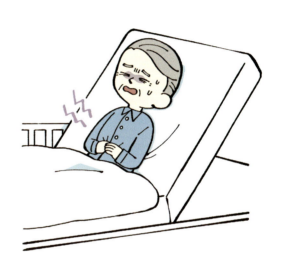

情報収集のポイント

- □ 身体症状（疼痛，嘔気，倦怠感，疲労感）．
- □ ストーマサイトマーキング時にさまざまな体位をとることが可能か．
- □ 皮膚状態（術後創，抗がん薬の影響による皮膚障害の有無）．
- □ 病態（がんの浸潤や転移，腹水の有無，病状の進行程度や予後）．
- □ ストーマの種類（双孔式か単孔式か）．
- □ 今後の療養場所．

表1 緩和ストーマ造設の場合の位置決めの留意点

	評価事項	対策
事前準備	・予後・全身状態について医師と看護師の共通認識 ・ストーマケアの実施者 ・患者の精神状態	・カンファレンスなど ・患者，家族，介護者への指導
マーキング	・造設位置が選択できない可能性 ・化学療法による皮膚の状態 ・腹囲増大・減少状態を予測 ・疼痛や嘔気等の不快症状	・患者・家族にマーキング部位にできない可能性を話しておく ・複数位置，優先順位 ・造設不可部分のマーキング ・位置決めの際，患者の苦痛に配慮

文献1)p.89より一部改変

患者のこれまでの治療や今回のストーマ造設術の治療に対する思い，そして今後の自身の人生について，どのように考えているのかを情報収集します．また，現在の疼痛，嘔気などの苦痛症状についても情報収集が必要で，術前のストーマサイトマーキング時に重要となります．緩和ストーマ造設では，通常のストーマ造設術と比較して，さらに位置決めが重要となります（表1）．

緩和ストーマを造設する患者のアセスメント

Gさんは切除不能ながん再発によって，緩和ストーマを造設予定でした．

緩和ストーマとは，「切除不能進行（再発）がんによる消化管や尿路閉塞に対して，症状緩和目的で造設されるストーマ」[1)]と定義づけられています．

Gさんは進行性直腸がんにより腸閉塞の状態で，他臓器への転移，腹膜播種もあり，がんの病巣は切除不能でした．病状からも予後が長くないことは，Gさん自身も理解していました．病気の根治を目指すのではなく，病気による症状を緩和する時期でした．つまり，緩和ケアの時期に，緩和ストーマを造設することとなったのです．

消化管の緩和ストーマの適応として，悪性腸閉塞（malignantbowel obstruction）があります．大腸がんによる悪性腸閉塞は，閉塞部位によってさまざまな症状を引き起こします．病態は，①腸管への機械的圧迫，②運動機能異常，③胃液・胆汁・膵液などの消化管分泌の蓄積，④消化管における水分/電解質の吸収能の低下，⑤腸管壁内・外の腫瘍による炎症反応など，上記の因子が複雑に影響しています．

Gさんはやせた体型でしたが，腹部の緊満が顕著でした（図1）．そして腹部CT（図2）では腸管内容物やガスの貯留と，腹腔に多量の腹水を認めました．Gさんは腸閉塞の症状緩和，そして食事の再開が主な目的でした．

緩和ストーマ造設のストーマサイトマーキングを行うときは，通常のストーマ造設時よりも多くの情報とアセスメントが必要となります（表2）．以前の手術による瘢痕や腹壁の左右差，栄養障害やがん悪液質症候群による

| 図1 | Gさんの腹部 |

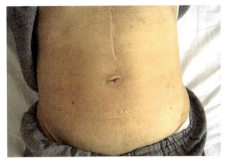

やせ体型だが腹部緊満が顕著であった

| 図2 | Gさんの腹部CT |

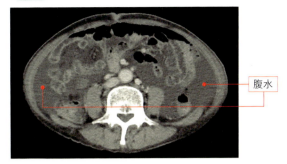

腹腔に多量の腹水貯留を認めた

| 表2 | アセスメントのポイント |

- 身体症状（疼痛，嘔気，倦怠感，疲労感）
- ストーマサイトマーキング時にさまざまな体位をとることが可能か
- 皮膚状態（術後創，抗がん薬の影響による皮膚障害の有無）
- 病態（がんの浸潤や転移，腹水の有無，病状の進行程度や予後）
- ストーマの種類（双孔式か単孔式か）
- 今後の療養場所

以上のことに対して，今後変化していく病態の予想が必要だが，経験則に基づくことも多い．医師-看護師間での情報共有，検討が重要である

　やせや，がん性腹膜炎による腹水貯留による腹壁の状態変化，放射線治療や抗がん薬治療による皮膚障害の程度，そして疼痛や嘔気，倦怠感等の不快症状の有無です．

　このような状態でストーマ造設を行う際は，腹腔臓器癒着や，病巣の状態によってはマーキング部位にストーマ造設が困難なこともあります．そのため，マーキングは1か所のみでなく複数個所のマーキングを行うようにします．

　緩和ストーマはほとんどが永久ストーマになりますが，今後の社会資源活用のために主治医には確認しておきます．

　Gさんは，今後も仕事を続けながら自宅療養をすることを希望していました．こうした情報を，術後のストーマケア指導につなげていきます．

術前ケアの実際

Point 1 マーキングは患者の症状に合わせた具体的な対策を行う

緩和ストーマ時のストーマサイトマーキング時のポイントを表3に示します．腹痛，倦怠感・嘔気，易疲労といった患者の症状に合わせた具体的な対策が重要となります．

表3 緩和ストーマ造設患者へのマーキングの配慮のポイント

患者状態	具体的な対策
腹痛	・腹直筋確認にエコー，CT画像を活用する ・基線に水性ペンを使用する（拭き取りやすい） ・症状が落ち着いている時間を選択する ・鎮痛薬を使用する
倦怠感・嘔気	・ガーグルベースンを準備する ・症状が落ち着いている時間を選択する ・制吐薬を使用する
易疲労	・時間をかけない ・事前に情報収集・シミュレーションする ・PHSを持ち込まない（電源OFF）

Point 2 あらゆる体位をとりマーキングを行う

症状に応じて可能な範囲で，仰臥位・坐位・立位を基本として，あらゆる体位をとりマーキングを実施します（図3）．

❶仰臥位：腹直筋外縁の同定は疼痛の程度に応じて行います．CT画像でも腹直筋外縁の距離が確認できます．

❷坐位：基線は必要最小限に引きます．拭き取りやすい水性蛍光ペンを使用します．

❸立位：緩和ストーマ造設時のマーキングは，複数個所へのマーキングが推奨されます（4か所に行うことも多い）．

図3 Gさんのマーキング時の体位

❶仰臥位

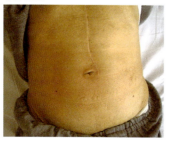

がん性腹膜炎の圧迫による疼痛増強があり，腹直筋外縁の同定は慎重に行った

❷坐位

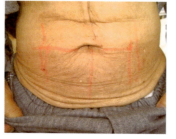

拭き取りやすい水性蛍光ペンで基線を書いた．腹痛と腹部膨満があり前屈位は困難であった

❸立位

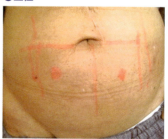

下腹部2か所にマーキングを実施し，この後，消えないように油性ペン（黒）も使用した

Point 3 永久的ストーマへの社会資源を確認する

緩和ストーマの場合はほとんどが"永久的ストーマ"となるため，身体障害者手帳，排泄用具受給者証の給付手続きの準備を術前から行っておくと，術後早期の対応が可能となります．住民票のある自治体への申請が必要になるので，確認しておくことが大切です．

患者・家族からの質問にどう答える？

Q.01 ストーマになったら腹痛や嘔気は治まりますか？

Answer
腸閉塞が原因で起きている症状は緩和するでしょう．
今回の手術はそれが目的の1つでもあります．
しかし，術後も腹痛や嘔気があれば，
薬剤等で対処していきます．

Q.02 ストーマケアはいつまで自分でできますか？

Answer
症状によっては，自身でストーマケアが
できないときがあるかもしれません．
または，病状の進行によっては，ストーマケアが
自身でできなくなる時期がくることも予想できます．
手術後のストーマケア指導は，
ご家族も一緒に受けておきましょう．

（緩和ケア→終末期に移行するため，セルフケア＋他者によるケア方法の提案・指導も必要）

指導・教育にあたってのポイント

術前オリエンテーションとして，以下の内容について指導・教育します．

1 希望の確認・術前の意思決定支援

緩和ストーマ造設の術前オリエンテーションは，"緩和ケア"の視点が必要となります．

患者や家族が，今後どのような生き方をしたいと考えているのか，そしてどのように人生の最期を迎えたいと考えているのか．現在の病状にストーマ造設がどのような意味をもつことになるのかを，患者や家族とともに考えて，意思決定を最大限に支援することが大切です[3]．

Gさんは，ストーマ造設をすることで生命予後が延長することを最も望まれていました．人生の時間が延びることで，これまでの自身の人生の整理と，最期のときを迎える準備を行う予定でした．Gさんにとってストーマ造設は，"時間を得ること"が最大の意味だったのです．その"時間"を有効に使うためには，術後のストーマケア指導に向けて"術前からの準備"が重要となります．

2 家族への確認

緩和ストーマの場合は，病状の進行でセルフケアができる期間が限られている場合も多くあります．家族等の他者からの援助が必要になる場合もあります．そのため，意思決定においては患者だけでなく，家族も含めて相談して支援していくことが大切です[4]．

Gさんは家族（妻）の全面協力が得られました．そのため，術前オリエンテーションから同席してもらい，術後のストーマケア指導も一緒に受けることを確認して，指導予定を計

図4 Gさんに実施された二次開口術によるストーマ造設

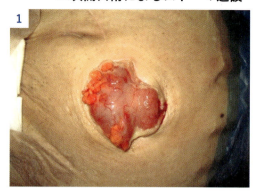

1

術後，腸管挙上のみ

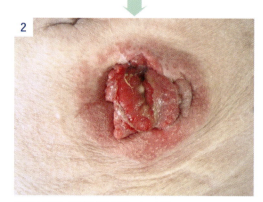

2

術後7日後に漿膜を縦切開して二次開口

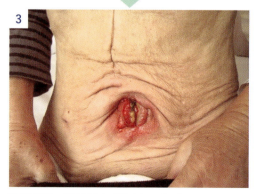

3

腹水が減り，腹壁にしわが多くなっている

画していきました．ここで大切なのは，緩和ストーマ造設術後は，想定外のことが起こり，予定変更になることも想定して，事前に説明しておくことです．

3 術前ストーマケア指導

　Gさんは，近年では症例がまれとなった，二次開口術によるストーマ造設の予定でした．

　通常のストーマ造設術は，挙上した腸管を開口時に粘膜皮膚縫合を行う一次開口ストーマです．二次開口ストーマは，挙上した腸管を同日には開口せずに術後数日経過して開口する方法です．適応として，「二次開口ストーマは腹膜炎やイレウスなどの緊急手術で腹腔内や腸管の状態が良好でないため，一次開口・縫合が困難な場合や全身状態不良なため，手術時間を短縮したい場合などに行われる」[5]と記されています．

　Gさんは腹膜炎，腹水貯留のため，一次開口による有害事象のリスクが高いと判断し，二次開口ストーマの予定となりました（図4）．Gさんには，術後数日～1週間は腸管が開放されていないため，排泄物が出ないことを説明しました．

◆

　緩和ケアは身体・精神そして，社会的（経済的）な援助も含んだ全人的なトータルサポートが必要となります．緩和ケア認定看護師や，がん看護専門看護師など専門家へのコンサルテーションも有効です．そして多職種協働での介入により，緩和ストーマ造設が患者のQOL向上につながることを目指していきます．

　また，緩和ケアの専門家による介入が難しくても，ACP（アドバンス・ケア・プランニング）を行い，患者や家族とストーマケアに関する対話を行い，ケア目標を明確にします．

　患者がどのような生活の質を大事にしているのかを考え，それを尊重したケアを提供します．そして，ACPの内容を医療チーム全体で共有し，定期的なミーティングを行い，患者の状況や希望の変化に応じたケア計画を立案して支援していきます．

　これらACPの視点を取り入れて，終末期にあるオストメイトが自分らしく生活を送るための支援を行っていきます．

　緩和ケア時期の患者への介入では，"貴重な時間"を理解して，適正な時期を逸しないことが大切です．緩和ストーマケアでは，万全を期す慎重さと同時に，さまざまな出来事に対する対応力と柔軟さも必要です．

引用・参考文献
1）日本ストーマ・排泄リハビリテーション学会，日本大腸肛門病学会編：消化管ストーマ関連合併症の予防と治療・ケアの手引き．p.89，金原出版，2018．
2）日本ストーマ排泄リハビリテーション学会編：ストーマ・排泄リハビリテーション学用語集．第4版，p.12，金原出版，2020．
3）安藤嘉子：緩和ストーマを造設する患者のケア．病態・治療をふまえたがん患者の排便ケア（日本がん看護学会監，松原康美編），p.144，医学書院，2016．
4）工藤礼子ほか：緩和ストーマ保有者への看護師の役割．日本ストーマ・排泄リハビリテーション学会誌，33(3)：57，2017．
5）ストーマリハビリテーション講習会実行委員会編：ストーマリハビリテーション 基礎と実際．第3版，p.43，金原出版，2016．
6）日本ストーマ・排泄リハビリテーション学会，日本大腸肛門病学会編：消化管ストーマ関連合併症の予防と治療・ケアの手引き．p.84-91，金原出版，2018．
7）日本ストーマ・排泄リハビリテーション学会，日本大腸肛門病学会編：消化管ストーマ関連合併症の予防と治療・ケアの手引き．p.84-89，金原出版，2018．
8）船橋公彦ほか：緩和ストーマ造設とストーマケア．WOC Nursing，5(5)：12-19，2017．
9）松原康美編著：ストーマケアの実践．p.150-153，医歯薬出版，2007．

（平良 亮介）

術前の患者 09

ストーマ造設に拒否的な患者

事例

患者：Hさん，70代，女性．

排便後の出血を主訴に来院．大腸内視鏡検査の結果から直腸がんと診断され，腹会陰式直腸切断術を予定された．

医師から検査結果とストーマ造設の説明を受けたHさんは，「人工肛門はどうしてもいや」と頑なに手術を拒否した．そのため，医師からストーマについて説明してほしいと依頼を受けた．そこで，ストーマ造設に拒否的なHさんの心理状況をアセスメントし，段階的にストーマ造設の意思決定ができるよう支援した．Hさんは一度，手術日をキャンセルしたが，複数回にわたって支援をすることにより，自らストーマ造設を決定でき手術に臨んだ．

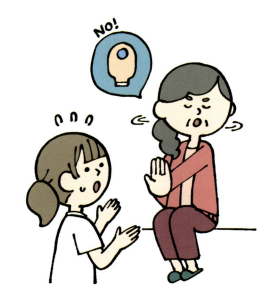

情報収集のポイント

- □ 医師からの説明に対する患者本人の理解．
- □ ストーマ造設を拒否している理由．
- □ ストーマに対する患者本人のイメージおよびストーマに関する情報．
- □ 患者の心理状況（言動や行動など）．
- □ 手術決定までの時間的余裕の有無とその期間．
- □ 決断を求められるときの対処方法．
- □ キーパーソンおよび家族関係．

医師から疾病やストーマ造設の説明を受けた患者は，強い衝撃を受けショックに陥っている場合もあるため，患者の心理状況に合わせて支援することが大切です．

そこで，告知直後の患者には，まず患者の話に耳を傾けます．患者の表情や言動，態度などを注意深く観察し，患者から情報が得られる状況であるかアセスメントします．患者が落ち着いたのを確認してから，徐々に情報を得るようにします．

はじめに，医師からどのような説明を受けたのか患者本人に話をしてもらいます．告知により衝撃を受けている患者には，医師が行った説明が適切に伝わっていないことも多くあります．また，ストーマについても，どのようなイメージをもっているのか患者本人に話してもらいます．

ストーマ造設に拒否的な患者の術前のアセスメント

医師から疾病やストーマ造設の説明を受けたHさんは，「人工肛門はいや．死んでもいい」「そんなことしてまで生きたくない．どうしてこんなことになってしまったの」と一方的に話し，ストーマ造設に対し強い拒否感を示していました．Hさんは，悪性腫瘍のためストーマ造設が必要であるという事実に直面して，パニックに陥っていました．Hさんが一方的に話していることは，外的刺激から自分を守ろうとしている防御反応と考えます．

本人が本来もっている困難に対する対応力を超える衝撃を受けると，危機状態に陥ります．危機状態に陥った患者には，その状態に合わせた支援が必要となります．

患者の危機状態に合わせた支援方法を検討するには，危機理論を応用することができます．危機状態の段階理論のなかに，後天性の機能障害（外傷性脊髄損傷）から開発されたフィンクの危機モデルがあります（表1）．これは，ストーマ造設を受け入れられない患者への支援にも活用が可能です．

フィンクの危機モデルは，「衝撃」「防御的退行」「承認」「適応」の4段階で危機状態が構成されています．患者の危機状態は，必ずしも段階的に「適応」へと変化していくものではありません．それを理解して活用する必要があります．

Hさんの場合，医師の告知による「衝撃」の段階から，一方的に話すことで他者を受け付けていることから，「防御的退行」の段階にあると考えます．この段階は安全の欲求が基盤となるため，Hさんの安全を守ることを優先して支援する必要があります．そのため，医療者は告知後のHさんにストーマ造設の受け入れを促さずに，Hさんの傍に付き添い，静かに見守ることが大切です．また，危機状態

表1　フィンクの危機モデルの特徴

- 4つの段階プロセスモデル
- 外傷性脊椎損傷によって機能不全に陥ったケースの臨床研究から
- 喪失に関する文献研究から
- 障害受容に至るプロセスモデル
- ショック性危機にある場合のケースを対象としている
- マズローの動機づけ理論を土台にしている
- 実証的研究や幅広い領域からの検証を受けていない

文献11）p.14より引用

にある患者の支援は，同じ看護師が継続的にかかわれるように調整し，患者との信頼関係を構築することが重要です．

意思決定支援には，家族も支援対象にする必要があります．Hさんは，夫と2人暮らしで，ふだんから夫に頼っていました．そのため，夫に意思決定支援の場に同席してもらうことで，患者の安全につながると考えます．

しかし，Hさんの夫は，ストーマ造設を受け入れられない患者にどう接したらよいのか困惑していました．夫の不安が増強することで，患者のストーマ造設への意思決定が困難になることがあります．そのため，夫の精神面にも目を向け，患者がストーマ造設を意思決定できるよう支援することが大切です．

術前ケアの実際

Point 1 患者の思いに寄り添い，患者や家族との信頼関係を築く

Hさんは，医師からの告知に強い衝撃を受けていました．そのため，患者の話に耳を傾け，患者の思いに寄り添うことに徹しました．支援の前には，患者とかかわる時間を十分確保できるように調整しました．

また，患者とは正面や平行に座るのではなく，90度の位置に座るようにして，直接視線を合わせないようにしました．これにより，適度な距離感を保ちながら，患者の緊張が和らぐようにしました（図1）．ときにHさんは，夫に怒りや不安をぶつけるような言動を発しました．しかし，決して否定せず，受容的態度で接しました．そして，Hさんの心理状況に合わせて支援をすすめました．

ストーマ造設は患者だけでなく，家族にとっても重要なことです．そのため，患者・家族の精神的負担にも考慮して，患者との信頼関係を構築できるように支援しました．

図1 患者や家族との位置関係

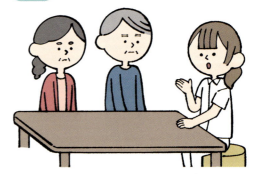

患者の緊張が和らぐように，座る位置を考慮した．また，机をはさんで座ることで，患者との距離が近くなりすぎないようにした

Point 2 必要な情報を提供し，患者の質問にていねいに答える

Hさんの表情が和らぎ，会話が成立するのを確認してから，徐々にHさんから情報を得ました．

医師の説明と患者の理解に違いがないかを確認するため，はじめにHさん本人に医師から病気やストーマ造設についてどのような説明を受けたのか話してもらいました．Hさんから「ほかの先生なら，ストーマにしなくてもいいと言われないですか？」と質問され，セカンドオピニオンのことがうまく伝わって

いないことがわかりました．

また，ストーマについては漠然としたイメージしかなかったので，ストーマについて説明を進めたところ，詳細な話になるとHさんの表情がこわばりました．そのため，手術前には必要最小限の情報のみを提供して，Hさんからの質問に対してはていねいに答え対応しました（**表2**）．

表2　術前ストーマオリエンテーションの内容

① ストーマについて
- ストーマとは
- ストーマ装具での管理について

② 手術前から手術，退院までの経過
- ストーマサイトマーキング・装具交換について
- 装具の購入方法
- MSWからの説明について

③ 退院後の日常生活について
- 身体障害者手帳の申請方法

④ ストーマ装具（日常生活用具）の給付の流れ

⑤ ストーマ外来の役割

※パンフレットやオリエンテーション用紙などを使用し，患者に伝わるように説明する．ストーマ装具やストーマのモデルを使用して説明するかどうかは，患者の状況をアセスメントして決めることが大切である

Point 3　患者の心理状況に合わせてストーマサイトマーキングを実施する

ストーマサイトマーキングは，患者とともに実施することが望ましいです．Hさんは一度，手術をキャンセルして，改めて手術を受けることが決定しました．その間，複数回の支援を通して，患者や家族から不安などの相談を受ける関係ができていました．

この過程では，同じ看護師がストーマサイトマーキングを実施することで，患者の過度な不安を取り除くことが可能であると考えました．あらかじめ，患者にこれから実施することがイメージできるように，ストーマサイトマーキングの流れを説明しました．また，実施中は，患者の表情や言動を注意深く観察しながら進めました．そして，医療者だけで会話することは控え，患者が不安にならないように注意しました（**図2**）．

図2　ストーマサイトマーキングの実際

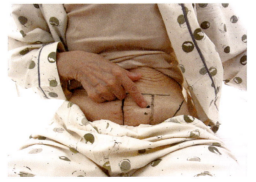

患者にマーキングした位置が見えるのかどうか示してもらい，患者と一緒にストーマサイトマーキングを実施した

術前の患者 09 ストーマ造設に拒否的な患者

患者・家族からの質問にどう答える?

Q.01
手術しないとどうなりますか? どうしてもいやです. 他の病院で聞いても, 手術をしないといけないと言われますか?

Answer
医師からは, どのような説明を受けられたか教えていただけますか? もし不安なことがあれば, 改めて医師から説明を受けることもできます. また, セカンドオピニオンとして他の病院で話を聞くこともできます.

Q.02
ストーマになったら, 臭いとか大丈夫ですか?

Answer
ストーマ装具を貼って生活することになります. ストーマ装具の機能は優れていて, トイレで排泄処理をするとき以外は, 排泄物の臭いはなく生活ができます. また, 排泄物が漏れないようなケア方法について, 少しずつ説明してお手伝いさせていただきます.

Q.03
ストーマになったら, どこにも行けないですよね?

Answer
仕事を続けていらしたり, 旅行に行かれたりされる方もたくさんいらっしゃいます. いまはまだ, そのような気持ちになれないと思います. しかし, やりたいことができるようにお手伝いさせていただきます.

指導・教育にあたってのポイント

1 心理状態のアセスメントと支援

ストーマ造設を受ける患者は，排泄経路の変更やボディイメージの変容をきたすことなどから，自尊心が低下しやすくなります．そのため，ストーマ造設に対し強い拒否感をもつ患者も少なくありません．

このことから，医師からの告知の場には看護師も同席して，患者の表情や言動，態度などを観察する必要があります．そして，患者の心理状態をアセスメントして，患者の状況に合わせた支援をすることが大切です（表3）．

2 患者の思いに寄り添う

患者が強い衝撃を受けている時期には，ストーマについての積極的な説明は控え，まずは患者の思いに寄り添うようにかかわることが大切です．患者のなかには，無言になってしまう方もいます．しかし，無言の時間を患者とともに過ごすことにも意味があることを理解する必要があります．

そしてこの時期には，「患者に早く手術を受けることを決めてもらわなければいけない」と焦らないことが大切です．患者の状況に合わせて接することで，患者や家族と信頼関係を築きます．医療者と患者や家族との関係は，患者のストーマ造設の意思決定にもつながります．あらかじめ時間的余裕をもって患者を支援できるよう調整することが大切です．

3 意思決定への支援

患者が危機状態からなかなか脱することができないときには，危機モデルなどを応用し

表3 フィンクの危機モデル（段階別看護介入のポイント）

段階	状況	看護介入
衝撃	・最初の心理的ショックの時期であり，迫りくる危険や脅威のために強烈なパニックや思考の混乱に陥る	・あらゆる危険から患者を完全に保護し，温かく誠実な思いやりのある態度でそばに付き添い，静かに見守る
防御的退行	・自らを守る時期であり，危険や脅威を感じさせる状況に直接的に直面できずに現実逃避，否認，抑圧のような防衛機制で自己の存在を維持しようとする	・患者に脅威の現実に目を向けさせるような積極的なはたらきかけでなく，患者のありのままを受け入れてそばに付き添い，患者を支持し安全を保障する
承認	・危機の現実に直面する時期であり，自己イメージ喪失を体験し，深い悲しみ，強烈な不安を示し再度混乱を体験するが，しだいに自己を再調整していく	・安全を保障しながら積極的な危機に対しての看護のはたらきかけを行い，自ら問題に取り組めるように支援する
適応	・建設的な方法で積極的に対処する時期であり，危機への適応の望ましい成果であり，新しい自己イメージや価値観を築いていく	・将来のことを考え，成長に向けて新しい自己イメージや価値観を築いていく過程であり，広範囲な知識と技術，さらに人的および物的資源で援助する．満足感が得られる経験や成果をフィードバックし，徐々に成長を促す

文献9）より引用・一部改変

て患者への支援方法を検討する必要があります．そして，患者が危機状態から脱したのを確認してから，徐々に必要な情報を提供します．

まず，患者が，病状やストーマについてどのように受け止めているのかについて，患者本人の言葉で話をしてもらうことが大切です．そして，患者の心理状況や理解内容に合わせて情報提供します．その際，"必ずしも手術前にすべての説明をすることがよいとは限らないこと"を理解しておく必要があります．そのうえで，患者からの質問にはていねいに応じて，患者がストーマ造設の意思決定ができるように支援します．

ストーマ造設を告知された家族も，患者同様に強い不安をもっています．家族の精神的負担が強いと，患者のストーマ造設の意思決定にも影響することがあります．そのため，家族の不安や思いにも耳を傾け，家族が十分に患者の支えになっていることを認めていると示すことが大切です．

4 かかわりの継続

外来で意思決定を支援する場合には，患者とのかかわりが途絶えないように注意しなければなりません．短い間隔での次回予約や，予約前にも連絡できることなどを説明して，患者に相談場所があることを伝えることが大切となります．

その間，医師と患者との橋渡しの役割を担い，患者の意思決定を支援できる体制を整えることも重要です．

引用・参考文献
1) 梶原睦子：ストーマ保有者へのケア（支援）の基本．ストーマリハビリテーション 基礎と実際．第3版，p.15-22，金原出版，2016．
2) 登坂有子：ストーマの受容．ストーマリハビリテーション 実践と理論，p.15-16，金原出版，2006．
3) 田中秀子：障害の受容．ストーマリハビリテーション 実践と理論，p.17-19，金原出版，2006．
4) 藤本かおり：告知と意思決定支援．はじめてでもやさしいストーマ・排泄ケア（藤本かおり編），p.13-14，学研メディカル秀潤社，2018．
5) 藤本かおり：術前オリエンテーションの実際．はじめてでもやさしいストーマ・排泄ケア（藤本かおり編），p.15-20，学研メディカル秀潤社，2018．
6) 熊谷英子：ストーマケアの基本．ストーマケアのコツとワザ（熊谷英子編），p.8-10，メディカ出版，2014．
7) 小玉光子：ストーマの受容．ストーマケアのコツとワザ（熊谷英子編），p.12-16，メディカ出版，2014．
8) 村田博子：ストーマ造設に拒否的．ストーマケアのコツとワザ（熊谷英子編），p.242-243，メディカ出版，2014．
9) 松浦信子：術前教育の実際──患者の心理と実施のタイミング．ストーマケア実践ガイド（松原康美編），p.25，学研メディカル秀潤社，2013．
10) 川波公香：障害者の心理．リハビリテーション看護（奥宮暁子ほか編），p.29-40，学習研究社，2003．
11) 山勢博彰：ICU・CCUにおけるメンタルケア──第7回フィンクの危機モデル．HEART nursing，14(11)：13-18，2001．
12) 五十嵐透子：カウンセリング・マインド，ノンバーバル・コミュニケーション．自分を見つめるカウンセリング・マインド──ヘルスケア・ワークの基本と課題，p.10-16，54-80，医歯薬出版，2014．

（西田 かをり）

Part 2

術後から退院までの患者

ケアの実際と装具選択を中心に

- 便漏れを繰り返す患者
- ストーマの高さがスキンレベルの患者
- 深いしわがある患者
- セルフケアに消極的な患者
- 手指の巧緻性が低下している患者
- 視力が低下している患者
- 認知機能が低下した患者
- 正中創が離開（SSI）している患者
- ロボット支援手術を受けた患者
- 新生児の場合

術後から退院までの患者 01

便漏れを繰り返す患者

事例

患者：Aさん，80代，男性．

スイミングやウォーキングが日課．妻と2人暮らし．娘3人がそれぞれ近隣で暮らしている．

解離性大動脈瘤にてCABG手術目的で入院．術後5日目に腸管穿孔のため緊急でイレオストミー造設となり，集中治療室に入室となった．術前のストーマサイトマーキングはなく，左の肋骨から3cm下方，正中創から5cm左側の位置に双孔式イレオストミーとなった．サイズは縦60mm，横50mm，高さ15mm．上側が口側，小腸上部のストーマで術直後から消化液を含んだ水様の排泄物が1,000mL以上あった．集中治療中は単品系平面イレオストミー用装具を選択し，2〜3日に1回交換としていた．

状態が安定し坐位の時間が増えリハビリテーションが始まると，1日のうちに何度も便漏れを繰り返すようになった．身長157cmで，体重は64kgから58kgに減少，肋骨下のくぼみが深くなっていった．術後9日目には食事が開始になり，ストーマからの排液が1,700〜2,800mLに増加した．

坐位になるとストーマ3時9時方向にストーマに直結する横方向のしわができ，便が潜り込むため，凸型嵌込み具内蔵装具に変更し用手成形皮膚保護剤によるしわの補正をした．ベルトも併用し，2日に1回の交換になった．退院後の装具交換は，長女が自宅へ訪問し行うこととなった．退院時のストーマサイズは，縦35mm，横30mm，高さ10mm．妻と長女同席のもと，数回にわたってセルフケア指導を行い退院となった．

情報収集のポイント

- □ ストーマの種類と形状，サイズ，高さ，蠕動運動での変化．
- □ ストーマ周囲皮膚，腹壁の形状はどうか．ストーマから約4cm以内のしわ，くぼみ，骨からの距離，正中創からの距離はどのくらいあるか．
- □ 体位によってストーマの形，周囲皮膚の状態，腹壁の形状はどう変化するか．
- □ 排泄物の性状，量はどれくらいか．
- □ 装具装着はどのようにされているのか．装具交換時の体位．補正した場合は，何をどこにどのくらいどのように使ったか．
- □ 剥がした装具の面板はどの部分がどのくらい溶解または膨潤しているのか．便漏れの方向，腹部の状態と一致しているか．

CABG：coronary artery bypass grafting，冠動脈バイパス術

便が漏れたときの状況を詳しく知るために、剥離した面板をしっかりと観察します。面板の溶解した部分と一致する皮膚の状態、腹壁の形状やしわやくぼみがないか確認します。そして、臥位、坐位、立位、前屈位と動いたときに起こる変化、排泄物の性状と量、ガスの貯留がなかったかなども確認します。

便漏れのタイミングも確認します。たとえば、寝ているとき、座っているとき、リハビリをしているとき、食事のあとなどです。

便漏れの情報は記録に正確に残しておき、ケアをする人が共有できるようにしておきます。

便漏れを繰り返す患者のアセスメント

便漏れを繰り返すと、患者は不快な思いをするとともに不安を抱きます。この経験が退院後の生活の制限につながることもあります。ケアをするときは、なぜ便が漏れたのか腹部の状態とあわせて具体的に説明します。そして、必ず対処方法があることを伝え、協力を得るようにします。

まず、便が漏れたときの状況を確認します。「いつ、どのような体位のときにどこから漏れたのか」「排泄物はどのような性状のものが、どのくらいたまっていたのか」などです。

便が漏れる原因としては、①ストーマ周囲にしわやくぼみがあること、②装具面板の孔がストーマサイズよりも小さいこと、③排泄口がスキンレベルであること、④腸蠕動運動によりストーマサイズや腹壁が大きく変化すること、⑤ガスや排泄物がたまりすぎて重みで装具が剥がれてしまう場合などが考えられます。

Aさんの場合は、まず、活動量が増えたことで腹壁の形状が変わり、仰臥位では見られなかった横方向のしわが4時8時方向からできていました。また、体重が減少したことで、肋骨の下のくぼみが面板の安定した貼付を妨げていました（図1）。ストーマの高さは10mm以上ありましたが、小腸は蠕動運動で形が大きく変わり、それに伴い腹壁の形状も変化します。平面装具では抑えが効かない状況でした。

そこで、凸型嵌込み具内蔵装具を選択しました。凸型嵌込み具内蔵装具は凸の深さや幅がさまざまなので、その特徴を確認し、どの装具が合うか検討します。今回は、凸型嵌込み具の面積が大きく幅が広いと肋骨に当たってしまい装具が浮いてしまうので、ストーマの近接部を押さえられるサイズのものを選びました。

図1　Aさんのアセスメント

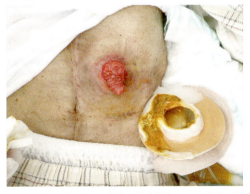

下方向に便が潜り込んだ状態。便が付着している部分に注目し、しわやくぼみがないか確認する
A1B0C0：1　D0（ABCD-Stoma®）

術後ケアの実際

Point 1 剥離剤を使用し皮膚に負担をかけない

便漏れで装具を交換するときは，予定より早い交換となることが多く，排泄物で溶解した部分以外は皮膚への粘着が強く剥離刺激がかかるため，剥離剤を使用し皮膚に負担をかけないようにします．剥離剤は滴下式，スプレー式，ワイプ式があるので，ケア主体者が使いやすいものを選択するとよいでしょう（図2）．

装具を剥離する際は，排泄物が漏れないように，立位や坐位では上から下に向かって，臥位では高くなっているほうから低いほうへ剥がすようにします．

図2 剥離剤

❶滴下式

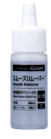

スムーズリムーバー®
（アルケア）

❷スプレー式

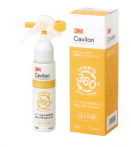

3M™キャビロン™皮膚用リムーバー
スプレータイプ
（ソルベンタム）

❸ワイプ式

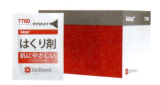

アダプト剥離剤パック
（ホリスター）

Point 2 用手成形皮膚保護剤でしわを補正する

Aさんは，坐位になるとストーマ4時8時部分からストーマに直結する横方向のしわがありました（図3）．

そこで，しわやくぼみに合わせて，用手成形皮膚保護剤を使って補正しました．用手成形皮膚保護剤を使用する場合は，使用する量や方法を具体的に記録しておきます．用手成形皮膚保護剤は，水分を含むと，膨潤するタイプと溶けて崩壊するタイプがあります（図4）．また，棒状のものとリング状のもの，成形して使用するものや1枚で使用するもの

図3 Aさんのストーマ周囲

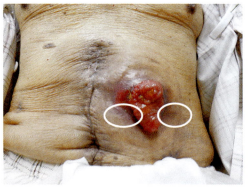

坐位になるとストーマ4時8時部分からストーマに直結する横方向のしわがある

図4 用手成形皮膚保護剤の水分による変化

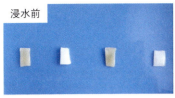
浸水前

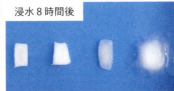
浸水8時間後

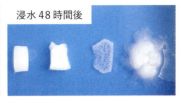
浸水48時間後

左から，セルケア®・ソフトウエハー，ブラバプロテクティブシール，アダプト皮膚保護シール，TREシール

図5 用手成形皮膚保護剤を面板に貼る方法

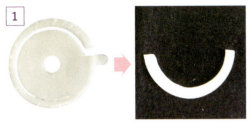

1　用手成形皮膚保護剤をらせん状にカット

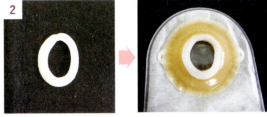

2　輪にした用手成形皮膚保護剤を面板ストーマ孔に全周に貼付

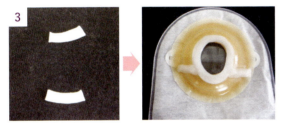

3　4時8時のしわに合わせて横方向に貼付

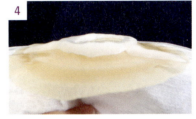

4　用手成形皮膚保護剤は段差ができないようにならしておく

などがあるため，簡便性やコスト，個々の特徴を考慮して選択します．

　使用方法としては，しわやくぼみのある皮膚に直接貼付する方法と，面板に貼付する方法があります．どちらのほうが確実に補正でき，ケア主体者がやりやすいかを検討します．

　Aさんはケアを行っている最中も排泄物が出てくることが多いため，簡便に装着できるよう面板に貼る方法を選択しました．外径98mmのものをらせん状にカットし，輪にしたものを面板ストーマ孔に全周に貼付し，4時8時のしわに合わせて横方向に貼付しました．その際，接合部が段差にならないように，指でならしました（図5）．

　蠕動運動による腸管の変化には，ストーマ近接部を抑えられる凸型嵌込み具内蔵装具が効果的です．また，オストミーベルトの併用も検討します．

Point3　どの体位で装具交換をするか検討する

　ストーマ周囲の皮膚がたるむ場合は，腹壁を引っ張り，しわを伸ばした状態で装具を貼るようにします．

　本人がケアをする場合は，坐位より立位の

ほうがしわやたるみの補正がしやすいこともあります．介助者が装具を貼る場合は，臥位でやるほうが容易なこともあります．その方の活動状況や生活状況，腹部の状態を考慮して，どのような体位で装具交換をするか検討していきます．

Aさんは立位を保つことが難しかったため，背もたれのある椅子に浅めに座り，後ろにのけぞるようにして腹部を伸ばして貼るようにしました．娘さんが装具を貼る際は，ご本人に協力を得て，ストーマ上部の皮膚を上側に引っ張るようにしてしわを伸ばしていただきました．

Point 4　水様排泄物の場合はストーマ袋に凝固剤を入れる

排泄物が水様の場合は，ストーマ袋に凝固剤を入れることも検討します．凝固剤を入れることで排泄物が固まり，キャップ式の場合に詰まってしまうときは，排泄口が開放型のものに変更します．

今回は排泄量が多かったため，ドレナージできるようにドレインバッグを接続し，ストーマ袋内に排泄物が貯留しないようにしました．

患者・家族からの質問にどう答える？

Q.01
食べ物で気をつけることがありますか？

Answer

1日1,000mL以上の水様の排泄があり脱水になりやすいため，水分の補給をこまめにするようにしてください．お茶や水だけではなく，脱水補正水やみそ汁などで電解質や塩分を補給してください．消化しにくい食べ物をとる場合は，よく噛んで少量ずつ食べるようにしてください．

（好きな食べ物やふだんの食生活を確認し，具体的にアドバイスをします．必要であれば栄養士からの説明を依頼します）

Q.02
家で便漏れするようになったらどうしたらいいですか？

Answer

剥離した面板をよく観察して，これまでと変化したところがないか見極めます．便の潜り込んだ部分のおなかの状態を見て，しわやくぼみが新たにできていないか確認します．もし，新たにしわやくぼみがある場合は，用手成形皮膚保護剤で補正します．自宅での対処が難しい場合は，ストーマ外来でご相談させていただきます．

指導・教育にあたってのポイント

　退院後のストーマ装具を交換するタイミングはいつか，誰が交換するかなど，生活について具体的に情報収集しておきます．たとえば，「日中に入浴したあとに交換する」「家族が仕事帰りに自宅に寄って夜に交換する」「立って交換するのか座って交換するのか，座るとしたら背もたれのある椅子はあるのか」などです．Aさんは体力的に入浴が困難だったため，長女の都合のつく時間に装具交換のみを行うこととなりました．

　ご本人以外が装具交換をする場合でも，可能であればご本人にケアの流れを把握してもらい，緊急対応できるようにしておきます．

　Aさんは娘さんが主体で装具交換を行う予定ですが，常にそばにいるわけではないので，ご本人や妻も装具の交換方法はわかるようにしておきました．

　退院後は，ストーマ浮腫の軽減によるストーマサイズの変化，食生活の変化や活動量の変化など，さまざま理由でストーマやストーマ周囲の腹部の状態が変化します．そのため，入院中とは異なるところから便が漏れるおそれがあることをしっかり伝えておきます．便が漏れた場合は，「どこから漏れたのか」「どのような体位のときに漏れたのか」「食事とのタイミングや排泄物の性状，量などを把握しておく」よう伝えておきます．

　定期的にストーマ外来を受診し，ストーマの形状，サイズ，腹壁の状態，交換方法の確認，日常生活での困り事などがないか確認することをお勧めしています．

引用・参考文献
1）日本ストーマ・排泄リハビリテーション学会編：ストーマ・排泄リハビリテーション学用語集．第4版，金原出版，2020．
2）ストーマリハビリテーション講習会実行委員会編：ストーマリハビリテーション基礎と実際．第3版，金原出版，2016．
3）熊谷英子監：ベテラン認定看護師がやさしくナビ！これ1冊でばっちり理解 ストーマケアのコツとワザ201．消化器外科ナーシング，2014年秋季増刊，2014．

（野村 好美）

術後から退院までの患者 02

ストーマの高さがスキンレベルの患者

事例

患者：Bさん，40代，男性．職業は大工．独居．

胃がん手術後，腹膜播種，腹水貯留，S状結腸狭窄のため入院．狭窄部にステントが留置されたが閉塞したため，緊急でストーマ造設術となった．身長165cm，体重51kg（やせ型）．ストーマ造設に関しては「まあ，しょうがないね」という反応．

播種により腸管の牽引ができず，心窩部に縦35×横15×高さ0mmの双孔式横行結腸ストーマとなった．粘膜の色が悪く，ストーマ粘膜皮膚接合部に段差あり，ストーマの形は不形成．ストーマの3時方向から右側約3cmのところに5cmの縦切開創，ストーマ6時方向から下部に向けてのストーマに直結する切開創がある．

術後3日目より食事開始，離床も順調に進み，セルフケアの習得にも積極的であった．

Bさんより「ツーピースとワンピースを使い分けしたい」と希望あり．仕事中は二品系凸型嵌込み具内蔵装具とストーマベルトを併用し，休日は単品系平面型装具を使用することとして退院となった．ストーマの転帰は，化学療法の効果を見ながら決定する予定．

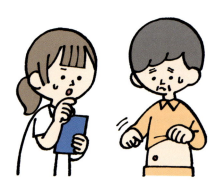

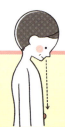

情報収集のポイント

- □ ストーマが造設された腸管の部位と排泄物の性状，量．
- □ ストーマの位置，形状，サイズ（縦，横，排泄口の高さ）．
- □ 体位（臥位，坐位，立位，前屈位など）によるストーマ周囲4cmの腹壁状態と変化．
- □ ストーマ皮膚粘膜接合部と手術創の状態，感染の有無．
- □ ストーマは本人から見える位置か．
- □ 装具交換に必要な手技の習得，視力や手指の巧緻性はどうか．
- □ ケアをサポートしてくれる人（家族や訪問看護師など）がいるか．
- □ 職業や趣味などの生活歴，経済的負担はどうか．

Bさんは緊急手術で，オリエンテーションも不十分なままストーマ造設となりました．胃がんの術後腹膜播種があり，体力も減退しています．「ストーマを受け入れられるか」「装具交換はできるのか」について，実際のケアを通してBさんの言動を注意深く確認していく必要があります．術後から退院までの期間が短いため，セルフケア手順に沿って記録を残し，継続した指導ができるようにしていきます．

　スキンレベルのストーマの場合，患者の視線からストーマの位置を確認するのが難しいため，患者の肩越しにのぞいて実際にどのように見えているか確認します．ストーマとストーマ周囲の状況を見て，患者に合った装具を選択し，装着の方法を決定します．排出口の処理がスムーズにできるか，実際に使用する装具の排出口を触ってもらいながら確認します．装具購入の際には経済状況も確認しておきます．

　ストーマがスキンレベルの場合，柔らかく深い腹壁の場合は凸型嵌込み具内蔵装具を選択します．硬い腹壁は浅めの凸面や柔らかい凸面，平面が得られにくい場合は外周テープ付き装具を考慮します．活動量が多い場合や面板が浮いてしまう場合には，ストーマ用固定ベルトの併用を検討します．

　凸面の高さは「浅い（～3mm）」「中間（4～6mm）」「深い（7mm～）」があり，張力の幅も異なります．また，ベルトタブがついているものとついていないものもあるため確認が必要です．

　「退院後，患者がどのような生活を送ることになるのか」「いつ，どこで装具交換をするのか」など，実際の生活を具体的にイメージしてもらいながら情報を集め，指導に活用します．Bさんは，「なるべく早く仕事に復帰したい」と希望していました．体力も回復してきたため，退院後の装具交換はシャワー浴のときに行うとのことでした．ケアサポートをする人はいないため，すべて自己でケアを行う必要があります．

ストーマの高さがスキンレベルの患者のアセスメント

　緊急手術で前処置も不十分な状態であったため，術直後より排便がありました．術後創感染のリスクも高い状況です．また，腸管の血流も悪く脱落のリスクもあるため，ストーマを観察できる環境が望ましいと考えられます．術直後初回の装具交換は創部の安静と痛みへの配慮を兼ねて，ストーマ袋が透明で柔らかい平面装具を貼付しました．セルフケア指導を早期に始めるために，術後2回目の交換から社会復帰を見据えた装具選択をしました．

　Bさんのストーマと切開創は図1のとおりです．

　Bさんはやせ型，ストーマ位置は心窩部で腹壁は固く，ストーマ粘膜皮膚接合部にはわずかな段差があり発赤もありました．術直後から便の排泄があったこと，粘膜の色が悪く創の発赤があり感染のリスクがあったことから，ストーマを直視して観察できるよう考慮し二品系装具を選択しました．

　ストーマがスキンレベルの場合，便漏れのリスクが高くなります．離床により腹壁の変化が出てくることを予測し，凸型嵌込み具内蔵装具外周テープ付きを選択しました．外周

図1 Bさんのストーマと切開創

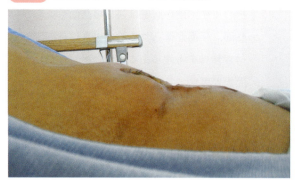

横からみた状態

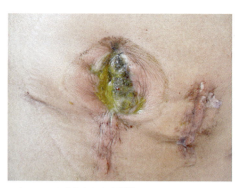

ストーマの3時方向から右側約3cmのところに5cmの縦切開創，ストーマ6時方向から下部に向けてのストーマに直結する切開創がある
A1B0C0：1　D0（ABCD-Stoma®）

テープは不織布の粘着テープで皮膚に追従しやすいのですが，皮膚保護効果はなく皮膚炎を引き起こすことがあります．テープ装着部位に発赤やかゆみがあるときは早めに相談してもらい，場合によっては使用を中止するように説明しておきます．

退院後は，体重の変化や活動量の増加により便漏れを体験することがあります．患者には予想できる状況を具体的に伝え，対処方法を確認しておくことが必要です．

術後ケアの実際

Point 1　ストーマの位置を感覚で把握してもらう

術後の痛みが緩和され動くことができるようになったら，さまざまな体位でストーマ周囲の腹壁の状況，しわやくぼみの状態を確認します．本人の目線でストーマがどのように見えているのか，肩越しにのぞいて確認します．患者にストーマの位置を指で指してもらい，おなかのどの位置にあるのか感覚をつかんでもらいます．

Point 2　面板のストーマ孔を補正する

Bさんのストーマはストーマ粘膜皮膚接合部全周に段差があり，やや皮膚が盛り上がった状態になっています（図2）．段差に便が潜り込まないように，用手成形皮膚保護剤を面板のストーマ孔につけて補正しました（図3）．ストーマは縦35mm，横20mmと縦長で不整形なため，自由孔（CPbe系の凸型嵌込み具内蔵自由孔テープ付き装具）でストーマの形に合わせて面板ストーマ孔を切るようにしました．

排泄孔がスキンレベルの場合，排泄物が面板に潜り込みやすいため，装具は凸面でストー

図2　Bさんのストーマの段差

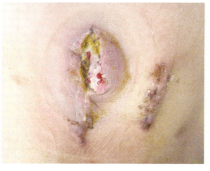

ストーマ粘膜皮膚接合部全周に段差があり、やや皮膚が盛り上がった状態。写真向かって右側の切開層は閉創していたので被膜剤の散布のみ

図3　Bさんの面板へのケア

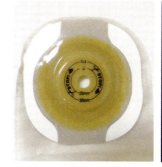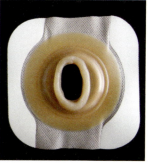

用手成形皮膚保護剤を面板のストーマ孔につけて補正した

マの近接部をしっかり押さえられるように考慮しました。装具の安定した貼付のためにオストミーベルトを使用する場合は、装具にベルトタブがついているかの確認も必要です。

Bさんは、ハサミを使用した面板のカットは苦にならないとのことでした。

Point 3　装具装着時の方法を指導する

装具装着は、できるだけ腹部にしわやくぼみがない体位で行います。

Bさんの場合は、体位による腹壁の変化はあまりなかったため、坐位でケアを進めました。スキンレベルで装具装着の位置が見にくいため、ストーマ上部に焦点を当てて装着するように指導します。鏡を使用する場合もありますが、Bさんの場合、自宅に腹部を見ることができる鏡がないため、目視でできるように練習していきました。ストーマを見るために前屈になるとストーマ上部の皮膚がたるむことがあるため、装具装着時は片手でストーマ上の皮膚を上部に引っ張りながら貼るようにしました（図4）。

図4　装具装着時の指導

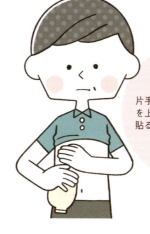

片手でストーマ上の皮膚を上部に引っ張りながら貼るように指導する

術後から退院までの患者　02　ストーマの高さがスキンレベルの患者

患者・家族からの質問にどう答える？

Q.01
ストーマが見えづらい．
どうやって貼る位置を決めればいいのでしょうか？

Answer
ストーマの上端を意識して貼る位置を
決めるようにします．一人で交換する場合は，
鏡を見て確認することもあります．
鏡を使う場合は，左右が逆になり
混乱することがあるので，
実際にやってみて確認しておきましょう．
ストーマをのぞき込む体勢になると
おなかにしわがよるので，
なるべくおなかを伸ばした状態で
貼れるように心がけましょう．

指導・教育にあたってのポイント

　退院後の状況を具体的にイメージして生活に沿った指導が必要です．「装具交換はいつどこでだれがするのか」「どういう体位で行うか」「仕事はデスクワークか動きまわる仕事なのか」「いつから復帰するのか」などです．確認した情報をもとに患者の生活に合わせたやりやすい方法を提案していくことが必要です．

1　装具の交換

　Bさんは一人暮らしで，できるだけ早く仕事に復帰するとのことでした．装具交換は仕事のあと夕方シャワー浴の際にすることをイメージして退院指導を進めていきました．ご本人の希望で仕事のときは二品系装具とストーマベルトの併用，お休みのときは単品系装具を使用するようにしました．

　今後，汗をかくようになると面板が膨潤，溶解しての耐久性が落ちることが予測されます．装具交換のタイミングは，単に日数を目安にするのではなく，面板の溶解・膨潤の状態と合わせて判断できるように指導します．装具交換時，剥離した面板の溶解・膨潤が均一に10mm以内であることを確認し，10mm以上である場合は1日早く交換するように説明します（図5）．

図5 退院後の装具交換に関する指導

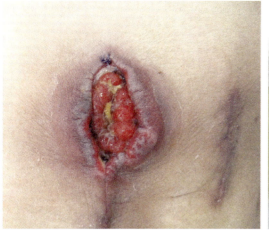

剥離した面板の溶解・膨潤が10mm以上である場合は1日早く交換するように説明する
A2B1C0：3　D0（ABCD-Stoma®）

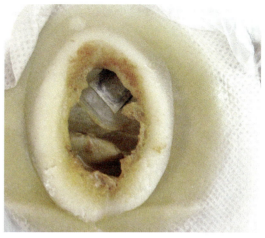

実際には溶解：1〜2mm，膨潤：8mm

2 ストーマのサイズの変化

　ストーマのサイズは，退院して数か月間で変化することがあります．入院時に指導していた面板ストーマ孔が大きくなり，ストーマ近接部の皮膚が露出し，排泄物が付着することで皮膚障害を引き起こしてしまいます．スキンレベルでストーマを直視できない場合は，サイズの変化に気がつきにくいため，周囲の皮膚の状態も合わせて観察するように指導します．

　サイズの変化を患者本人が確認するためには，装具装着後に，ストーマ袋の上から皮膚が見えていないかを意識して観察してもらうことが必要です．

3 入浴・シャワー浴

　ストーマがあると「入浴，シャワー浴ができなくなるのではないか」「入浴中に装具が剥がれるのではないか」と心配されることがあります．

　そのため，入院中に入浴やシャワー浴を経験できるようにしておきます．交換しない日のシャワー浴や入浴ではお湯をかけることで面板の外縁がふやけてしまう場合がありますが，乾くことで再度密着することも説明しておきます．

4 便漏れ

　ストーマがスキンレベルで高さがない場合，排泄物が水様になることで便漏れしやすくなります．便性のコントロールのための薬剤投与が必要な場合もあります．ストーマの種類と排泄物の性状，量を確認し，入院中に調整しておきます．

　Bさんの場合は，便が有形で1日2〜3回破棄が必要な程度だったため特別なコントロールは不要でした．

5 体重の変化

　退院後，基礎疾患がなければ基本的に食事の制限はありません．しかし，それによって体重が変化することがよくあります．体重の変化で腹壁の状態が変わると便漏れの原因に

なることがあるため，とくに急激な体重の増加には気をつけるように指導します．

逆に，病状の進行や化学療法の副作用で食欲が減退し体重減少することもあります．ストーマ周囲のくぼみやしわ，肋骨や腸骨の影響を受けやすくなるので注意が必要です．

6 その他

剥がした面板に偏った溶解・膨潤がある場合は，その部分に排泄物の潜り込みがあることが考えられるため，一致する部分の腹壁の状態を確認し補正が必要なことを伝えます．

仕事復帰に際しては，外出先で装具を交換する事態が起きたときのために，必要物品を携帯することと近隣のオストメイト用トイレの場所と使い方を確認しておくよう説明します．

心配なことや困っていることの確認，相談のため定期的にストーマ外来を受診することを勧めます．とくにストーマがスキンレベルの場合は，退院後2週間以内をめどに外来予約を入れるようにしています．

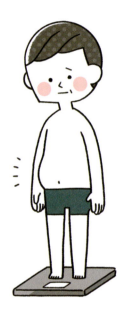

引用・参考文献
1）日本ストーマ・排泄リハビリテーション学会編：ストーマ・排泄リハビリテーション学用語集．第4版，金原出版，2020．
2）ストーマリハビリテーション講習会実行委員会編：ストーマリハビリテーション基礎と実際．第3版，金原出版，2016．
3）熊谷英子監：ベテラン認定看護師がやさしくナビ！ これ1冊でばっちり理解 ストーマケアのコツとワザ201．消化器外科NURSING，2014年秋季増刊号．メディカ出版，2014．
4）熊谷英子，廣川友紀：特集/図解でサクわかり！スタンダードなケアから管理困難例へのベストな対処まで ストーマケア・装具交換ばっちりノート．消化器外科ナーシング，26(2)：7-80，2021．

（野村 好美）

深いしわがある患者

術後から退院までの患者 03

事例

患者：Cさん，60代，男性．直腸がん膀胱尿管浸潤，ステージⅣ．独居．

排便・排尿困難を主訴に近医を受診したところ，腸閉塞一歩手前であり，緊急性が高いと判断され，当院に救急搬送され入院となった．イレウス管を挿入し保存的治療を試みるが排便がなく，排尿には便が混入し，直腸膀胱瘻が生じていることが明らかであり，今後の治療と食事摂取を優先的に考慮し，緊急ストーマ造設手術を受けることとなった．

遠隔転移がないこと，術後化学療法等を経て根治術を目指したいことから，ストーマは肝彎曲部付近の横行結腸で双孔式ストーマが造設された．

術後も体重減少が続き，早期開始となった化学療法の副作用も相まって入院前から2か月の間に8kg減少．食事も水分を中心とした摂取となってしまった．そのため，深いしわが生じ，装具から排泄物が漏れるようになり，コンサルテーションとなった．

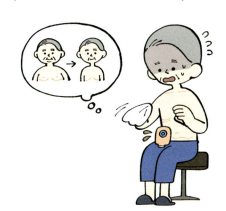

情報収集のポイント

- □ 体重減少の有無と，ある場合はkg数．
- □ ストーマに連結するしわかそうでないか．
- □ ストーマ周囲4cmの範囲にあるしわかそうでないか．
- □ どのような体位でしわが生じるか．
- □ しわの深さ．
- □ 便の潜り込みの有無と方向．
- □ 便の漏れの有無と方向．
- □ 装具装着後，何日(何時間)で漏れているか．
- □ しわに沿って排泄物が付着しているか．
- □ 便漏れの方向は毎回同じなのか，異なるのか．
- □ 便の性状．
- □ ストーマ袋に排泄物をためすぎていないか．
- □ 使用している装具（平面，軟性凸面，硬性凸面など）．

深いしわがある患者のアセスメント

1 腹壁の硬度とともにしわをアセスメントする

図1に，しわが生じているストーマ造設患者を示します．

Cさんの場合は，体重減少のみならず，臍に起因した深いしわが生じていると判断されました．排泄物はいつも臍側から潜り込み，漏れていたことが明らかであり，凸面装具では補正しきれない深いしわだと考えました．

異なる症例のXさんは，浅いしわが多数あります．Xさんの場合はしわをしっかり伸ばせば，装具がしわを支えて押し伸ばしてくれるため，皮膚に密着すると考えられます．

しかし，Cさんの場合は，皮膚を伸ばしてもやや厚みのある皮下脂肪により，坐位時にとくにしわが深まります．このため，凸面装具を使用してもしわ部分から装具が浮き上がってきやすくなるとアセスメントされました．

ひとくちに「しわ」といっても，Cさんのような腹壁が硬くて深いしわ，面板で対応できる細かなしわ，用手で広げられる柔らかいしわ，皮下脂肪の付き方や過去の手術によるしわ（くぼみ）などがあります．

Yさんのように深いしわでもストーマの上部にあり，距離がある場合はあまり問題にはなりません．

したがって，しわだけでなく，ストーマの周囲状況は装具の耐久性に影響することがあるため，腹壁の硬度とともにしわをアセスメントする必要があります．具体的なアセスメント項目はSFAを参照してください（表1）．

今回の症例のCさんは便漏れを繰り返すため，病棟では凸面装具を使用していました．しかし，硬くて深いしわには追従しないと判断し，凸面装具ではなく平面装具と用手成形皮膚保護剤を併用する方法へ変更しました．

図1 しわのあるストーマ造設患者

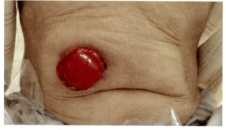

Cさん．臍に起因した深いしわが生じている
A0B0C0：0　D0（ABCD-Stoma®）

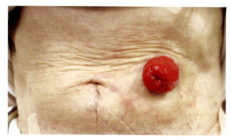

Xさん．浅いしわが多数見られる
A0B1C0：1　D0（ABCD-Stoma®）

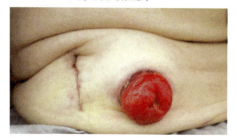

Yさん．深いしわがストーマ上部に見られる
A1B0C0：1　D0（ABCD-Stoma®）

表1 ストーマフィジカルアセスメント（SFA）の項目（一部抜粋）

- □ ストーマの形状
- □ ストーマのサイズ
- □ ストーマ孔の高さ
- □ 腹壁の硬度
- □ ストーマ周囲皮膚の状況
- □ ストーマに連結する（しない）しわ
- □ ストーマの種類（タイプ）
- □ 排泄物の性状

図2 ストーマに連結するしわ

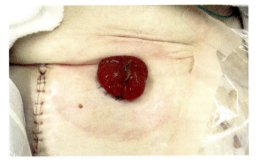

皮膚や皮下脂肪がオーバーハングしてストーマに圧し掛かってこないかなどを観察する
A0B1C0：1　D0（ABCD-Stoma®）

図3 坐位時のしわ

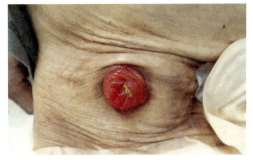

離床が進んだら坐位にてしわを観察する
A0B0C0：0　D0（ABCD-Stoma®）

図4 手術によるくぼみや引きつれ

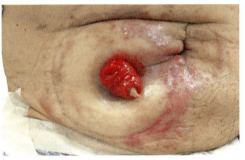

ストーマ近接部と面板貼付部外に皮膚障害が生じたZさん
A2B0C1：3　DP（ABCD-Stoma®）

2 ストーマに連結するしわが生じる場合

他の症例も見てみましょう．

図2のようなストーマに連結するしわが生じる場合では，皮膚を引き伸ばすことによって平面が得られるか確認し，また皮膚や皮下脂肪がオーバーハングしてストーマに圧し掛かってこないかなどを観察します．

ストーマに圧し掛かってくる皮膚も装具でしわを支えることができれば，補正を行わずに装具単体でケアすることも可能です．

このとき，皮膚を過度に伸ばしすぎると面板周囲に水疱などの皮膚障害を生じるおそれもあるため注意が必要です．

3 坐位時にしわが確認できる場合

次に，術後は徐々に離床を進めていくと思いますが，坐位時にストーマ周囲皮膚4cm以内にしわが確認できた場合のケースです．退院後の生活も加味して，離床が進んだら坐位にてしわの観察を行うことを推奨します（図3）．

日常的にとっている姿勢をみて，しわの状況とその変化をアセスメントするとよいでしょう．また，腹壁の硬度をアセスメントすることを前述しましたが，凸面装具とのマッチングを確認しながら，2〜3種類の装具を想定できるとよいと思います．

4 手術によってくぼみや引きつれが生じた場合

しわではなく，手術によってくぼみや引きつれが生じた場合も見ていきましょう．

図4の症例（Zさん）は，小開腹の手術を2回受けています．

それによって1回目の手術時は見られなかった，くぼみと引きつれが生じてしまったのです．2時方向から臍に向かって生じた小さなくぼみと引きつれによるしわから，水様便が潜り込み，4時方向に便が回り込むことでストーマ近接部だけでなく，面板貼付部にびらんが生じました．

また，漏れを懸念したZさんは自らテープを売店で購入して貼付しており，面板貼付部外にも皮膚障害が生じました．

2時方向のくぼみに応じた皮膚保護を行う必要があり，用手成形皮膚保護剤を形作るという労力がかかってしまいました．

このように，ひとくちに「しわ」といってもさまざまであり，便の漏れや潜り込みでQOLが低下するだけでなく，皮膚障害の発生により日常生活を難しくさせる可能性もあります．

したがって，しわの位置や深さ，装具との整合性，アクセサリーの適応など，ていねいに観察と分析を繰り返すことが重要です．

術後ケアの実際

Point 1 用手成形皮膚保護剤はシンプルに切り伸ばす程度で装着する

Cさんに対しては，装具装着前に用手成形皮膚保護剤でしわ部分に補正を行いました．

まずは中1日で交換を行い，漏れや潜り込みがないことを確認し，皮膚保護剤の溶解と膨潤が均等かどうかを観察して，中2日交換へ変更しました（図5）．

用手成形皮膚保護剤を用いる際に，手の中でこねるようにする方法もありますが，筆者はできるだけシンプルに切る，伸ばす程度で装着することを意識しています．

患者さんがセルフケアを行う際に「難しいことをする」と感じてほしくないからです．

図5 Cさんのしわに対するケア

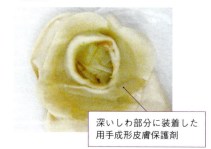

深いしわ部分に装着した用手成形皮膚保護剤

Point 2 観察した情報をセルフケア指導や生活指導に活かす

ケアの際，装具を剥がした際の裏面の観察は，たくさんの情報を得られるため重要です．

便の漏れや潜り込みだけでなく，皮膚保護剤の溶解や膨潤の範囲，便の付着状況，面板外周部分のしわの状況などが観察できます（図6）．

これにより，装具が適切かどうかだけでなく，患者さんが生活する姿勢や寝ているときの体の向き，装具の貼り方や貼り方の癖などを分析でき，セルフケア指導や生活指導に活かすことが可能となる場合もあります．

図6 装具を剥がした際の観察項目

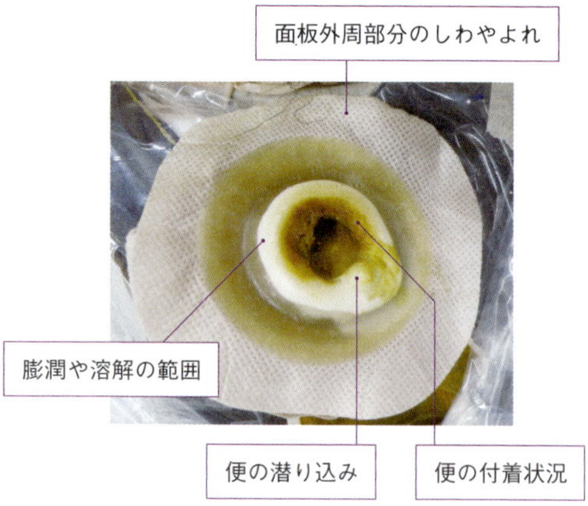

面板外周部分のしわやよれ
膨潤や溶解の範囲
便の潜り込み
便の付着状況

装具が密着したか，漏れなかったという評価の視点に加え，生活のしにくさが生じないように入院中から退院後の生活をイメージした指導ができるとよいと思います．

患者・家族からの質問にどう答える？

Q.01 本人ができない場合，介助が必要ですか？

Answer
主介護者となる方に見学，介助をお願いすることもあります．
主介護者が不在の場合は，訪問看護やデイサービスなどを活用して，装具交換を行ってもらうこともできます．

Q.02 家で漏れたときはどこに相談するといいですか？

Answer
手術を受けた病院にストーマ外来がある場合は，そちらに連絡してください．退院の際，病棟から外来の受診方法など説明があります．ストーマ外来がない場合は，日本創傷・オストミー・失禁管理学会のホームページに近隣で相談できるストーマ外来が掲載されているので確認してみてください．訪問看護を受けている場合は，訪問看護ステーションへ連絡を入れてください．

Q.03 用手成形皮膚保護剤は装具と同じお店で買えますか？

Answer
個人契約となる装具販売の代理店を紹介します．
そちらから装具と一緒に購入することができます．

Q.04 ストーマの大きさは自分でも測定したほうがよいでしょうか？

Answer
入院中は看護師が行うので，ご自身での測定は不要です．外来に来られる患者さんは外来で測定します．ただし，「大きくなった」「小さくなった」など，何か気がついたら携帯で写真を撮ることも記録として残るのでお勧めしています．

指導・教育にあたってのポイント

1 装具変更など

　装具を変更する際は，排泄口の扱いが変わることがあります（メーカーによって若干の違いがあります）．それが受け入れられるかどうか，手指の巧緻性や理解力をみていく必要があります．

　用手成形皮膚保護剤は伸ばしすぎると途中で切れてしまうことがありますが，切れても焦らず重ね合わせればよいので，その点も指導のポイントだと思います．

2 装具の交換手順や管理

　Cさんはセルフケア獲得となりましたが，装具の交換手順を忘れてしまいそうな場合は，手順書を作成したり，忘れがちなポイントを既存のパンフレットに明記するなどの工夫を行ってもよいと思います．

　本症例ではアクセサリーを使用していますが，コストのことを考えるとできるだけシンプルなケアとなるように，体重が戻ってきて体型が変化し，しわが改善した場合は装具単体での管理が可能かどうかストーマ外来で定期的に確かめてもよいと思います．

　そのため，退院時の装具の買いすぎには注意が必要です．

引用・参考文献
1）ストーマリハビリテーション講習会実行委員会編：ストーマリハビリテーション 実践と理論．金原出版，2006．
2）ストーマリハビリテーション講習会実行委員会編：ストーマリハビリテーション 基礎と実際．第3版，金原出版，2016．

（小林 智美）

術後から退院までの患者 04

セルフケアに消極的な患者

事例

患者：Dさん，60代，男性．

市の検診で便潜血を指摘され，精密検査の結果，直腸がんと診断された．手術目的で入院となり，「低位前方切除術・一時的回腸人工肛門造設術を予定している」と主治医より説明を受けていた．しかし，術中所見から，腹会陰式直腸切断術（永久的ストーマ）が施行された．術後の身体回復は順調であり，術後合併症は生じていなかった．

ストーマケアの指導に関しては消極的で，「妻にやってもらうから，自分はいいです」と，拒否をされることが続いていた．ストーマ造設に関するストーマおよび皮膚への合併症は発生していなかった（図1）．

図1 Dさんのストーマ

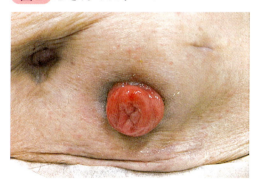

ストーマ自体のトラブルは発生していない
A0B0C0：0　D0（ABCD-Stoma®）

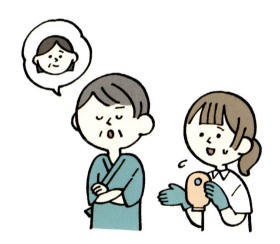

情報収集のポイント

- □ 術前のストーマに関する受け止め，ストーマオリエンテーションの実施状況はどうだったか．
- □ 術後の身体的回復はどうか．
- □ 術後ストーマについての受け止めはどうか．
- □ 家族のサポート体制，社会的サービス状況はどうか．

術前のストーマオリエンテーションの実施は，術後のセルフケア確立に影響を与えます[1]．そのため，術前のオリエンテーション状況や受け止めを確認することが必要です．

Dさんは，手術の2週間ほど前にストーマに関する術前教育外来を受診し，皮膚・排泄ケア認定看護師からオリエンテーションを受けていました．その際，「一時的であっても，できればストーマはつくりたくない」といった言動がありました．また，入院のアナムネーゼ聴取時には，「ストーマなんて嫌なんだよね」といった言動が聞かれていました．手術をすることに同意をしていましたが，術前からストーマに関して消極的だったことがうかがえました．

術後は，手術侵襲により体力が低下し，創部痛などによりケアに集中できないことがあります．そのため，術後の回復状況をアセスメントしながら指導を進める必要があります．

Dさんは，術後の経過は良好で，会陰部創の痛みはありましたが，鎮痛薬を使用することで坐位を保つこともできていました．しかし，ケアには消極的であったため，Dさんに話をうかがいました．すると，「そもそもなぜ自分ががんにならなくてはいけなかったのか」と疾患に対する思いを話しました．また，「（永久）ストーマになる予定ではなかったのに…」「入院していると病人のような気持ちになるため早く退院したい」と話しました．

Dさんは妻と2人暮らしで，術前のストーマ教育外来には妻も同席し，妻は術後のストーマケアには積極的に参加していました．DさんのADLは自立しており，介護保険の介護認定は申請していませんでしたが，退院後も妻が主体となりDさんをサポートする予定でした．退院後の家族のサポート体制は整っていました．

セルフケアに消極的な患者のアセスメント

術後のDさんの心理状況はどうだったのでしょうか．

Dさんは，ストーマだけではなく，疾患への受け止めも不十分なまま手術を迎えたことが考えられました．また，術前には一時的ストーマになる可能性は説明されていましたが，予期せず永久的ストーマになった現状を受け止めきれない心理状況であったといえます．

「なぜ自分が」「入院していると病人のよう」と話されており，Dさんにとってストレスが多く，不均衡状態に陥っていることが予測されました．アグィレラは，「人がストレスの多い出来事に遭遇すると，最初の反応として不均衡状態をあらわし，ついで均衡回復に対する切実なニードをあらわす」とし，「均衡を取り戻し危機を回避するか不均衡が持続あるいは増大して危機に陥るかは，問題解決決定要因の適切さや充足状態によって決定づけられる」[2]ことを示しています（図2）．そのため，問題解決決定要因である，出来事の知覚，社会的支援，対処機制を明らかにし，支援していく必要がありました．

図2 ストレスの多い出来事における問題解決決定要因の影響

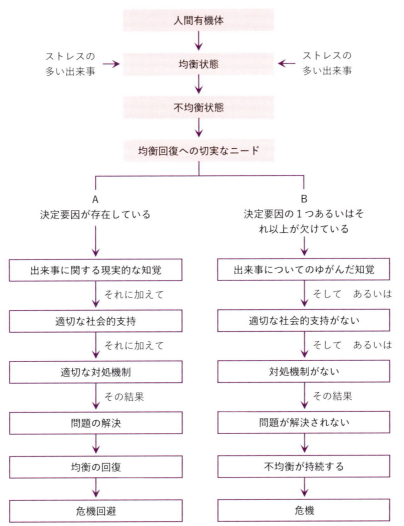

文献2）p.74より引用

術後ケアの実際

Point 1 安心感を与えるケアとサポートを心がける

　現状を受け止められていない患者に対して，無理にストーマケアの指導を進めることは効果的ではありません．そのため，Dさんの指導は，サポートする妻をメインに行いました．無理にDさん本人にケアを実施するよう促すことはせず，手順を説明し，Dさんの反応をみながら指導を行っていきました．

　初回の装具交換時はストーマを直視することができなかったDさんですが，指導を進めていくうちに，次第にストーマに関心を示すようになりました．

　ストーマケアに関心を示した段階で，便排除の指導を行いました．便排除の手技は習得できましたが，看護師の見守りを希望することが続いていたため，できていることをフィードバックしながらDさんが安心するまで見守りを継続しました．

　Dさんがストーマケアに参加するようになってから，ストーマのある生活がどのようなものかなど，Dさんのおかれている状況を少しずつ伝え，適切に「出来事の知覚」ができるように支援しました．

Point 2 家族の支援や社会的サポートを確保する

　ストーマケアに消極的な患者に対する家族の支援や社会的サポートは，生活をするうえでも精神的にも重要となります．Dさんは，妻が全面的にサポートをしていました．ストーマケアに難渋するようであれば，訪問看護を導入するなど，社会的サービスを受けることが可能であることを説明しました．

　妻や社会的サービスなど「社会的支援」が受けられることをDさんに示しました．

　Dさんを支えている妻に対して労いの声かけをし，妻をサポートしてくれる家族やキーパーソンがいるかを確認することも大切です．

Point 3 気分転換できる話題でコミュニケーションをはかる

　ストーマを造設した患者の看護を行うとき，ストーマに関する話題やケアが中心となってしまいがちです．しかし，ストーマに関することだけではなく，Dさんの興味のある話題や家族への思いなどを確認することも必要です．ストーマだけにとらわれず，Dさんが気分転換できるような話題でコミュニケーションをはかることも大事な看護です．

　Dさんは，妻のサポートを得ながら術後14日目で退院を迎えることができました．しだいに本人もストーマケアに参加できるようになり，退院前には2人で協力しながら装具交換を行うことができるようになりました．

患者・家族からの質問にどう答える？

Q.01 今後，永久的ストーマであっても，もとの肛門に戻すことができるようになりますか？

Answer
現状では困難です．何が気がかりなのか，どのような解決策があるかを一緒に考えていきましょう．

Q.02 本当に自宅でストーマケアができるかな？

Answer
困ったことがあったら，ストーマ外来にいつでもご相談ください．奥様と一緒に慣れていきましょう．

指導・教育にあたってのポイント

1 ストーマの受け止め状況のアセスメント

　術前にストーマへの理解ができていない状況だと，術後のストーマケア指導がスムーズに行えないことがあります．また，術前の理解が良好であっても，術後にストーマを拒否されることもあります．そのため，術前・術後のストーマに対する理解と思いを確認し，状態をアセスメントする必要があります．

　Dさんは，術前からストーマに拒否的な言動があり，術後はケアに消極的でした．ストーマを受け止められていない状況で，現実を押しつけることは，Dさんを追い詰めてしまい，指導には逆効果です．Dさんが，ストーマに興味を示し，ケアに参加する意欲を見せ始めた段階で指導を開始しました．また，指導する際は，できる限り妻も同席してもらい，Dさんが安心して指導に参加できるように配慮しました．

2 危機回避に向けてのサポート

　患者がストーマ造設という現実を受け止められない場合，危機に陥らないためのサポートが必要です．危機回避できるかどうかは，出来事の知覚，社会的支援，対処機制といった問題解決決定要因に左右されます[2]．患者が現状を正しく認識しているか，家族や社会的サービス支援があるか，ストレス緩和する対策があるかをアセスメントしていきます．

とくに，ストーマのセルフケアが自立していない場合は，家族や社会的なサポートが必要不可欠となります．

　Dさんには，積極的にストーマケアに参加する妻がおり，妻と一緒に指導を実施したことで，自宅でのストーマ管理の不安が軽減されたと思います．また，入院中は看護師が患者のペースに合わせて指導を行ったこと，退院後はストーマ外来でストーマの状態を確認し，困っていることがないか相談に乗れることなど，Dさんの支援体制が整っていることを示しました．結果として，Dさんは，ストーマケアを妻とともに実施できるようになり，退院されました．ストーマケア確立のためにもストーマケアを継続して支えてくれる家族や社会，医療者の存在を認識してもらうことが大切です[3]．

引用・参考文献
1）松原康美ほか：チーム医療による外来でのストーマ造設術前教育の導入前後の比較検討．日本ストーマ・排泄会誌，29(2)：14-23，2013．
2）小島操子：看護における危機理論・危機介入──フィンク/コーン/アグィレラ/ムース/家族の危機モデルから学ぶ．第4版，金芳堂，2018．
3）佐竹陽子ほか：ストーマ造設患者のレジリエンスの要素．日本創傷・オストミー・失禁管理学会誌，19(3)：301-308，2015．

（渡辺 沙織）

術後から退院までの患者 05

手指の巧緻性が低下している患者

事例

患者：Eさん，60代，男性．

悪性リンパ腫のため抗がん薬治療を受けていた．治療の評価目的でCTを実施したところ，直腸に一部壁肥厚を認め，精密検査の結果，直腸がんと診断された．腹腔鏡下直腸高位前方切除術・双孔式回腸人工肛門造設術目的で入院した．

既往歴に重症筋無力症があり，握力の低下があったが，自宅で1人暮らしをしていた．親戚は遠方に住んでおり，身近にキーパーソンはいなかった．

図1がEさんの術後のストーマ．

図1　Eさんの術後のストーマ

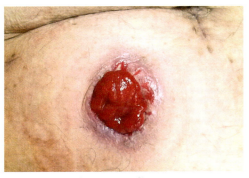

A2B0C1：3　D0（ABCD-Stoma®）

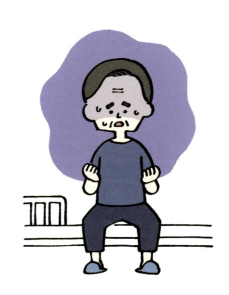

情報収集のポイント

- [ ] 手指巧緻性の状況
  （ペンが持てるか，はさみが使用できるか，薬を開けて飲めるか，箸が使えるかなど）．
- [ ] 家事や外出などの日常生活状況．
- [ ] 介護保険の認定状況や居宅サービスの利用の有無．

ストーマケアを実施するうえで，指先でものをつかむ作業は必要不可欠な要素であり，ストーマケアの確立を困難とさせる要因の1つに手指巧緻性の低下があげられます[1]．そのため，手指巧緻性を評価する必要があります．

内服薬の袋を開けられるかを確認することも，手指巧緻性を評価するときには有効でしょう．また，「はさみを使用することができるか」「握力はどの程度か」も確認しておく必要があります．

Eさんは悪性リンパ腫，重症筋無力症の既往歴があるため，内服薬も多いことから，薬は1回ごとに一包化された状態で処方されていました．Eさんに確認すると，「指先に力を入れなければならない作業は難しい」とのことでした．はさみは，薄い紙であれば切ることができるようでした．

重症筋無力症の症状は人によって差があるので，Eさんが，どの程度の症状を有しているのかを確認していきます．「家事や外出をどのように実施し，困っていることはないか」「介護保険の認定を受けているか，受けている場合は認定の程度はどうか」など情報収集していきます．Eさんは介護保険を利用しておらず，日常生活はなんとか自立していました．

脳梗塞などで手指の麻痺やしびれがある患者の場合も同様に，「日常生活のなかでも何が困難で，できる作業は何か」を確認しておく必要があると思います．

手指巧緻性が低下している患者の術前アセスメント

Eさんは，はさみを使用することができるようでしたが，面板は紙とは異なり，厚く硬いものもあります．そのため，可能な範囲で面板がカットできるかを確認するとよいでしょう．現在は，指で面板のストーマ孔を広げることができる自在孔もありますが，面板をカットすることができれば装具選択の幅が広がるため，事前にある程度把握できると，術後すぐに装具選択が開始できます（図2）．

術後は循環動態の変動や創部痛により，ふだんよりも体力が低下し，集中力を保つことができないことがあります．麻痺やしびれなどがもともとある患者は，ふだん以上に動かしづらさを感じる方もいるため，症状の程度

図2 面板のストーマ孔を自在に広げることが可能な装具

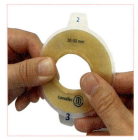
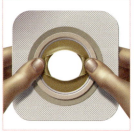

モルダブル テクノロジー™（コンバテック ジャパン）
はさみを使用せず，ストーマのサイズに指で巻き広げることができる

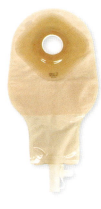
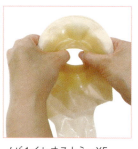

ノバ1イレオストミーX5
（ダンサック）
はさみを使用せず，指で最大7mmまで広げることができる

を適宜アセスメントすることが大切です．

　ストーマのサイズ，排泄孔の高さ，腹壁の状況（硬さ，しわ，くぼみなど），便の性状と量を考慮した装具を選択しますが，患者が管理できるかどうかの能力をアセスメントします．

　Eさんは，はさみで面板をカットすることは困難であり，柔らかい用手成形皮膚保護剤を扱うことも習得までに時間を要する状況でした．また，造設されたストーマは回腸人工肛門であり，水様便が2,000mL/日程度排泄されている状況でした．腹壁は平坦でしたが，ストーマ排泄孔の高さは10mmに満たない状況でした（図1）．そのため，面板は凸面装具でプレカットの装具を選択できるとよいと考えました．しかし，術後はストーマサイズが変化するため，プレカットでは，ストーマサイズに合わなくなる可能性が高く，便漏れや皮膚障害を生じる可能性が高い状態とアセスメントしました．そのため，術後の経過によっては，自在孔の選択も検討することにしました．

術後ケアの実際

Point 1　全身状態をアセスメントし早期にセルフケアを開始する

　在院日数の短縮化もあり，ストーマケア指導を早期に行う必要があります．患者のストーマへの受け止め状況を確認しながら，身体状況が回復次第，指導を開始していきます．

　Eさんは，ストーマの受け止めは良好，術後の身体的経過も順調で，術後3日目には術前の状況とほぼ同等まで回復しました．そのため，術後早期にストーマケアの指導を開始しました．

Point 2　患者の手指巧緻性を考慮した装具を選択する

　指先でものをつまむ動作が行いづらく，はさみで面板をカットすることが困難であったため，術直後は看護師が面板をカットしました．術後6日目にはストーマ粘膜浮腫が軽度

図3　リング状皮膚保護剤

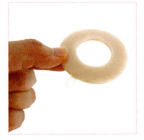
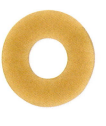

GXトラシール30（ダンサック）

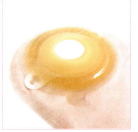
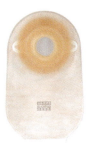

セルケア®1・Dcキャップ32（アルケア）

であったため，ストーマサイズの大きな変化は生じないと考え，プレカットの装具を使用しました．また，ストーマ排泄孔の高さが10mm未満と低いことから，便の潜り込みを防ぐため，凸面のプレカットを使用し，さらに排泄量が多く水様便であったことから，面板の溶解が進む可能性があったため，追加で皮膚保護剤が必要と判断しました．

しかし，柔らかい用手成形皮膚保護剤の取り扱いに難渋したため，リング状皮膚保護剤を使用することとしました（図3）．

Point 3 患者の不安に寄り添い，サポート体制を整える

Eさんは，退院間近のストーマ装具交換指導の際，ストーマ管理に対する不安を訴えました．そのため，退院前に面談を行い，不安点を確認しました．Eさんは独居で，周囲にサポートしてくれる家族や友人はいなかったため，「1人で管理ができるか」「重症筋無力症の症状が悪化したときには管理ができなくなるのではないか」と訴えました．

そこで，介護保険と院内の患者サポートセンターを紹介し，必要なときには，訪問看護や訪問介護を受けることが可能であることを伝えました．また，定期的なストーマ外来への通院で，ストーマの状況を確認することや，ケアで困ったときはいつでも相談できることを説明しました．退院時には，1週間後にストーマ外来の予約をとり，早めに受診できるように配慮しました．

患者・家族からの質問にどう答える？

Q.01 手先がうまく使えないけれど，自分1人でケアできますか？

Answer
取り扱いやすい装具（自在孔やプレカットなど）を選択することで，対応できると思います．

Q.02 自分でストーマがケアできなくなったらどうしよう？

Answer
訪問看護やデイサービスなど地域の社会サービスを利用し，介助してもらうことが可能です．

指導・教育にあたってのポイント

1 機能・動作のアセスメント

　麻痺やしびれ，あるいは高齢などの理由で手指巧緻性が低下した患者へのストーマケア指導に難渋することがあると思います．しかし，はじめから「できないだろう」という先入観をもってはいけません．「患者に残された機能は何か」「困難な動作はどんなことか」をアセスメントする必要があります．

　Eさんの場合も，はじめは重症筋無力症の症状で，思うように手指が動かせず，Fさん自身が「ストーマケアはできないのではないか」と不安を抱いていました．また，術後に通常使用している装具は面板をカットする必要があり，用手成形皮膚保護剤は柔らかいため，Eさんにとっては取り扱いが困難でした．

　そこで，Fさんと相談し，「どのような装具なら取り扱いやすいか」を確認しながら装具選択を進めていきました．硬めのリング状皮膚保護剤を使用し，面板はプレカットを選択したことで，Eさん1人でも装具交換が可能となりました．患者に寄り添いながら一緒に実践し，ポジティブ・フィードバックを行いながら指導を進めていくことが大切です．

2 退院後の相談・サポート体制

　Eさんは退院前に面談を行い，相談窓口や社会的サービスの紹介，ストーマ外来でいつでも相談できることを案内しました．

　このように，介護保険などのソーシャルサービスを活用し，地域と連携してサポートを継続していくことを患者に伝えることも大切なケアの1つです．患者が困ったときの窓口を明確にし，1人で抱え込まないようにサポートしていきましょう．

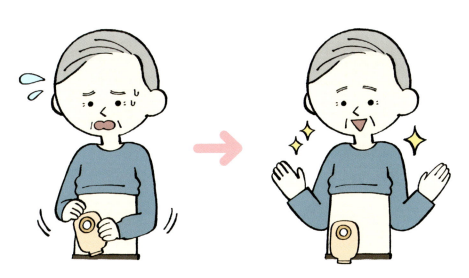

引用・参考文献
1）山本亜由美：ストーマ造設患者のストーマセルフケア確立困難の要因．日本ストーマ・排泄会誌，36(3)：94-99，2020．

（渡辺 沙織）

術後から退院までの患者 06

視力が低下している患者

事例

患者：Fさん，80代，男性．妻と長男の3人暮らし．

10年前に網膜色素変性症のため視力を失った．狭心症があり，15年前に冠動脈バイパス術を施行，現在も通院中．

数か月前からふらつきと疲れやすさがあり，循環器科の定期受診時の血液検査でヘモグロビン8.6g/dLと貧血を認めたため消化管精査を行った．

その結果，精嚢浸潤を伴う直腸がんと診断．術前化学療法（TS-1）と放射線治療（50Gy）の後，手術目的の入院となった．手術は腹会陰式直腸切断手術＋精嚢合併切除を施行した．

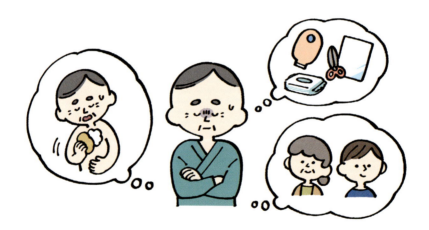

情報収集のポイント

- □ ストーマケアをFさん本人がどこまで行いたいか．
- □ 視覚障害があるが，Fさん本人のストーマケアは可能か．
- □ 慣れない入院環境にどのように順応しているか．
- □ 家族の状況はどうか，ストーマケアのサポートができるか．
- □ 退院後の社会資源の活用は必要か，介護保険の申請はどうか．
- □ 自宅での生活状況（自分でできること）について（術前のADL）．

「視覚障害のある患者だからストーマを造設してもセルフケアはできない」と思い込まず，患者本人がストーマケアをどこまで行いたいのか確認します．同時に，患者と生活をともにする家族から，自宅での生活を伺い，「患者がストーマケアという新たな手技を習得できるか」を確認します．また，患者のADLや手先の巧緻性，ストーマに対する理解度を評価します．

これらにより，「患者本人の希望するストーマケアの目標が達成可能なのか」「どこからが他者による援助が必要なのか」「退院後に介護保険サービスの利用が必要なのか」を術前から検討することができます．視覚障害のある方は，聴覚や触覚，空間認識力といった他の感覚能力が高いこともあります．そのため，「慣れない入院環境にどのように順応しているか」を観察することも，患者のセルフケア能力の判断の参考になるでしょう．

視覚障害のある患者のアセスメント

セルフケア指導を行う際に，「ストーマ保有者のセルフケア能力」と「ストーマケアの支援者は誰か，支援者はどの程度の介入が期待できるか」などの評価が必要です（**表1**）[1]．

Fさんは80代と高齢でしたが認知機能は問題なく，手術前のストーマオリエンテーションの理解も良好でした．ストーマケアに関しては，「自分のことは自分でやりたい」という意欲がありました．視覚障害はありましたがADLは自立しており，家事や内服薬の自己管理が可能でした．妻は，「まずは私がケアを覚えて，本人に教えます」とサポートが得られる状況でした．また，トイレや洗面場所を教えると1人で行くことができ，慣れない入院生活にも順応できました．

これらから，Fさんのストーマケアのゴールは，「セルフケアができるように指導する，できない箇所のみ妻に支援を依頼する」と設定しました．

次に身体的状況ですが，手術前の体重減少がありBMIは17.5とやせ型，腹壁は柔らかめで坐位になると細かいしわが目立ちました．腹壁の状況から，安定した装着面を得られる硬めの面板が望ましいと考えました．そして，触覚を活かしてストーマに触れながら貼付ができる二品系装具を選択しました．術後の状態は会陰創の疼痛があり離床が進みませんでした．ストーマ造設の受け止めはできていましたが，身体的苦痛が強い時期のセルフケア指導の開始はレディネスが整っておらず，効果的な介入ができません．このため，全身状態が落ち着いた術後7日目から段階的なストーマケア指導を開始しました．

表1 セルフケア能力のアセスメント項目

基本的情報	年齢，性別，学歴，職業，家族構成，キーパーソン，介護保険等の申請状況など
身体的状況	ADL，運動機能障害の有無，手先の巧緻性，視力，聴力，BMI，腹壁の状況，皮膚の状況など
精神的状況	記憶力，理解力，疾患やストーマの受容など
社会的状況	地位，役割，経済力など
疾患の状況	既往歴，現疾患，術式，予測される予後など

文献1）p.104より一部改変

術後ケアの実際

Point 1 聴覚と触覚での確認が可能な装具を選択する

ストーマサイズは縦28×横30×高さ20mmの正円型であり，皮膚保護剤貼付部は安定した装着面を得られる状況でした．腹部の脂肪は少なく，①やや柔らかい腹壁であること，②装具交換回数を少なくすること，③ストーマを指で確認しながら装具装着ができるように，二品系装具を選択しました．面板とストーマ袋の勘合が確実にできるよう，聴覚と触覚での確認が可能なダブルロック方式カップリング装具(センシュラ2プレートプレカット35mm＋センシュラ2バッグ：図1)を選択，シンプルケアとするためプレカット製品としました．

ストーマ袋は，①閉鎖具一体型であること，②排泄処理の際に排出口を折り返して固定でき指先の感覚で開けやすいこと，③ガス抜きフィルターがついていたことも，この製品に決定した要因でした．

図1 聴覚と触覚での確認が可能な装具

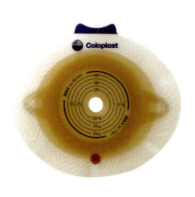
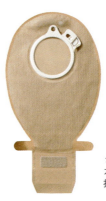

ダブルロック方式のカップリング装具を選択した

Point 2 手先の触覚や聴覚を活かした指導を心がける

Fさんは目からの情報を得られないため，手先の触覚や聴覚を活かした指導を心がけました．まずは，「ストーマ袋が膨らむこと」「排便によるストーマ袋の重みが新しい便意であること」を説明しました．指導後，Fさんは定期的にストーマ袋を触って確認をし，「ガスが溜まっているね」「水っぽい便が出ているね」などと，排泄状況の確認ができるようになりました．

次に，排泄処理ですが，閉鎖具を巻き上げることや，面板とストーマ袋の勘合が練習できるよう，使用装具と同じものをHさんに渡しました．装具装着は二品系装具であることを活かし，人差し指でストーマに触れること

で貼付部位を確認し，指でガイドをしながら装着するようにしました（図2-1）．また，装着前に面板のフィルムを剥がさない状態で，ストーマの位置を何度か確認し，手の感覚で覚えるように工夫しました．ストーマ袋の勘合はストーマ袋のフランジ部を面板のフランジ部の6時方向に合わせてから（図2-2）指で円を描くようにすること（図2-3）を説明しました．

図2　Fさんへの装具装着の指導

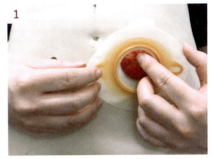

1

人差し指でストーマに触れて貼付部位を確認し，指でガイドをしながら装着する

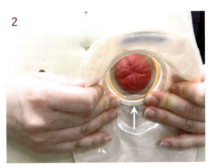

2

ストーマ袋のフランジ部を面板のフランジ部の6時方向に合わせる

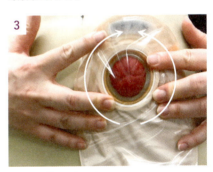

3

指で円を描くようにする

Point 3　ケアサマリーを作成し外来看護師と情報を共有する

　Fさんのストーマケアが確立できていたことや，妻の協力が得られたため，介護保険の申請はしませんでした．しかし，継続的な介入が必要であったためストーマケアサマリーを作成し，外来看護師との情報共有を行いました．

　視覚障害があるため皮膚障害に気づきにくく，悪化すれば安定した装具装着ができなくなります．このため，定期的なストーマ外来の受診を勧めました．介護保険の申請をしなくとも地域包括の介入を依頼するなど，通院以外に退院後の安心した生活環境を入院中に整えることが必要になる場合もあります．

術後から退院までの患者 06 視力が低下している患者

患者・家族からの質問にどう答える?

Q.01
便が漏れたかどうしたらわかりますか?

Answer

便のにおいが気になったとき,ストーマ袋の中にガスや便が溜まっているか,面板の外縁を触って便が付着するか確認してみましょう.
また,ストーマ袋が外れていないか,排出口がしっかり閉じているか確認しましょう.
すべて問題ないとき,装具交換時に面板のストーマ孔を触り便がついているか確認しましょう.
便が漏れる頻度が多いときは,お使いのストーマ製品を見直す必要があります.

Q.02
体調が悪くなったり,これから年をとって自分で交換ができなくなったら困ります.

Answer

一時的な体調不良の際は,ご家族に手伝ってもらいましょう.
ご家族にサポートしてもらう機会が増えてきたら,訪問看護といった社会資源の活用も可能です.
市区町村の介護保険担当窓口に相談してみましょう.
介護保険の認定が該当しなかったときは,かかりつけ医に相談してもよいでしょう.

指導・教育にあたってのポイント

1 患者のセルフケア能力を見極める

　大切なことは，「視覚障害があるからストーマケアはできないだろう」という先入観をもたず，「患者ができることは何か」を考えることです．そのため，患者のセルフケア能力をアセスメントすることが求められます．

　そして，多くのストーマ製品のなかから，「患者にとってどんな装具の機能が必要か」「同じような製品であってもその方にとってやりやすいものはどれか」を検討します．

　Fさんの場合，「ストーマセルフケアができるようにする」ことを目標に，できること，できないことを観察をしました．いちばん指導に苦労したところは装具装着でした．本来なら，ストーマに触れて位置を確認することはありません．しかし，Fさんにとって指で触れることは位置の確認と装着皮膚までのガイドの役割があり，セルフケアにとって外せない手技でした．高齢者にはシンプルケアを提供するため，交換手技が少ない単品系装具を選択することがありますが，Fさんのできることを活かすため二品系装具のみの選択となりました．退院後もセルフケアは継続できていました．

　しかし，ストーマケアは生涯にわたり継続されます．このため定期受診の際に，ストーマケアに問題がないか，観察，アセスメント，実践，評価のPDCAサイクルをまわすことが大切です．

2 情報共有など

　そして，視覚や聴覚を活かした指導を行うため，スタッフ間での説明の統一，患者のケアの進捗状況の情報共有が必要です．最近ではどの施設でもチェックリストやクリティカルパスの充足，看護記録の簡素化が浸透しています．身体的なハンディキャップを有する患者へのストーマケア指導は，患者自身に何ができ，何ができないかを明確に記録することにより看護をつなぐことができます．

　その他，視覚障害がある患者への指導・教育方法として，繰り返し説明を聞けるようストーマケアの手順を録音することや，可能であれば点字を用いたパンフレットの作成もよいでしょう．

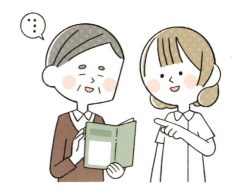

引用・参考文献
1）ストーマリハビリテーション講習会実行委員会編：ストーマリハビリテーション 実践と理論．p.104-105，金原出版，2006．
2）金久保小夜子ほか：永久人工肛門造設となった全盲患者のストーマケア確立に向けて．東海ストーマ会誌，30(1)：7-12，2010．
3）清水千恵子ほか：全盲直腸癌患者における一時的なストーマ造設の管理・指導の経験．日本ストーマ・排泄会誌，24(2)：1-6，2008．

（奈木 志津子）

術後から退院までの患者 07

認知機能が低下した患者

事例

患者：Gさん，80代，男性．

70代でアルツハイマー型認知症と診断される．数年前から下血があり，近医で直腸がんと診断された．当院へ紹介され，腹腔鏡下腹会陰式直腸切断術を施行され，S状結腸ストーマを造設した．

妻と2人暮らし．近所に娘が住んでおり，買い物の送り迎えなどでほぼ毎日通っているが，自宅での生活においては自立できている．

入院前から忘れっぽく，入院中もトイレに行った後に病室がわからなくなることがあり，廊下で迷い，看護師と病室に戻ることが何度かあった．ストーマ造設後は，ストーマ袋に手がいくことはあっても，ストーマ装具を剥がす行為は一度もなかった．ストーマ袋内の排泄物の処理が習得できるよう看護計画を進めていき，忘れているときには声をかけ一緒にトイレまで行き，Gさん自身でストーマ袋内の排泄物が処理できるようになった．

ストーマ装具交換は，妻と娘が手技を習得し退院された．

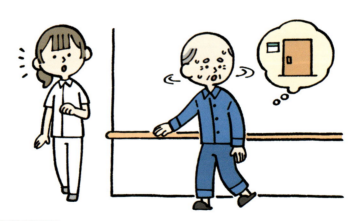

情報収集のポイント

- ☐ どの程度の認知機能の低下がみられるのか．
- ☐ 認知症と診断されているか．
- ☐ できること，できないことは何か．
- ☐ 自宅での生活状況はどのような感じか．

ケア中など，ストーマ造設に関することや入院前の生活に関する会話になった場合には，その話の内容から認知機能の低下の程度，できることやできないことなどの残存機能を確認し，ストーマケアをどこまで進めていくのか検討します．ただし，認知症だからできないと決めつけてはいけません．

また，入院中の療養生活からも確認できることがあるので，一度に多くのことを聞き出そうとしなくても大丈夫です．ご家族から自宅での生活状況や習慣などを伺うことや，多職種からの情報も，ストーマケアを進めていくうえで，とても重要となります．

認知症患者の術後から退院までのアセスメント

認知症患者のストーマケアにおいては，認知機能の低下の程度や認知症の種類によっても症状が異なり，セルフケアの習得状況が変わってきます．認知症による症状をよく理解し，その症状に合わせてストーマケアを進めていく必要があります．

ストーマケアを進めていくなかで，たとえ，できない行動があったとしても，「できない」と患者の能力を決めつけるのではなく，「他にできることはないか」「違う方法ならできるのではないか」など，多方面から探っていくことも必要です．

認知機能の低下によっては，一連のストーマセルフケアの手技習得が困難になることや，認知機能障害が進行すると，できていたケアができなくなる可能性があります．そのため，入院時から，「どの程度の認知機能の低下がみられるのか」「日常生活で支障をきたしていることや支援が必要なことは何か」など，日頃の患者の言動をみながら把握できるとよいでしょう．

患者自身では，自分の身体の変化や違和感など，感じたことや思っていることをうまく伝えられないことがあります．言動や表情などから，患者が伝えたいことを汲みとりながら，患者の言動をアセスメントしなければいけません．

術後は，手術創の痛みがあっても痛みをうまく伝えられず，点滴やチューブ類に触れてしまうこともあります．また，術後合併症の可能性も視野に入れて，認知症状とあわせて考えていかなければいけません．術後せん妄の出現の可能性もあるので，その鑑別も必要です（表1）．

認知症の患者では，落ち着いた環境でケアが提供できるよう配慮します．認知症の患者は注意力や集中力が欠けやすいため，ケアを行う場所が，認知症患者にとって気の散らない静かな場所であるのかどうか，改めて考える必要があります．

表1 認知症とせん妄の違い

	せん妄	認知症
発症	● 急激	● 緩徐で徐々に悪化
初発症状	● 注意・集中困難，意識障害，幻視・幻覚	● エピソード記憶障害
日内変動	● 夜間や夕刻に悪化	● 変化に乏しい
持続時間	● 数時間〜1週間（回復がある）	● 永続的
環境関与	● 関与することが多い	● 悪化させることがある

術後ケアの実際

Point 1　ストーマケアの手技を習得する

　ストーマ造設後，認知症の患者でなくてもストーマからの排泄物の処理やストーマ装具交換などの手技を習得しなければなりません．

　認知症の患者は，一度に多くのことを理解することが難しいです．ひとつの行為を習得する場合でも，その言葉のなかに多くの行動が含まれていることが多いので，混乱をまねきやすいことを忘れてはいけません．目線を合わせ，目を見てゆっくりと話し，言葉だけで伝えるのではなくジェスチャーを交えるなどの工夫も必要です．また，繰り返し伝え続けることも大切です．

Point 2　ストーマケアはできるだけシンプルな方法で支援する

　ストーマケアの手技習得において，ストーマ装具交換の一連の行為を覚える過程も認知症の患者にとって簡単なことではありません．ストーマ装具交換の一連の流れも複雑になればなるほど，理解がしにくくなり習得が困難になります．

　少しでも習得ができるよう，できるだけシンプルな方法でケアを支援することもポイントの1つです．たとえば，自由開孔よりも既成孔，テープ付き皮膚保護剤よりも全面皮膚保護剤であれば貼付までの工程が少なくすみます（図1）．

図1　面板構造の違いによる装具の選択

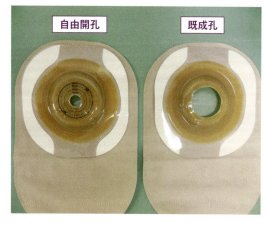
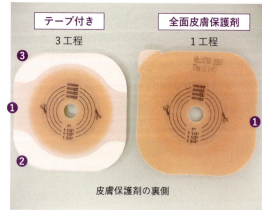

Point 3 ストーマ装具の種類はできるだけ変更しない

術後から使用しているストーマ装具から新たなストーマ装具への変更は，使い方にも戸惑い，うまく使用することができなくなる可能性もあります．できるだけ，ストーマ装具の種類は変更しないのが理想です．

もし変更する場合には，同じメーカーで使い方が似ているストーマ装具などを優先的に選択し使用すると，新しいストーマ装具とはいえ，混乱をまねきにくいと思います（図2）．

図2 ストーマ装具の変更

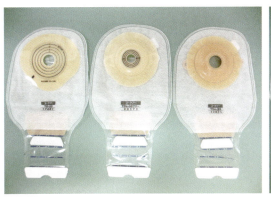 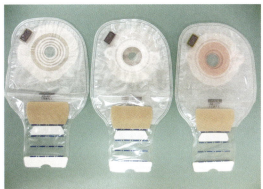

左：ユーケアー®・TD　中央：ユーケアー®・TDs　右：ユーケアー®・TDc（アルケア）
同じメーカーで変更するとよい

Point 4 ストーマ袋が気にならない工夫をする

ストーマを造設したことを忘れてしまい，ストーマ袋を無意識に触ってしまうことや，場合によってはストーマ袋を外してしまうこともあります．繰り返し伝えてもストーマ袋が気になってしまう場合の工夫の1つに，ストーマ袋に布製のカバーを装着することで，ストーマ袋が気にならなくなることもあります（図3-1）．

また，腹巻きのようなウエストチューブを着用すると，腹部全体を包み込みストーマ袋も一緒に覆って目隠しされるので，ストーマ袋に気がとられず，直接触ることがなくなることもあります（図3-2）．

図3 ストーマ袋が気にならない工夫

1 布製のストーマ袋カバーを装着する

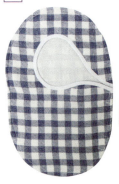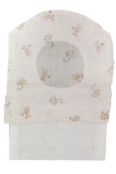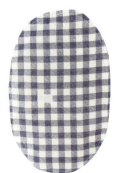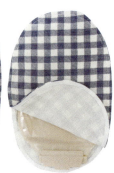

2 ウエストチューブを装着する

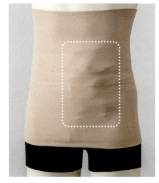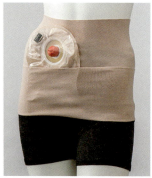

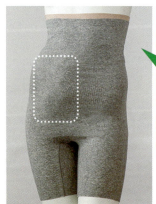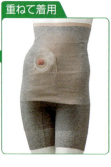

重ねて着用

アルケアカタログ「やわらかウエストチューブ
やわらかウエストショーツ 活用法」より一部転載

患者・家族からの質問にどう答える？

Q.01
認知症があってすぐ忘れてしまうので心配です．ストーマになっても自宅で生活できますか？

Answer
認知症があっても，自宅で生活を続けている方もたくさんいらっしゃいます．認知症の進行によって，できなくなることも出てくるかもしれませんが，できることは続けてやっていただき，できるだけいままでと近い生活ができるように支援させていただきます．

Q.02
やれることは自分でやってもらうつもりでいますが，それでいいですか？

Answer
残存能力を低下させないためにも，やれることはやっていただき，そばで見守ることも大切です．

指導・教育にあたってのポイント

1 触ること・外すことの理由を考える

　Gさんは，入院中，ストーマ装具に手がいくことが何度かありました．ストーマ装具が気になるのか尋ねると，「気になるわけじゃないけど」と言われました．「痒いですか？」と尋ねると，「そう，ここが痒いんだ」とストーマ袋と腹部の接触面の痒みがあることがわかりました．Gさんは自分自身の症状を言葉でうまく伝えることができず，ストーマ装具に手がいっていたようです．

　皮膚の乾燥もあり，ストーマ袋が接触することで痒みが発生していたので，1日3回程度，ストーマ装具の周囲皮膚に保湿剤を塗布することでGさんの痒みはなくなり，ストーマ装具へ手がいくことはなくなりました．

　認知症の患者では，ストーマを造設したことを忘れてしまい，ストーマ袋を無意識に触ってしまうことや，場合によってはストーマ袋を外してしまうこともあります．そんな場面に遭遇すると，看護師も驚き，大きな声を出してしまったり，患者に触らないように声をかけてしまうことがあります．

表2　認知症患者のケアで気をつけること

静かな環境で ケアを行う	・物品の不足がないよう必要物品は確認しておく ・人の移動など気が散らない静かな環境で実施する ・PHSはバイブにしておく ・電子カルテへの記録は目立たない所で静かに入力する
かかわる姿勢	・深呼吸をし気持ちを整える ・ゆっくり，やさしく，抑揚をつけて話す ・同じ目線の高さで話す ・1つの動作を1つの文章で短く伝える

しかし，患者はストーマ袋を触ることや外していることの意味を理解していないことも多く，何もしていないのになぜ大きな声で注意されているのかわからず，いやな思いだけが残ります．また，ストーマ袋に手がいく理由があることも多いので，患者の言動から，「なぜストーマに手がいくのか」「ストーマ袋を外そうとしているのはなぜか」など，考えなければいけません．

そして，ストーマを造設していることやストーマ袋を装着していることを繰り返し伝えることも大切です．

2 統一したかかわり方

ストーマ装具が気にならないように，痒みに対するケアとして，毎食後にストーマ装具の周囲へ保湿剤を塗布することとしました．1日3回，毎食後にストーマ装具の周囲へ保湿剤を塗布すること，同時に食後の排泄物の処理のタイミングについても看護師間で共有したことで，複数の看護師がかかわる場合でも，Gさんも戸惑うことなく日常生活を送ることができました．

ストーマ装具交換や排泄処理を指導するときは，何人もの看護師がかかわるよりも，可能であれば少数特定の看護師が行うとよいでしょう．しかし，現実は難しく，複数の看護師がかかわることになるので，指導するポイントや伝え方，その日の達成目標など具体的に計画し，統一したかかわり方ができるように看護師間で共有しておくことも必要です．

3 落ち着いてケアに臨む

認知症の患者では静かな環境で落ち着いてストーマケアを行うために，私たち看護師も落ち着いてケアに臨まなければいけません．

多くの業務を並行しながらとはいえ，私たち看護師が焦っている言動や落ち着きがない様子が患者に伝わることがないよう，ひと呼吸おいてケアに入るとよいでしょう．また，ケア時にはPHSなどの音量を小さくしておくことやバイブにしておくことも，患者の集中力の散乱を回避するポイントです．

そして，必要な物品の不足で，その場から離れることがないよう確実に準備をしてからケアを始めましょう（**表2**）．

引用・参考文献
1）小林陽子：認知症患者へのケア．ストーマケア実践ガイド──術前から始める継続看護（松原康美編），p.127-131，学研メディカル秀潤社，2013．
2）八島妙子：知っておきたい！老年期に多い異常──認知症．プチナース．29.(6)：69-72，2020．

（黒木 さつき）

術後から退院までの患者 08

正中創が離開（SSI）している患者

事例

患者：Hさん，70代，女性．糖尿病の既往あり．

直腸がんの診断でハルトマン手術を施行．術後1週間，SSIを発症し創部を開放．ストーマ粘膜皮膚接合部も離開し，連日の処置が開始となった．

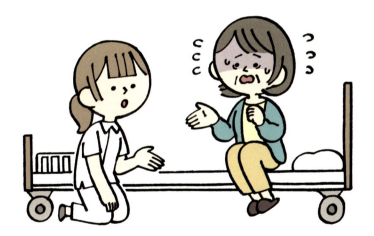

情報収集のポイント

- ☐ ストーマの局所と周囲の状態（基本的なストーマの観察項目）．
- ☐ 創の状態から，炎症所見（血液データ）とあわせて創傷治癒過程のどの段階か見極める．
- ☐ 術後離床とADL回復状況．
- ☐ 原疾患と創傷の治療目標と，治療に対する患者の思いや希望はどのようなものか．

ストーマと周囲皮膚の基本的な観察項目のほか，創傷治癒過程のどの段階にあるのか判断するために，創の感染兆候の有無，滲出液の量と性状，瘻孔の有無等を観察します．創傷管理方法によっては陰圧閉鎖療法やドレナージなど，行動制限を強いられる場合があるため，治療や療養生活の優先順位をつけるために，術後の離床や回復状況も情報として必要となります．

創傷は，「できるだけ早く，きれいに治すこと」が望ましいですが，治療状況や予後によっては必ずしも早くきれいに治すことだけが目標ではありません．具体的には，化学療法の予定があり短期間で創傷治癒を目指したい場合，また，生命予後から創傷治癒に至らない場合もあります．

患者の希望としては，「時間をかけてもよいから痛くない方法がよい」や「早く家に帰りたい」などがあります．また，治療法においても入院だけでなく外来通院で行う場合や，外用薬や創傷被覆材のほか，陰圧閉鎖療法，さらには侵襲を伴う外科的治療等さまざまな方法があります．それぞれメリット・デメリットがありますが，どんな方法であっても患者が納得した方法であることが，創傷治療の選択には必須になってきます．

患者には，「いちばんつらいことや不安に思っていることは何か」を聴き，創傷とストーマの状態と治療方法が選択できる旨を説明します．治療方針や予後も含め，医師と密に情報を共有し，患者が治療方法を選択できるよう提案することが求められます[1]．

正中創が離開している患者のアセスメント

手術部位感染症（SSI）とは，手術後30日以内に手術操作が及んだ部位に発生する感染と定義されています．発生した部位により，表層切開創SSI，深部切開創SSI，臓器/体腔SSIに大別されます（図1）．

ストーマ造設後，SSIにより手術創が離開した場合，創傷治療とストーマ管理を併行していかなければならないため，管理困難や入院期間の延長，ストレスの増悪等，さまざまな問題が生じます．SSI離開創とストーマ管理においては，創傷治癒と安定したストーマケアを目標に介入していきます．

1 SSIの診断

SSIの早期発見は早期治癒につながるため，創部の感染兆候を見逃さないことが重要です．滲出液が増加したり膿性になった場合は，速やかに医師に報告し，SSIと診断された場合には創開放や検査を行います．

また，創傷治癒遅延のリスク因子（加齢，糖尿病，肥満，栄養不良，ステロイド使用等）

図1 SSIの部位別分類

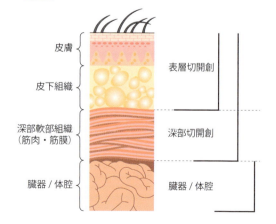

がある場合は，とくに注意して観察する必要があります[2]．

Hさんは，術後3日目に創周囲の発赤とストーマ粘膜の黒色変化を認め，SSIが疑われました（図2）．

2 SSI離開創の創傷管理

創傷治療は創面環境調整（WBP）が重要であり，適切なWBPを進めるためには，創傷治癒過程のどの段階にあるのか判断し，創の状態とあわせて血液データで炎症所見を評価していくことが必要です．

しかし，短期間に治癒ができず創傷治癒が遅延する場合には，TIME理論（表1）に基づいて治癒遅延因子を分析し治療を進めます．

図2 Hさんのストーマ周囲

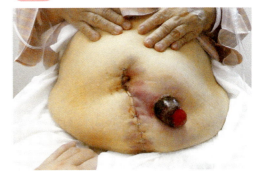

術後3日目．創周囲の発赤とストーマ粘膜の黒色変化を認め，SSIを疑う
A0B0C0：0　D0（ABCD-Stoma®）

TIME理論は，難治性創傷を評価して4項目の視点で問題点を解決しようとする概念です[3]．

表1 TIME理論

T	活性のない組織	Tissue non-viable or deficient
I	感染または炎症	Infection or inflammation
M	湿潤のアンバランス	Moisture imbalance
E	創縁	Edge of wound-non advancing or undermined

文献3）より引用

術後ケアの実際

Point 1　創離開後は感染コントロール，汚染のケアを行う

Hさんの術後7日目，SSIを発症し創を開放しています（図3）．

ストーマサイズは40×44×10mm，腹部脂肪層が厚くボリュームがあり．坐位にてストーマ周囲に深いしわが入りました．処置時の疼痛が強く，処置前に鎮痛薬を使用しています．ストーマ粘膜皮膚接合部は全周離開し，正中創と交通していました．腸管の損傷や瘻孔はないことを医師と確認しました．

SSIによる創離開後は，とくに感染コントロールが重要になります．そのため，連日の洗浄を行い，正中創とストーマ粘膜皮膚離開部にはヨードホルムガーゼを充填しました．

また，ストーマからの排便で粘膜皮膚離開部と正中創が汚染されないよう管理する必要がありました．腹部の脂肪層が厚く，硬い面

板では反発することを予測し，軟らかい凸面型面板（ノバライフ1フィット）を選択，用手成形皮膚保護剤（アダプト皮膚保護シール）で全周を補正しています．便の潜り込みがないことを確認しました．

処置開始3日目，創処置時の疼痛が強くストレスを感じていたため，2日に1回の処置・装具交換に変更しました．

図3　Hさんの術後7日目

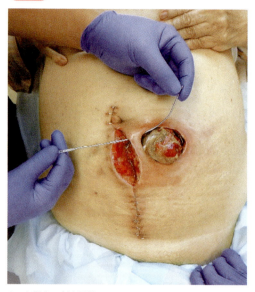

SSIを発症し創を開放している
A1B0C0：1　D0（ABCD-Stoma®）

Point 2　炎症期～増殖期に移行したらNPWTを開始する

Hさんの術後14日目，創傷治癒過程は炎症期～増殖期に移行していると判断し，感染コントロールがついてきた段階で陰圧閉鎖療法（NPWT）を開始しました（図4）．

正中創が便で汚染されていないか観察ができるようストーマ粘膜皮膚離開創にはガーゼを充填し，ストーマ周囲に用手成形皮膚保護剤とドレープを貼付してから，陰圧維持管理装置を装着しリークがないことを確認します．

図4　Hさんの術後14日目

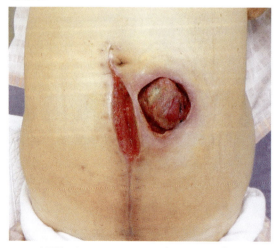

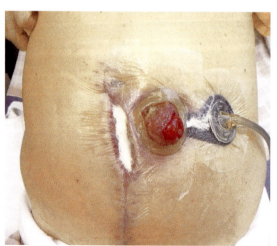

NPWTを開始した　A1B0C0：1　D0（ABCD-Stoma®）

正中創とストーマ粘膜皮膚離開創部は交通していますが，ストーマ粘膜皮膚離開創を汚染創とし，便が正中創のほうに漏れないようにし，ストーマ側（左腹部）にブリッジングをして陰圧をかけました．リークがないことを確認してからストーマ装具を貼付します．

　出血傾向はなく，陰圧による疼痛はなかったため，吸引圧は−125mmHgに設定しています．術後のADLは自立していたので，動きやすいようACTIV.A.C.®型陰圧維持管理装置を装着しました（図5）．

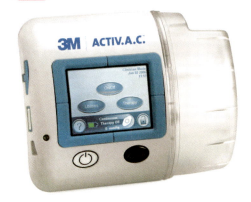

図5　Hさんに使用した吸引器

3M™ ActiV.A.C.™型陰圧維持管理装置
（ソルベンタム）

Point 3　メンテナンスデブリードマン，洗浄を継続する

　術後42日目，肉芽形成と創収縮したため，NPWTを終了しました．しかし，滲出液は粘性であったため，クリティカルコロナイゼーションを疑いました（図6）．そのため，鋭匙を用いてメンテナンスデブリードマンを継続し，口腔ケア用のスポンジで洗浄，カデックス軟膏分包を使用しました．軟膏は塗布しにくいと判断し，シート状でちぎって使用しやすい材料を選択しました．

　在宅での管理も可能と判断し，Hさんと相談したところ，「自分で処置をするのは不安」と訴えがあったため訪問看護を導入し，装具交換と創部洗浄の支援を受けることを計画し退院となりました．

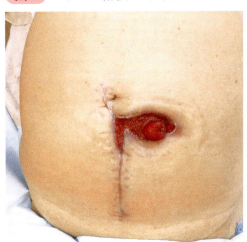

図6　Hさんの術後42日目

滲出液が粘性であったため，クリティカルコロナイゼーションを疑った
A1B0C0：1　D0（ABCD-Stoma®）

Point 4　退院後は装具の調整など継続的にフォローする

　退院後，正中創とストーマ粘膜皮膚離開創は瘢痕治癒となるため，ストーマ周囲のしわやくぼみが発生します（図7）．また，ストーマ粘膜皮膚接合部が離開した後は創傷が治癒していく過程で瘢痕収縮するため，ストーマ排泄孔の狭窄が起こることがあります．

　そのため，ストーマ周囲の腹壁の変化に合わせて装具を調整したり，排便が問題なく行えているかなど，退院後も継続したフォローが必要です．

術後から退院までの患者　**08**　正中創が離開（SSI）している患者

図7　退院後のHさんのストーマ

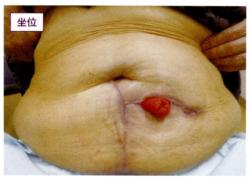
坐位

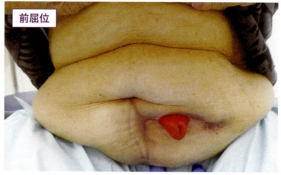
前屈位

ストーマ周囲のしわやくぼみが発生する　A0B0C0：0　D0（ABCD-Stoma®）

患者・家族からの**質問**にどう答える？

Q.01
キズはどのくらいで治りますか？

Answer

治るまでの期間は，ゴールをどこに設定するかによっても変わります．たとえば，創が目立っても処置が不要となるまでの期間，傷跡が目立たなくなるまでとなると形成外科の介入など長期を要します．

まずは，創傷治癒にかかる期間は治療方法によっても異なることを伝えます．そのうえで創傷治癒過程の段階から治癒までの期間を予測し，炎症期が遷延している場合は治癒が遅延しますし，増殖期に移行した段階では肉芽形成の進み具合で，ある程度の治療期間をお答えしています．しかし，腸管皮膚瘻などがある場合には，完治が望めないこともあり，数か月～年単位の治療期間となることもあるので，瘻孔の有無で治癒期間は大きく異なります．

Q.02
キズが治るまでずっと入院が必要ですか？

Answer

キズが安全な状態で，自宅で処置ができれば入院治療でなくても可能です．

創が安全な状態とは，臓器が脱出するような腹壁の離開や感染の増悪の危険がない状態と考えます．感染コントロールができ，ストーマが漏れなく管理できていれば，在宅での創傷・ストーマ管理は可能です．セルフケア状況や訪問看護や外来通院等のフロー体制が整っていて在宅療養を希望された場合は，在宅でできる管理方法を提案していきます．

指導・教育にあたってのポイント

1 創傷治癒過程

指導・教育にあたっては，創傷治癒過程（図8）に合わせて治療を進めることが重要と考えます．そのため，医療者ではない患者に創傷治癒過程をどのように伝えるかがポイントになります．

患者や家族から質問される内容と重複しますが，「創がどうなったら治癒に向かうか」「どういった状態が感染の危険があるのか」を伝え，「炎症期であれば壊死組織の除去と洗浄をしっかりすることが大切である」ことをお話しします．

増殖期に移行できれば，在宅でNPWTの導入や，患者の生活に合わせて，創処置の回数を減らしたり外用薬か創傷被覆材の使用を患者に選択してもらうことも可能です．

2 創部洗浄

訪問看護を利用する場合や，創傷処置に慣れていないスタッフに処置やケアを委ねる場合にも同様です．創傷治癒過程に合わせて治療を進めることを伝えます．

とくに，創傷処置に慣れていないスタッフは，「キズを洗ってよいのか？ 触ってよいのか？」と不安に思うこともあります．そのため，基本的なストーマケアのほか，創部洗浄の指導も行います．創部洗浄は，洗浄剤を十分に泡立てて創部をスポンジやガーゼで擦り，シャワーでしっかり流すこと，創部だけ

図8 創傷治癒過程

❶出血・凝固期　受傷直後の数時間

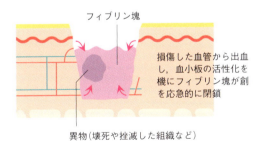

❷炎症期　数時間〜数日

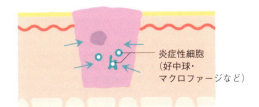

❸増殖期

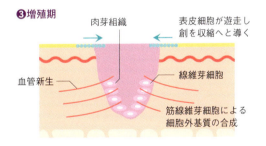

❹再構築期

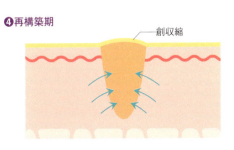

ではなく周囲の皮膚も洗浄することを説明します．

訪問看護師と連携し，実際に病院での処置を一緒に行い直接申し送りをすると，患者は在宅でも安心してケアを受け入れられ，治療の継続につながると考えます．

引用・参考文献
1）渡邉光子：ストーマ早期合併症時の装具選択のポイント．WOC Nursing，3(2)：56，2015．
2）木下幸子：手術部位感染(SSI)による離開創のマネジメント．ナースのためのアドバンスド創傷ケア(真田弘美ほか編)，p.314，照林社，2012．
3）三上哲，石松伸一：創傷病態生理学：総論．ナースのためのアドバンスド創傷ケア(真田弘美ほか編)，p.126，照林社，2012．

（小島 由希菜）

術後から退院までの患者 09

ロボット支援手術を受けた患者

事例

患者：Kさん，70代，男性．妻と2人暮らし．ADLは自立．

既往歴：前立腺がんに対し，10年前に前立腺全摘術．

今回，膀胱がんを指摘され，経尿道的膀胱腫瘍切除術（TURBT）を施行．病理の結果，T1＋Tis，G3のため，複数回TURBT，BCG注入療法を施行．その後の病理結果で筋層浸潤をみとめ，術前化学療法を施行後，ロボット支援膀胱全摘除術，回腸導管造設を施行した．

Kさんの手術に対する理解は良好であり，「ストーマができたら自分で管理できるようになりたい」と術前からセルフケア習得に前向きな発言があった．その一方で，「ストーマができたら趣味の畑仕事を続けられないのではないか」という不安の訴えもあった．

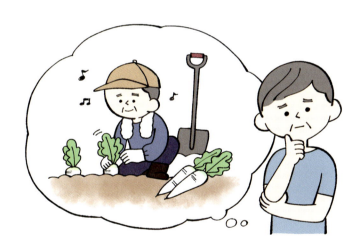

情報収集のポイント

- ☐ 手術創とストーマとの位置関係．
- ☐ 手術創の状態（感染の有無，離開の有無や深さ，滲出液の量や性状など）．
- ☐ 腹壁の状況（手術創から生じるしわ，くぼみの有無や位置・深さ，腹部の硬さなど）．
- ☐ 退院後の過ごし方（仕事や趣味など）でよくとる体位，それに伴い生じる腹壁の変化．

ロボット支援膀胱全摘術は2018年4月に保険適用され、近年では多くの施設で行われています。ロボット支援手術は創が小さく、ストーマ管理において正中創の影響を受けにくくなりました。

しかし、Kさんのように右下腹部の手術創がストーマに近接している場合では、創部が装具に覆われることで創周囲皮膚が浸軟し、バリア機能の破綻により細菌が繁殖しやすくなります。

さらに臍周辺の手術創から生じるストーマと連結するしわやくぼみ、退院後の患者の過ごし方によって起こる腹壁の変化も、装具の密着や追従性を低下させ、尿の潜り込みによって創部が汚染され、創感染や創離開が起きる可能性もあります。創感染や創離開により装具が滲出液で汚染されると、装具の耐久性が低下し、尿漏れの原因となります。

このように、ロボット支援手術後の腹壁の状況は、術後のストーマ管理を困難にし、患者の日常生活の質を低下させてしまう可能性もあります。

Kさんの腹壁の状況を把握し、退院後の過ごし方などの情報から今後起こり得る問題を予測し、装具やケア方法を検討していくことが重要です。

ロボット支援手術を受けた患者の装具選択におけるアセスメント

1 手術創の感染兆候

ロボット支援膀胱全摘術を受けたKさんの腹部には、臍上のカメラポートを含め、ダヴィンチ用ポート、助手用ポートを配置するための5〜12mmの手術創が複数できていました（図1）。

ストーマの11時方向には、ストーマ近接部から1cmの距離に幅1cm程度の手術創があり、術後初回の装具交換時（術後2日目）にはごく浅い離開と創からの出血や滲出液を認めました。

皮膚保護剤はストーマ近接部の膨潤に加え、手術創からの滲出液で11時方向に膨潤の広がりをみとめ、創縁は浸軟していました。

感染を起こした創は、治癒後に瘢痕が生じ、ストーマ近接部の腹壁に術前には予測することができないしわやくぼみを生じる可能性があります。そのため、手術創の感染には十分に注意する必要があり、装具交換の際は感染兆候（創周囲の発赤、腫脹、硬結、熱感、疼痛）の観察を行う必要があります。Kさんの場合、手術創に明らかな感染兆候はなく、滲出液による皮膚保護剤の汚染と膨潤はありましたが、装具は安定して貼付でき、排泄物の漏れ

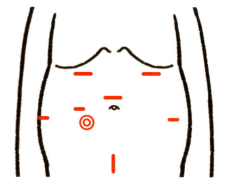

図1　Kさんの手術創の位置

臍上にカメラポート用の横切開創（4cm）と恥骨上に標本回収用の縦切開創（4cm）があり、そのほか5〜12mmのポート創が5か所あり

や潜り込みも見られませんでした．

術後経過のなかでストーマに近接する手術創からの滲出液は徐々に減少しましたが，装具による閉鎖環境下では細菌が繁殖しやすく，創感染や創離開を悪化させるリスクは継続していました．そのため，創部の感染兆候に注意しながら装具交換は3日ごとに行い，装具交換の際は手術創に物理的刺激が加わらないよう，愛護的な装具の剥離とスキンケアに努めることとしました．

また，早期に異常に気づけるよう，Kさんにも創部の異物感などが見られたら医療者へ相談するよう指導を行いました．

2 自己管理できる装具の選択

術後の尿管カテーテルの管理もあり，術直後から二品系平面型装具を使用していました．術後の腹部の状況としては，術後麻痺性イレウスによる腹部膨満で腹部にはしわがあまり目立ちませんでした．しかし，尿管カテーテルを腹壁に固定した糸によってストーマ7時方向腹壁には傷ができ，軽度くぼみが生じていたため皮膚保護剤の膨潤もくぼみに一致して広がっていました（図2）．

術後11日目，Kさんのストーマサイズは縦23mm×横23mm×高さ11mmで，ストーマ粘膜にはやや浮腫が残っており，排泄口は下を向いている状態でした．そのため，今後，浮腫が軽減するとさらに高さがなくなり，7時方向の腹壁のくぼみに向け尿漏れを起こすことが予測されました．このとき，11時方向にある手術創からの滲出液はごく少量となり，創の閉鎖まであと一歩のところまできてしていました．

当院では，術後14日目に造影検査で尿管と回腸の吻合部を確認し，尿管カテーテルが抜去されると退院までの期間は短く，早急に退院に向けた装具決定，セルフケア指導を進めていく必要がります．

Kさんも尿管カテーテル抜去後，退院までの短い期間で早急に社会復帰装具を決定する必要がありました．そこで，尿管カテーテル留置時より退院後の生活に関する情報を集め，ある程度，装具を検討しておくこととしました．

まず，退院後の生活について情報を集め，趣味の畑仕事で前かがみになることや，退院後に活動量が増えることでストーマ近接部への皮膚保護剤の密着が低下し，尿漏れを起こす可能性があると予測しました．そのため，近接部を押さえ，装具とストーマ近接部の密着を強化し，尿漏れを防ぐためには，現在使用している平面型装具に用手成形皮膚保護剤を併用，もしくは凸面型装具の使用を検討する必要があると考えました．

しかし，ストーマ近接部から1cmの距離には手術創があり，局所への過剰な圧迫は皮膚の血流を阻害し，手術創の離開を悪化させる可能性があるため注意が必要です．

また，Kさんは術前より，「ストーマができたら自分で管理できるようになりたい」という希望があり，Kさんと相談しながら自己管理できる装具を検討する必要がありました．

図2　Kさんのストーマ周囲

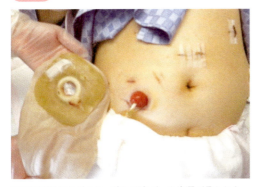

皮膚保護剤のくぼみに一致して広がった膨潤が見られた

ストーマ装具選択・ストーマケアの実際

Point 1 ロボット支援手術に伴う手術創と腹壁の変化を考慮した装具を選択する

ストーマ7時方向には尿管カテーテル固定糸によってできた傷が，腹壁に浅いくぼみを形成していました．さらに，腹部膨満が改善したことで，くぼみを起点にやや深く，軟らかい横じわとなっていました．前かがみになるとしわはさらに深くなり，退院後活動量が増えると，さらに腹壁の変化が生じることが考えられたため，ストーマ近接部を押さえて装具の密着を強化することとしました．

まず，凸面型装具の使用を検討しましたが，ストーマに近接する手術創からごく少量の滲出液をみとめていたため，過剰な圧迫が加わると創離開が悪化する可能性がありました．

そこで，優しく近接部を押さえ，創部に過剰な圧迫を加えず，退院後，Kさん自身で交換可能なシンプルな装具として軟性凸面型装具を使用することとしました（図3）．

Kさんのようにストーマ周囲に複数の手術創がある場合，体重の変化や自宅退院後に活動量増加によって，創部を起点に深いしわやくぼみが生じる可能性があります．

皮膚保護剤外部に生じた腹壁のしわ，くぼみにより皮膚保護剤外周がめくれ，皮膚保護剤のしわが生じると，腹壁への装具の追従性を低下させます．なかには尿漏れなどでストーマ管理が困難となるケースもあり，注意が必要です．Kさんの場合，皮膚保護剤は腹壁への追従性があるテープ付きもしくはテーパーエッジのものを検討しました．

図3 軟性凸面型装具の例

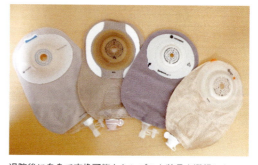

退院後に自身で交換可能なシンプルな装具を選択した

Point 2 不安を抽出し，自己管理に向けた装具選択とケア方法を検討する

Kさんはストーマセルフケア確立に向け意欲的であり，退院後も趣味である畑仕事を継続したいという希望がありました．しかし，腹部膨満が軽減し，前かがみになると腹部のしわが多数生じるようになり（図4），今後，尿漏れを起こすのではないかという不安を漏らすようになりました．

そこで，前屈みとなって作業する際に腹壁と硬いフランジが反発しないよう，単品系装具の使用を勧めました．また，退院後はKさん自身で装具交換を行うため，袋の上からストーマの位置を確認しやすい透明装具を選択しました．

交換時の姿勢についても確認し，立位ではストーマをのぞき込むことで腹部のしわが深くなり，しわを伸展しながら装具を貼付する

図4　Kさんの腹部のしわ

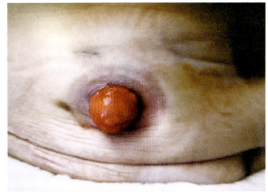
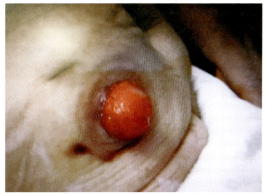

前かがみになると腹部のしわが多数生じた　A1B0C0：1　D0（ABCD-Stoma®）

のが難しいように見えました．そこで，自宅に背もたれのある椅子があることを確認し，浅く座った姿勢で背もたれにもたれかかり，装具を貼付する練習を行いました．

術後は，ストーマに近接する手術創の観察や装具交換の練習も兼ねて3日ごとに装具交換を行っていましたが，退院に向けてKさんの希望を確認し，耐久性，耐水性のある装具で4〜5日ごとの交換日を設定することとしました．

Kさんは退院後，活動量が増えることが予測されたため，活動時に装着することで活動状況に応じた腹壁の変化に装具の密着を強化できるストーマ用ベルトについても紹介しました．

Point 3　物理的刺激に配慮したケアと異常の早期発見に向けた観察を行う

ストーマケアを実施する際は，皮膚保護剤で覆われた手術創に物理的刺激が加わらないよう，必ず剥離剤を用いてゆっくり愛護的に装具を剥がしていきました．

洗浄の際は，しっかり泡立てた石鹸で愛護的に皮膚を洗い，シャワー等のお湯でしっかり石鹸を洗い流し，擦らないよう押さえ拭きをしました．また，凸面型装具の使用開始にあたり，創部の異常を早期に発見できるよう，装具交換の際はストーマに近接する手術創の状態を注意深く観察し，創感染や創離開の有無などを確認していきました．このとき，画像などで記録を残しておくと，次回交換時に比較ができ，より変化に気づきやすくなります．

今回，Kさんには単品系軟性凸面型装具（エスティームボディ™ウロ）を使用しました（図5）．この装具は凸面の高さが，3.5mm

図5　Kさんの単品系軟性凸面型装具

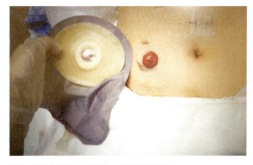

優しく圧迫が加わる3.5mm凸面を使用した

と7mmの2種類があります．Kさんの場合，平面型装具を使用し，膨潤が強く見られましたが尿漏れはありませんでした．そこで，まずは優しく圧迫が加わる3.5mm凸面を使用しました．

今後，Kさんのストーマの高さや腹壁の変化による問題が生じても，凸面の高さを変更することで対処できる可能性があります．

患者・家族からの質問にどう答える？

Q.01
傷の上に装具を貼っても大丈夫ですか？

Answer
ストーマ装具の面板には，菌の増殖を抑える作用や傷を治す作用があるので，傷の上に貼っても大丈夫です．
ただし，装具を無理に剥がすと傷が開いたり，新たな傷を作る可能性があるため，剥離剤を必ず使用して優しく剥がすようにしてください．

Q.02
傷のところは洗っても大丈夫ですか？

Answer
傷も石鹸を使って優しく洗ってください．
傷を洗うときは，十分に泡立てた石鹸の泡で優しく洗い，しっかりお湯（シャワー）で泡を洗い流してください．

Q.03
どんなときに病院へ相談するべきですか？

Answer
傷の周りに痛みがあり，熱をもって赤く腫れている場合はすぐに教えてください．
また，面板の白く膨潤した部分が偏っていびつな形になり，何度も尿が漏れるようになった場合も教えてください．

指導・教育にあたってのポイント

1 異常を早期に発見するための指導

　ロボット支援下手術による手術創はストーマに近接し，その創傷管理によって創感染や創離開といった問題が生じてきます．このような問題が発生すると装具の安定した貼付が困難となり，管理困難なストーマとなります．

　患者には早期から異常に気づき，医療者に相談できるよう日々指導しておく必要があります．Kさんには装具交換の際に排泄物の漏れや潜り込みがないかを観察し，手術創の汚染のリスクを評価できるよう指導しました．

　また，装具交換時には，普段，装具で覆われている手術創の滲出液の有無や量，感染兆候（創周囲の発赤，腫脹，硬結，熱感，疼痛）の有無を観察し，異物感を見逃さないよう指導しました．

　退院前には，自宅での装具交換時に異常を発見した場合の連絡方法についても必ず確認をしておきます．

2 退院後も継続した装具の評価を行うための指導

　創傷は治癒していく過程で，しわやくぼみの原因となる可能性があります．ロボット支援手術による手術創はストーマ周囲に複数でき，術後手術創を起点にストーマ周囲のしわやくぼみの原因となることがあります．

　また，退院後の体重の変化や活動量の増加は腹壁を変化させ，退院後にストーマ管理を困難とすることもあります．そのため，退院後も継続して装具の評価をしていくことも大切です．

　Kさんにも皮膚保護剤の膨潤の程度，排泄物の漏れや潜り込みの観察を行い，交換日の評価を行うことや，尿漏れを繰り返す場合の相談窓口である，ストーマ外来への相談方法などについて情報提供を行いました．

3 退院後のサポート体制の調整

　近年，在院日数の短縮化に伴い，社会復帰装具が決まり，基本的なケア方法が習得できれば退院となるケースが多々あります．そのため，患者や家族は退院後の生活を十分にイメージできないまま退院となり，退院後の生活で初めて経験する問題に大きな衝撃を受けることになります．

　私たちは，入院中の患者との会話から一緒に退院後の生活をイメージし，患者が退院後に経験する問題を予測し，その対処法を可能な限り伝えておく必要があります．

　Kさんは自分でストーマを管理するため，入院中セルフケア習得に向け，積極的にケアに参加していました．しかし，退院後は思わぬ事態に直面し，自己での対処が困難となることもあります．そのため，可能な限り家族への指導も行っておく必要があります．

　さらに，退院後も継続したサポートが受けられるよう，相談支援センター看護師や外来看護師とも情報を共有し，必要時，ストーマ外来以外のサポートも受けられるようサポート体制を調整し，患者・患者へも伝えておきましょう．

引用・参考文献
1）ストーマリハビリテーション講習会実行委員会編：ストーマリハビリテーション 基礎と実際．第3版，金原出版，2016．
2）武藤智編：特集/泌尿器がんのストーマ造設・管理の実際．WOC Nursing，8(8)：14-20，28-36，2020．
3）工藤礼子編：特集/ストーマ周囲皮膚障害の予防と治療的スキンケアに強くなる．WOC Nursing，12(2)：54-64，2024．
4）内藤亜由美，安部正敏編：病態・予防・対策がすべてわかる！ スキントラブルケアパーフェクトガイド．p.136-142，学研メディカル秀潤社，2013．

（宇都宮 里奈）

術後から退院までの患者 10

新生児の場合

　小児のストーマ造設は，多くが新生児期で造設し一時的ストーマであることが特徴です．しかし，新生児期といっても幅広く，在胎週数や出生体重によってもストーマの管理方法が変わります．

　ストーマ管理も成人とは違う特殊な管理を必要とされることがあり，体重や在胎週数が少ない場合には入院生活は数か月に及ぶことがあるため，成長発達に伴って管理方法は変化していきます．

　正出生体重児と超低出生体重児の新生児，2事例について，ケアの実際，新生児期の指導のポイントについて紹介します．

事例1

患者：Sちゃん，在胎週数37週，出生体重2,687g，日齢20．

　出生時は問題なく，生後7日目から自宅で過ごしていた．

　生後20日目に，活気の低下，嘔吐，血便，腹部膨満があり救急外来を受診した．腹部CTにて腸回転異常症の可能性があり緊急手術を行った．小腸壊死部を2か所（45cmと30cm）切除し，腸管の口側と肛門側をそれぞれ腹壁の離れた位置に（分離式ストーマ）造設した．

　腸管断端部は色調不良がありストーマ壊死となったが，ストーマ狭窄もなく経過した．ストーマの高さはスキンレベルであり，1日に何度も漏れやすい状況であったため装具の選択を行い，退院に向けて両親へのストーマ管理指導を行った．

情報収集のポイント

- □ ストーマ造設部腸管の血流障害の程度（ストーマ造設後から安定するまで）．
- □ 児の全身状態，活動量，哺乳量．
- □ 便性，便量．
- □ 皮膚の状態（面板貼付部や周囲皮膚の状態）．
- □ 養育者が子どもの病状を理解しているか（受け止めや心理状態）．
- □ 養育者のストーマ装具の使用方法の理解度，手技の確認．

新生児のアセスメント

生後問題なく自宅で過ごしていましたが，全身状態の悪化とともに生命の危機に陥り，救命のための手術，ストーマ造設という選択を余儀なくされました．出産し自宅に赤ちゃんがいるという幸せなときから一変し，突如，自分の子どもが生命の危険に脅かされた状況です．救命が第一優先となりますが，両親への精神的なサポートも併行して優先されます．

1 ストーマ部位のアセスメントと観察

Sちゃんは，小腸壊死部が広範囲であり，小腸を残存できるギリギリの部位でのストーマ造設のため，ストーマ部の腸管壊死を起こすことが考えられます．手術直後からストーマ粘膜は色調不良を認めていたため，血流の改善により腸管の色調がよくなるか，もしくは腸管壊死の範囲が広がり粘膜皮膚離開を起こしストーマの陥没や腸管脱落の可能性があります．そのため，色調変化や壊死，腸管脱落の有無，排ガス・排便状態を観察していく必要があります．

その後，Sちゃんはストーマ粘膜の壊死を認め，壊死部の脱落後，スキンレベルのストーマとなりましたが，再手術をすることなく経過しました（図1）．

2 ストーマ装具の選択

小児のストーマ装具の種類は多くはありませんが，観察の頻度や処置によってはストーマ粘膜が直視できる装具を選択します（図2）．

ストーマ部が安定してからは，面板貼付面積の大きさ，ストーマの高さや便性を考慮した社会復帰用の装具を使用します．

3 両親への介入

両親への介入は，子どもの全身状態をみながら，タッチングや抱っこ，哺乳，おむつを交換するといった愛着形成や育児面の支援を

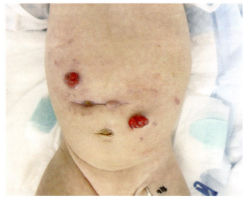

図1 壊死部脱落後のストーマ
スキンレベルのストーマとなった

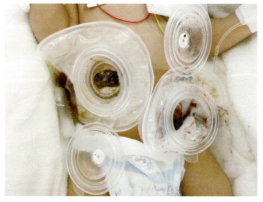

図2 壊死による腸管の黒色変化
ストーマ粘膜が直視できる装具を選択する

早期に開始するほか,「子どもの病状を理解しているか」を確認していきます.自宅でのストーマ管理を視野に入れ,「退院後は誰が主体的に養育をするか」「サポートできる人はいるか」「保育園の通園の有無や養育者の勤務状況」などを聴取していきます.

また,ストーマ装具装着方法の理解度や手技確認,ストーマ部や皮膚状態の観察の方法,異常時の対応を指導していきます.

新生児の術後ケアの実際

Point 1　術直後はストーマを観察しやすい装具を選択する

　ストーマ壊死に限らず,密な観察を行う必要がある場合には,観察しやすい装具を選択します.場合によっては,医師と相談しながら処置のしやすさや直視できるような二品系もしくはカップやジッパーがついている装具を選択します.小児は自分で異常がわからないため,透明なストーマ袋のものが比較的多いのが特徴です（図3）.

　全身状態の安定とともに,活動が増えて股関節を曲げるようになると,新生児の場合には大腿で装具を蹴り上げてしまいます（図4）.もともと腹壁が小さい新生児では,とくに下腹部に造設されたストーマだと,足の動きによって窓付きドレナージ用装具のカップも動き,ストーマ粘膜が傷ついたり装具が剥がれる要因となるため避けます.

図3　新生児用のストーマ袋

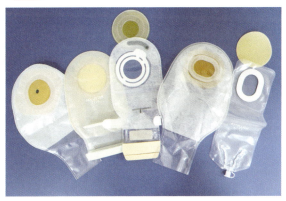

透明なストーマ袋のものが比較的多い

図4　新生児や乳児の足の動き

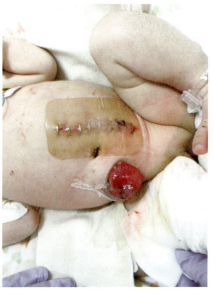

大腿で装具を蹴り上げてしまう

Point 2 ストーマサイズと腹壁，便性に合った装具を選択する

　分離式ストーマで，小腸壊死部が脱落したため高さがないストーマでした．また，腹壁2か所にストーマがあるため，貼付部位を少なくするために面板の小さい装具を選択しました．

　新生児や乳児期前半では，食事は母乳か人工乳のため便性が緩いのが特徴です．くわえて小腸ストーマであるため面板の溶解が早く，ストーマの高さがないため漏れやすく皮膚障害が起こりやすい状況でした．

　そのため，板状皮膚保護剤（バリケア®ウエハー）とストーマ袋（パウチキン新生児用パウチ）を組み合わせて使用したことで中1日交換の管理ができました（図5）．一方，肛門側のストーマは粘膜の乾燥予防のため装具（パウチキン未熟児用パウチ）を装着し，付属の面板で3日ごとの交換を行いました．

図5　Sちゃんのストーマ周囲の皮膚障害

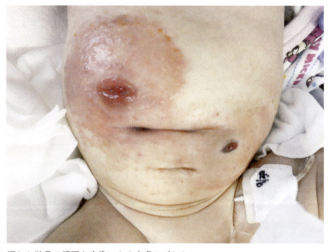

漏れと装具の頻回な交換による皮膚のびらん
A2B3C3：8　D0（ABCD-Stoma®）

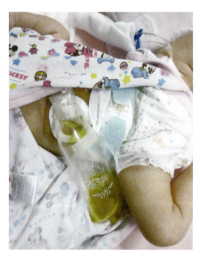

板状皮膚保護剤とストーマ袋を使用

Point 3 ストーマ管理の実施者は家族：発達段階をふまえて指導する

　新生児〜乳児は，ストーマ管理は家族や養育者が行うことになります．自分で異常を察知できず，ストーマを認識しない行動をとる時期であることを念頭におき，発達段階をふまえて指導を行っていくことが必要です（退院前後での家族への指導は，p.180の「ストーマ閉鎖術を受ける小児」を参照）．

事例2

患者：Uちゃん，在胎週数28週，出生体重803g．

日齢2で腹部膨満が見られ，腹部X線でfree airあり．消化管穿孔，胎便性腹膜炎が疑われ緊急手術．小腸閉鎖による穿孔があり，回腸部のストーマ造設術（分離式ストーマ）が実施された．

日齢10でミルク注入開始するが，便の排泄障害があり口側ストーマにチューブを留置し生食洗浄を実施．日齢56で肛門側ストーマにチューブを留置し模擬便の注入を開始．日齢70で口側ストーマからの便を肛門側へ注入開始し，日齢125でストーマ閉鎖術を行った．

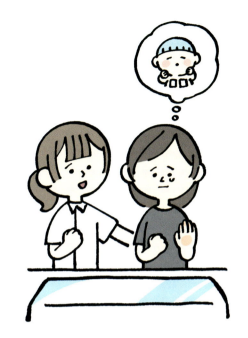

情報収集のポイント

- ☐ 児の全身状態．
- ☐ ストーマからの排泄，肛門からの排泄の有無，便性・便量．
- ☐ 留置物の確認（口側や肛門側のチューブ，ドレーンなど）．
- ☐ 皮膚の状態（面板貼付部やチューブ固定部，周囲皮膚の状態）．
- ☐ 養育者の病状の受け止めや理解度，心理状態．

新生児（低出生体重児）のアセスメント

新生児期のなかでも体重や在胎週数が少ない時期に出生した児では，身体の機能が未熟であるため，心臓や肺，眼，脳などに障害が生じる可能性があります．さらに，手術自体がリスクの高いものとなることや，ストーマ関連では，消化管の通過障害や腸穿孔，狭窄が発生したり，皮膚が成熟していないため表皮形成がなく粘着物の貼付を行えないケースもあり，繊細なケアと密な観察が必要とされます．

Uちゃんの場合には，排便があるまでストーマ装具の装着を行わずワセリンガーゼで

対応し，排便状況と粘着剤が貼れる皮膚状態であるかを観察しながら装具を使用していきました．腹壁も小さく，大人の手のひらに満たない範囲に術後のドレーンやストーマがありますが，皮膚の未熟性から剥離剤や洗浄剤の使用ができない，高温多湿の保育器内環境であること，さらには，触れた刺激で心拍数や血圧が変化することもあります．侵襲を少なくするために，ケアは時間をかけずに手早く行うことが必要であり，十分な準備を整えてから装具交換を行うことが大切です．

新生児期の特殊なストーマ管理として，肛門側のストーマに便や模擬便，栄養剤を注入することがあります．肛門側のストーマに注入することで腸管の萎縮を防止し，体重増加や腸管の成長が期待されます．肛門側のストーマから注入するようになると，肛門からの排泄がみられるか確認します．

Uちゃんは最初は模擬便の注入，その後，ストーマ袋から回収した便を肛門側へ注入しました．チューブ留置をしているストーマ管理は装具が剥がれやすく装具交換に時間がかかるため，児に過度なストレスを与えないようにする必要があります．

新生児（低出生体重児）の術後ケアの実際

Point 1 状況によってストーマ装具を貼らない

低出生体重児は，腸管が薄く手術もできるだけ短時間で行うため，腸管を翻転させずに漿膜が見えている状態でいることがあります．手術直後は便が少ないことや循環動態が不安定であること，または，全身状態が安定するまではストーマ装具を貼付せず，ガーゼで保護することがあります（図6）．ガーゼで保護する場合には，ワセリンをガーゼに塗布し，粘膜に固着しないように注意します．

また，低出生体重児は表皮形成が未熟で経皮吸収作用が高いという理由から，洗浄剤や剥離剤は使用しません．洗浄時には温かい生理食塩液を流して押さえ拭きする程度にとどめ，皮膚が成熟してから少しずつ洗浄剤を使用していきます．

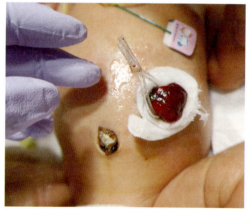

図6 ワセリンガーゼによる保護

ワセリンを塗布し，ガーゼが粘膜に固着しないように注意する

Point 2　小さい腹壁に合わせたストーマ装具を使用する

腹壁に，手術創，ドレーン，ストーマ，臍があり，臍は脱落していないこともあります（図7）．

面板を平面で貼付できる面積がとれないこともよくあるため，ドレーンや臍を避けて装具を貼付できるよう，面板を腹壁の状態に合わせてカットしたり，面板の外側を極力小さくカットし貼付できるよう工夫します．

Uちゃんの場合は，臍とストーマの間隔が1cmであったため，パウチキン未熟児用パウチの粘着テープ部（幅1cm）を幅7mmに切り，付属の面板を合わせてカットし使用しました．

図7　低出生体重児の腹壁

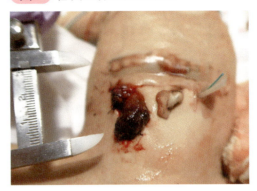

臍は脱落していないこともある

Point 3　肛門側ストーマからの便や模擬便注入時の工夫

ストーマ閉鎖が行えるようになるまで注入を行いますが，管理上難渋することも多い処置です．チューブを留置して持続注入や間欠注入する方法や，注入ごとにネラトンカテーテルを挿入する方法など，子どもの状態や各施設で方法はさまざまです．

留置物が多いほどストーマ装具管理は難しくなりますが，窓付きやジッパータイプのドレナージ用装具や，ストーマ袋に穴を開けてチューブを通したり，チューブが引き込まれないよう糸で固定を行います．

Uちゃんは，袋からチューブを出してゴムで固定をすることで，袋からの便漏れの予防と，チューブを糸で固定し，付属の面板から板状皮膚保護剤（バリケア®ウエハー）に変更し3日目交換が可能となりました（図8-1）．注入用ホールのある装具も販売されています（図8-2）．

図8　注入時の工夫

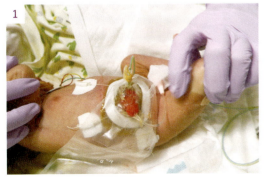

1
チューブが引き込まれないよう糸で固定する

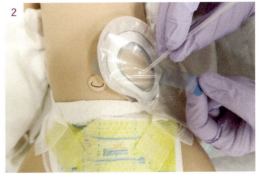

2
注入用ホールのある装具

患者・家族からの質問にどう答える?

Q.01
母乳だと便が緩いのですが大丈夫ですか?

Answer
人工乳に比べて母乳のほうが便が緩くなる傾向にありますが,母乳を制限する必要はありません.
必要であれば,便性に合わせて装具を変更していきます.

Q.02
「体重が増えたらストーマ閉鎖する」と先生が言ってました.その間,装具にかかるお金は補助が受けられますか?

Answer
原則,一時的ストーマは装具の助成金が出ません.

小児慢性特定疾病に含まれる疾患に関しては,自治体によって一時的ストーマでもストーマ装具の給付金があるため該当する場合には案内しましょう.また,ストーマ装具の購入費用は医療費控除の対象となります.

指導・教育にあたってのポイント

1 両親へのかかわり

小児の場合,セルフケアを始める幼児後期以前は,家族や養育者,医療スタッフがすべてケアを行います.新生児期のストーマ造設では,産後,子どもと離れた場所で入院中の場合は,子どもの姿が見られないなか,子どもの治療が進められていくこともあります.

ストーマ管理の指導以前に,そういった母親の不安を軽減できるようなかかわりが必要です.父親が医療者と直接話をすることが多いですが,父親自身も子どもや妻への心配,治療の決定など多くの不安を抱えているため,ていねいに説明していくことが大切です.

とくに,出生体重が1,500g未満の極低出生体重児,1,000g未満の超低出生体重児,早産児では入院期間は数か月にも及ぶこともあります.その入院期間中にストーマ閉鎖術を行うことがあり,どこまで介入するかは子どもの全身状態や養育者の意向,体調,心理状態を考慮しながらストーマ管理の指導を行っていきます.

2 低出生体重児へのかかわり

新生児，とくに低出生体重児のストーマ造設の術後ケアでは，全身状態が不安定であり，外部からの刺激で循環動態の変動をきたすことがあります．また，厳重な体温・湿度の管理が必要とされます．ケアは短時間で済ませられるよう，十分な準備を行い手早く確実に行えるようにします（図9-1）．

また，身体機能が未熟であり，皮膚が成熟していないため摩擦や粘着剤の剝離による皮膚損傷や水疱形成が起こりやすい状態です（図9-2）．

狭い腹壁にドレーンや創部，ストーマがあることや，心臓の手術を控えている場合は，ストーマの位置を極力胸から遠い所に造設することがあります．そのため平面が得られにくい状態です．ストーマからの排便がなければワセリンガーゼで対応しますが，排便が見られたら周囲の汚染を予防するようストーマ袋を貼付する，貼付できなければ清潔野を確実に保護することが必要です．

3 装具の選択

治療計画で退院後に成長を待ってストーマ閉鎖術を予定している場合には，家族指導を行います．全身状態や養育者の心理面に考慮するほか，母親だけではなく父親の参加や周囲のサポートはあるか，装具にかかる費用を捻出できる環境であるか等の情報を収集します．場合によっては装具の選択を見直します．

ストーマ装具の選択は，新生児〜乳児ならではの緩い便性であることに加え，小腸ストーマでは水様便で便量も増えます．溶解の程度を見ながら皮膚保護剤を決定していきますが，粘着力の強いものは皮膚障害を起こしやすいため避け，便量や排ガスに見合ったストーマ袋を選択します．

また，自分で異常がわからない時期は，積極的に交換間隔を長くとることはありません．退院に向けた必要な装具の購入は成長によって装具変更する可能性があるため，1〜2か月程度にとどめます．

図9 低出生体重児の術後ケア

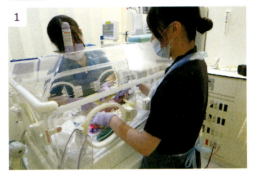

クベース内で装具を交換する

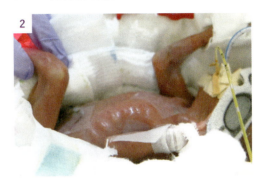

低出生体重児の皮膚は脆弱な状態である

引用・参考文献
1) 日本小児ストーマ・排泄・創傷管理研究会学術委員会編：小児創傷・オストミー・失禁（WOC）管理の実際．改訂版，東京医学社，2019．
2) 特集/各種小児消化管ストーマ作成の適応と術式・合併症．小児外科，50(9)，2018．
3) 特集/私の施設の術前・術後管理（ICから退院指導まで）．小児外科，50(10)，2018．

（二ッ橋 未来）

memo

Part 3

退院後の患者

セルフケア・スキンケア指導を中心に

- ストーマ外来とその役割，在宅患者のケア
- 化学療法を受ける患者
- 放射線治療を受ける患者
- ストーマ周囲の瘙痒が強い患者
- 一時的ストーマを造設しストーマ閉鎖術予定の患者
- ストーマ閉鎖術を受ける小児
- がん終末期にある患者
- 災害時のストーマケア

退院後の患者 01

ストーマ外来とその役割，在宅患者のケア

ストーマ外来での継続サポート

　ストーマ外来は，術前から術後，退院後も継続的にストーマリハビリテーションの促進を支援する専門の外来です．

　近年，在院日数の短縮により限られた短い入院期間で，ストーマ装具交換の手技習得や退院後の生活を見据えた日常生活に関する情報，指導などを行わなければなりません．しかし，入院中に十分に習得できないまま退院を迎えることも少なくありません．また，退院してストーマとともに生活を始めると，入院中には想像していなかった出来事に遭遇したり，新たな疑問や不安が出てくることもあります．ストーマ外来では，入院中に習得できなかったセルフケア支援や日常生活などについて，継続的なサポートを行います．

　たとえストーマ造設前にストーマ造設を受け入れていたように見えても，いざストーマを造設した自身の身体の変化を目の当たりにすると，絶望感や喪失感などのさまざまな感情が表出します．無事に退院を迎えても，ストーマ造設に対し精神的にも後ろ向きになることもあります．ストーマ造設後の心理状況や身体状況も確認しながら，患者の抱く不安や悩みを傾聴することも，ストーマ外来で支援する役割のひとつです．

1 セルフケア確立のための支援

　入院中にマスターできなかったセルフケアを確立するために，ストーマ装具交換の手順や手技を確認したり，一連の流れの手技が確立できるよう支援します．入院中にできたことやできなかったことなど看護サマリーへ記載がされていると，外来での支援も効率よく効果的に実施することができます（表1）．

　現在使用中のストーマ装具が継続して使用できるかどうかも評価しなければいけません．もし変更が必要となる場合には，使用時に困らないようにストーマ装具の特徴や使用方法などもお伝えします．

表1　看護サマリーに記載しておきたい内容

❶退院時のストーマ装具の製品名（製品番号）
❷セルフケアの習得状況（とくに外来でのフォローが必要な項目など）
❸日常生活支援の内容（確認やフォローが必要な項目など）
❹身体障害者手帳申請状況

図1　当院のストーマ外来の設備・整備

❶ガイドブック

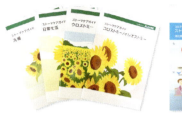

❷よく使用するストーマ装具

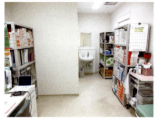
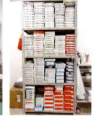

❸水まわり・トイレ

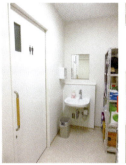
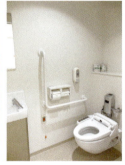

❹ケアで使用するワゴン

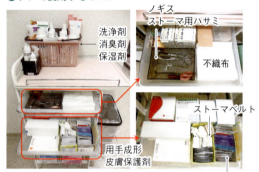

2 異常の早期発見と対応（ケアや治療）

ストーマ外来では，ストーマ合併症やストーマ周囲の皮膚障害など，異常の早期発見ができ，すぐに対応することができます．

ストーマの管理方法等によって生じた問題であれば，管理の見直しも必要になってきます．場合によっては，管理方法を変更しなければいけない場合や新たに管理を追加しなければならない場合もあります．

化学療法中の皮膚障害や晩期合併症などが発生している場合には，医師への報告も必要です．その症状によっては医師と連携をはかりながら，現状の管理方法を検討しなければなりません．

3 ストーマ外来の設備や整備

ストーマ外来では，使用しているストーマ装具を基本的に持参してもらいます．

しかし，ストーマ外来の設備や整備として，ケアに必要な洗浄剤や保湿剤，不織布など準備が必要です．ストーマ装具の種類は非常に多いので，すべて取りそろえておくことは困難ですが，各施設で日頃よく使用しているストーマ装具のおおよその種類や規格は取りそろえておくとよいでしょう．

また，各メーカーの製品カタログやパンフレットを用意しておき，製品番号など把握できるようにしておくとよいでしょう（図1）．

表2　ストーマ外来受診の目安

	受診間隔の目安
退院後	・退院後2週間程度（退院後の診療科の初回受診日に合わせ同日）
3～4か月ころまで	・1～2か月に1回（診療科の受診日に合わせ同日）
4か月～1年ころまで	・2～3か月に1回（診療科の受診日に合わせ同日，もしくは希望される日）
1年以降	・3～6か月～1年に1回（診療科の受診日に合わせ同日，もしくは希望される日）
化学療法中	・1～1.5か月に1回程度（化学療法投与の受診日に合わせ同日）

※皮膚障害や合併症がある場合では，その状況によって受診間隔が変わる

4 日常生活，社会復帰支援

　ストーマを造設してからの1年間は，すべてが初めて迎えるイベントとなるので，想像していなかった問題や疑問などが新たに出てくることもあります．食事や排泄状況，入浴や散歩などの自宅での日常生活を，会話のなかから引き出していく必要があります．

　一見，世間話のように感じるかもしれませんが，その会話のなかから，造設前と同じとはいかないまでも，少しでも造設前に近い状況での生活が送れるよう支援していかなければなりません．

　就業や学校生活においても，不測の事態が発生した場合の対応策など，職場や学校の設備などの環境やケアにあてられる時間的な都合を伺いながら，制限された状況でもケアが可能な方法を一緒に考えることも支援のひとつです．

　ストーマとともに生活をしていくなかで，ストーマ保有者として主体性が高まるよう，ケア方法など自己管理が良好な場合には，ストーマ外来の受診間隔など，自己決定できるような促しも大切です（表2）．

5 情報提供

　ストーマ用品の最新情報や患者会などを紹介し，情報を提供します．

　ストーマ外来は，施設によって「ストーマ外来」や「スキンケア外来」「看護相談室」など名称がさまざまです．ストーマ外来を併設している施設は，各施設や日本創傷・オストミー・失禁管理学会のホームページで検索し確認することができます

在宅支援が必要な場合のストーマケア

　在宅医療・介護あんしん2012では，「できる限り，住み慣れた地域で必要な医療・介護サービスを受けつつ，安心して自分らしい生活を実現できる社会を目指す」[4)]との指針が示されています．近年の在院日数の短縮により，ストーマ装具交換の手技習得の支援や日常生活に関する情報提供など，限られた入院期間で行わなければなりません．

　しかし，実際はストーマ装具交換の手技が十分に習得できないまま退院を迎えること

表3 退院前訪問と退院後訪問

	退院前訪問	退院後訪問
診療報酬	・退院前訪問指導料 580点	・退院後訪問指導料 580点（1日につき）
算定要件	・当該入院中1回（入院後早期に退院前訪問指導の必要がある場合は2回）	・退院後1か月以内に限り5回まで ・要介護被保険者等および看護師等が配置されている特別養護老人ホーム・指定障害者支援施設等の入所者（保健医療機関を除く）
目的	・生活環境の把握 ・退院に向け必要となる支援の把握 ・（自立が必要な支援） ・退院後に必要となりそうな支援の内容検討	・退院後のケア内容の確認 ・困り事や不安などの確認 ・不足している支援の把握 ・入院中に支援したケア内容の振り返り

文献6）p.178-184を参考に作成

や，社会復帰用の装具が決定しないまま退院を迎える場合も少なくありません．

在宅医療を必要とする者は2025年には29万人と推計され，約12万人増えることが見込まれる[5)]とされています．患者自身もしくは家族でストーマ管理が可能な場合には，ストーマ外来に通院しながらストーマ管理方法の習得を目指すこともできます．しかし，入院中から退院後の生活を見据えて，「どんな支援が必要なのか」「いま受けている支援はあるのか」など早期から効率よく地域との連携を進めながら，退院調整を行う必要があります．

1 退院前訪問や退院後訪問を活用する

退院前訪問や退院後訪問を通して必要な事項を支援することで診療報酬が算定できるようになり，急性期の医療機関の看護師でも，入院中のみならず退院後の生活を見据えた継続的な支援が行えるようになりました（**表3**）．

ストーマ保有者が自宅でどのような生活を送っているかを，医師や看護師など医療者は想像しにくい現状があります．とくに近年では独居高齢者や高齢者世帯も増えているの

で，退院前訪問や退院後訪問の活用は，在宅での生活に合わせた支援を行うための重要なカギとなります．

退院前訪問を行い，実際に自宅に伺って，自宅での生活環境を把握できるとよいでしょう．そして，より必要となる支援を見出し，入院中から退院後の生活を見据えたケア支援を計画し，安心した日常生活が送れるよう入院中のストーマケアを進めていきましょう．

退院後訪問では，退院後に自宅に戻り「自宅に戻って困っていることはないか」「入院中に支援したケアが継続できているのか」などを伺い，実際にどんな生活を送られているかを確認しながら，ご自宅で支援を行うことができます．

また，入院中に支援できなかったことや不足していたことなども支援できる機会となります．実際の生活を見ることで，入院中に支援したケア内容を振り返るよい機会にもなり，入院中のケアに責任をもつことにつながり，次回への課題も見えてくるでしょう．

ただし，ご自宅に伺うことや入院中のケアの振り返りが退院後訪問の目的にならないよう，患者支援の目的を明確にして訪問しま

しょう．

　在宅支援が必要な場合，それぞれ必要とする支援は異なります．自立を促しながら何を必要としているのかを見極めて支援を行う必要があります．入院中から皮膚・排泄ケア認定看護師や関連部門，地域連携部門と連携しながら情報共有を進め，住み慣れた場所で生活が続けられるよう必要な支援に合わせた具体的なケアを提供していきましょう．

2 定期的にストーマ外来を利用する

　ストーマ外来の役割はストーマ合併症やストーマ周囲の皮膚障害など異常を早期に発見し，対応するだけでなく，入院中にマスターできなかったストーマ装具交換の手技確立に向けた支援をする場でもあります．また，日常生活を送るなかで生じた問題や疑問などに対応することも重要な役割の1つです．退院してからのストーマケアが自己流になっていないかなど手技の確認も行います（図2）．

　とくに独居高齢者では，ご自身のちょっとした異変に気づかず生活を送っていることもあります．そのため，ストーマ外来での会話や服装，言動から，体調の変化や認知機能に変化がないかなどを確認します．このまま，自宅で生活が可能かどうか，また日常生活に支障が生じていないか，必要とする支援はないかなど確認し検討することも必要です（図3）．

　さらに，身体機能面だけでなく経済面での不安を抱えている場合には，医療ソーシャルワーカーなど地域連携部門とも連携をはかる必要があります．

3 ストーマ装具の交換日をデイサービスや訪問看護を利用する日に合わせる

　最近では，デイサービスや訪問看護を利用して，ストーマ装具を交換される方が増えています．訪問看護やデイサービス，入浴サービスを利用する日は人により異なりますが，使用しているストーマ装具の装着目安を考慮しながら，訪問看護やデイサービス，入浴サービスを利用する日（利用時に交換）に交換日を設定するのもよいでしょう．

　サービスを利用することで，介護者の負担の軽減にもつながります．交換間隔を長くとれる中長期用のストーマ装具を使用するのも

図2　手技の確認の例

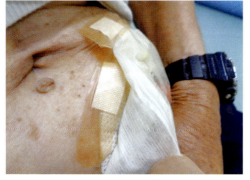

外縁部の剥がれが心配で絆創膏を貼付していた

図3　必要な支援の確認

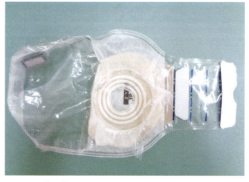

ストーマ袋が使用できない状態にカットされており，検査の結果，脳転移が見つかった

図4 ストーマ装具交換日の確認

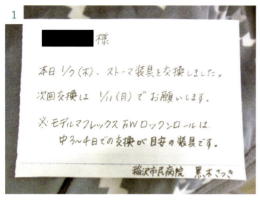

気づきメモの例．訪問看護師やデイサービス利用時など，誰でもわかるようにメモを残しておく

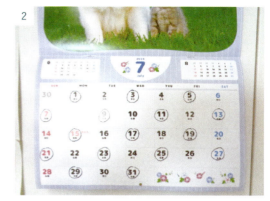

カレンダーの活用．ストーマ装具交換日に○を付けてわかるようにしておく

図5 ストーマ装具の事前準備（カット）

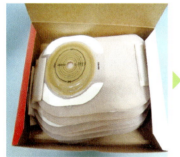 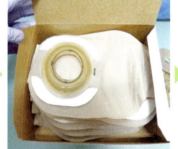 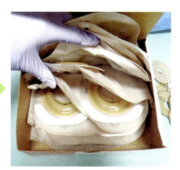

化学療法により指先に力が入らず，ホールカットが困難なためストーマ外来受診時に1箱（10枚）ホールカットを行った

よいでしょう．

また，ストーマ装具交換の日付や交換時の気づきなどをメモに残しておくと，誰が見てもわかります（図4-1）．カレンダーに交換日を記しておくのもよいでしょう（図4-2）．

4 数枚もしくは余分にホールカットしておく

デイサービスを利用している方も多く，自宅では交換されない場合もあります．

デイサービス利用時でも，ホールカットの大きさに戸惑うこともなく交換できるよう，事前にカットしたものを持参して利用しましょう．独居高齢者や高齢者世帯でホールカットに難渋する場合など，ストーマ外来受診時や訪問看護利用時などに，事前にカットしておくこともよいでしょう（図5）．

また，手指の巧緻性が低下している場合や化学療法により手指にしびれや倦怠感が強い場合，ホールカットサイズが複雑な場合には，ハサミを使って自身でカットすることが難しくなる場合があります．予期せぬ漏れなどの交換時にも困らないように数枚，事前にホールカットをしておくとよいでしょう．ただし，ストーマサイズが変化するような場合には，数枚のカットにとどめておきましょう．

図6 チャック付きの袋の活用

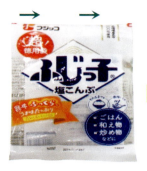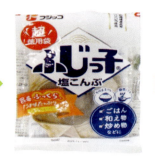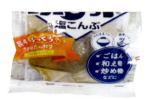

使い終わったチャック付きの袋に，剝がした装具を折りたたんで入れて捨てる

5 チャック付の袋に入れて廃棄する

　交換したストーマ装具を破棄する際に，新聞紙に包んだりビニール袋に入れたりするなど，臭いが漏れない工夫をして処理していると思いますが，しっかり封をして閉じ込めたつもりでも臭いを感じることがあります．

　近年よく見かける，持ち運びに便利な密閉できる「チャック付きの袋」のお菓子や食品などの製品が発売されています．

　湿気らないのはもちろんのこと，お菓子や食品のにおいも漏れないように設計されているので，交換した（使用後の）ストーマ袋を「チャック付きの袋」に入れることで，臭いが漏れずに破棄することができます（図6）．

引用・参考文献

1) 日本ストーマ・排泄リハビリテーション学会編：ストーマ・排泄リハビリテーション学用語集．第3版，p.30，金原出版，2015．
2) 作間久美：ストーマ外来の意義と役割．ストーマリハビリテーション 基礎と実際，第3版（ストーマリハビリテーション講習会実行委員会編），p.315-320，金原出版，2016．
3) 松原康美：ストーマ外来における継続ケア．ストーマケア実践ガイド――術前から始める継続看護（松原康美編），p.152-157，学研メディカル秀潤社，2013．
4) 厚生労働省：在宅医療・介護推進プロジェクトチーム――在宅医療・介護の推進について．https://www.mhlw.go.jp/seisakunitsuite/bunya/kenkou_iryou/iryou/zaitaku/dl/zaitakuiryou_all.pdf（2024年9月閲覧）
5) 厚生労働省医政局指導課：在宅医療推進室――在宅医療の最近の動向．https://www.mhlw.go.jp/seisakunitsuite/bunya/kenkou_iryou/iryou/zaitaku/dl/h24_0711_01.pdf（2024年9月閲覧）
6) 熊谷英子：地域連携の具体的な進め方．ストーマケア ガイドブック（日本創傷・オストミー・失禁管理学会編），p.178-184，照林社，2024．

（黒木さつき）

退院後の患者 02

化学療法を受ける患者

事例

患者：Aさん，70代，男性．

直腸がんと診断され，術前化学療法（Pmab＋FOLFIRI）8クール施行．

その後，腹腔鏡下低位前方切除術，回腸ストーマ造設術を施行．術後約2か月よりPmab＋FOLFIRIを再開する．

入院中からストーマ装具交換などの管理も自己でできており，退院後もおおむね良好に管理されている．

Pmab＋FOLFIRI療法

分子標的治療薬であるパニツムマブを併用し，イリノテカン，レボホリナートカルシウム，フルオロウラシルを点滴静注し，さらにフルオロウラシルを46時間持続静注する，1コース14日の投与スケジュールで実施する化学療法．

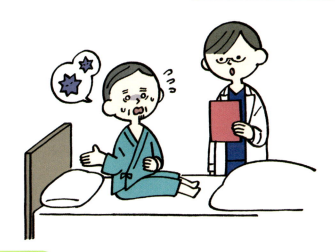

情報収集のポイント

- ☐ どのような化学療法をいつから行っているのか．
- ☐ 化学療法に対する理解はどの程度か．
- ☐ 日常生活に支障をきたしていることはないか．
- ☐ ケア時の行動やしぐさからケアのしにくさを感じていないか．
- ☐ ストーマケアを適切に遂行できているか．

退院後の患者　02　化学療法を受ける患者

患者は自身が受ける化学療法に伴うさまざまな影響について医師や薬剤師から情報を得ます．また，最近ではインターネットからも多くの情報を調べることもできるため，ストーマケアを行う看護師は，化学療法がストーマケアに及ぼす影響についての知識をもっておかなければなりません．

近年では，外来で化学療法を行うことも増えています．化学療法開始前にカルテからの情報を確認し，全身状態や病気の進行状況，化学療法の種類によって生じやすい副作用を把握しておくとよいでしょう．

「皮膚障害の程度や日常生活への影響がないか」なども確認しておきます．

化学療法を受けている患者のアセスメント

化学療法には，機能の温存を目的とした術前化学療法，再発の予防を目的とした術後補助療法，切除不能や再発がんに対する症状緩和を目的としたものがあります．

化学療法の薬剤による副作用の出現程度や重症度には個人差がありますが，ストーマ保有者にも影響を及ぼす副作用があります（表1）．そのなかでも，ざ瘡様皮疹や乾燥，色素沈着などの皮膚障害，下痢，爪囲炎や手足症候群などはストーマケアにも影響を及ぼします．

Aさんは術前の化学療法，術後補助療法として化学療法を受けていました．外来受診時には，ざ瘡様皮疹の状態や程度，ケア時の指先の動きなどストーマケアに支障をきたしていないかを確認しました．現在出現している副作用の症状や程度を考えながら，必要なケアをアセスメントし，Aさんが無理なく実施できるケア内容を提案し，一緒に考えました．

表1　化学療法の種類と副作用

症状	一般名（商品名）
下痢	・フルオロウラシル（5-FU）
	・カペシタビン（ゼローダ®）
	・イリノテカン（トポテシン®，カンプト®）
	・レゴラフェニブ（スチバーガ®）
色素沈着	・フルオロウラシル（5-FU）
	・カペシタビン（ゼローダ®）
ざ瘡様皮疹	・セツキシマブ（アービタックス®）
	・パニツムマブ（ベクティビックス®）
爪囲炎	・セツキシマブ（アービタックス®）
	・パニツムマブ（ベクティビックス®）
手足症候群	・フルオロウラシル（5-FU）
	・カペシタビン（ゼローダ®）
	・レゴラフェニブ（スチバーガ®）
	・テガフール・ギメラシル・オテラシルカリウム（ティーエスワン®）

Point 1　ざ瘡様皮疹の症状の程度などを確認する

ざ瘡様皮疹（図1）は，顔面や前胸部，背部などの上半身に出現しやすく，ストーマ周囲皮膚に限定して出現することはありません．

比較的，ストーマ周囲の皮膚への影響は少ないようですが，ストーマ周囲の皮膚にも出現することがあるので，ストーマ周囲の皮膚の状態と出現している部位を比較しながら，ケアを進めていくことが必要です．出現範囲

の拡大や症状の程度などを確認します．

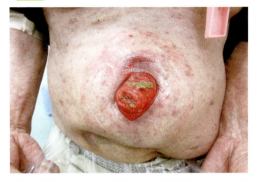

図1 Aさんのざ瘡様皮疹

面板貼付部に出現したざ瘡様皮疹．出現範囲の拡大や症状の程度などを確認する．A1B0C0：1　D0（ABCD-Stoma®）

Point 2　下痢によるストーマ周囲の皮膚状態をアセスメントする

　下痢は，ストーマ周囲皮膚のびらんを起こしやすく，ストーマケアへの影響も出てきます．びらんにより滲出液を伴うため，面板の安定した貼付ができなくなることで便が潜り込みやすくなり，びらんを悪化させてしまいます（図2）．

　下痢の程度や頻度を確認しながらストーマ周囲の皮膚の状態をアセスメントし，「現在のケアが継続できるのか」「ケアの追加や変更が必要となるのか」もあわせて検討します．

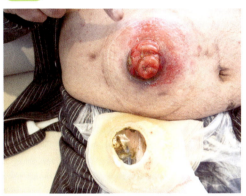

図2 Aさんの下痢によるびらん

ストーマ周囲の皮膚の状態をアセスメントする．
A2B2C0：4　D0（ABCD-Stoma®）

Point 3　爪囲炎や手足症候群によるストーマケアへの影響を確認する

　日常生活では指先を非常によく使用します．指先のしびれや皮膚のひび割れ，爪の周りの炎症は，日頃の日常生活動作に支障をきたしやすく，ストーマケアにおいても，排泄物の処理やストーマ装具の除去，清潔ケアなど，指先を使用する場面が多いです．

　「手指の状態からストーマケアに及ぼす影響がないか」について，かかわりを通し，言動も観察しながらケアにつなげていく必要があります（図3）．

図3 爪囲炎，皮膚の亀裂

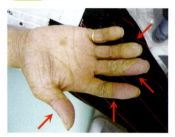

角質がめくれているが，疼痛を伴わない（Grade 1）

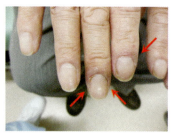

左第2指と第3指の爪囲炎（Grade 2）

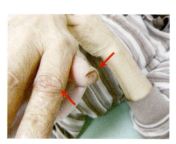

右母指の皮膚の亀裂（Grade 3）

退院後ケアの実際

Point 1 装具交換による剥離刺激を最小限にとどめる

　ざ瘡様皮疹は，ストーマ周囲の皮膚へは影響が少ないようですが，ストーマ装具交換による剥離刺激を最小限にとどめるため，より愛護的に除去することに加え，さらにアルコールを含有していない剥離剤を用いて面板を除去することをお勧めします（図4）．

　剥離剤にはスプレータイプや滴下タイプ，ワイプタイプなどの種類がありますが，爪囲炎や手足症候群などの指先の状態に合わせて，どの剥離剤が使いやすいのかを選択しま

図4 剥離剤

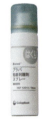

ブラバ®
粘着剥離剤スプレー
（コロプラスト）

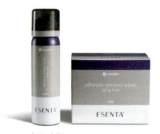

エセンタ™
粘着剥離剤
（コンバテック ジャパン）

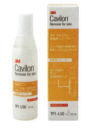

3M™キャビロン™
皮膚用リムーバー 滴下タイプ
（ソルベンタム）

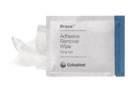

ブラバ®粘着剥離剤ワイプ
（コロプラスト）

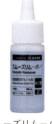

スムーズリムーバー®
（アルケア）

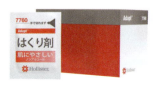

アダプト®剥離剤パック
（ホリスター）

表2 皮膚剥離剤の種類による特徴

	利点	欠点
スプレータイプ	・一度のスプレーで広範囲に噴霧できる ・剥離剤に直接触れることなく噴霧できる	・指先に力が入らない場合や指先の皮膚に亀裂がある場合は，スプレーを押す際に痛みを感じることがある
滴下タイプ	・ボトルを傾けるだけで力は不要	・使用する以上に多量に流出することがある
ワイプタイプ	・個包装でいつでも清潔が保てる ・持ち運びに便利	・剥離時に皮膚への摩擦が加わりやすい ・個包装を開封する際の作業が細かい

す．指の大きさや，指先の巧緻性，ストーマ造設部位によっても使いやすさは異なります．実際に患者に使用してもらい，使いやすいタイプを選んでもらうのもよいでしょう（表2）．

Point 2 ストーマ近接部の皮膚保護剤の耐久性を高める

下痢の場合，ストーマ周囲の皮膚が障害され，容易に発赤やびらんを起こします（図5）．
とくにストーマ近接部は障害を受けやすい部位です．ストーマ近接部にあたる箇所の皮膚保護剤の耐久性を高めるために，リング状に成形されたものや，手でも簡単に形が変えられる用手成形皮膚保護剤を追加します（図6）．

図5 Aさんの下痢のケア

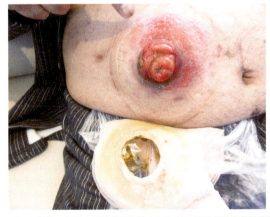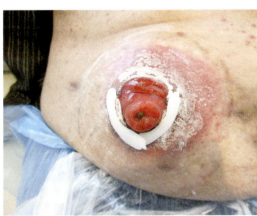

びらん部分に粉状皮膚保護剤を散布した後，用手成形皮膚保護剤を充填した．A2B2C0：4　D0（ABCD-Stoma®）

図6 用手成形皮膚保護剤

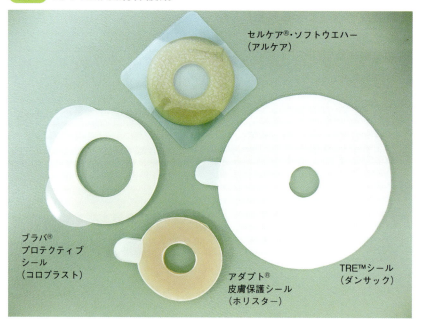

Point 3 爪囲炎・手足症候群によるケアへの支障を確認し見直す

指先に症状が出現すると，いままでできていたケアにも支障をきたすことがあります．症状の程度にもよりますが，いままでのケアを継続できることが理想です．そのためにも，「どんなことにやりづらさを感じているのか」「困っていることはどんなことか」などを具体的に確認し，いままでのケアを改めて見直すことも必要です．

ケアの際には，手先の動かし方や指先の皮膚の変化を実際に見て，聞いて確認します（図7）．

図7 爪囲炎・手足症候群のケア

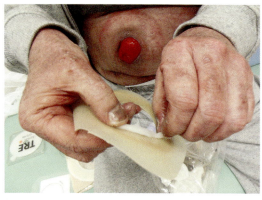
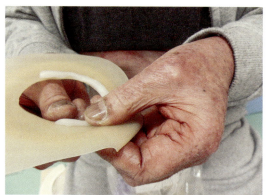

指先の状態を見ながらケア方法を検討する

患者・家族からの*質問*にどう答える?

Q.01
家族として,ストーマケアで
支援できることは何かありますか?

Answer
化学療法による副作用で,体がしんどかったり,
指先のしびれや爪の周りの炎症がでてくることもあります.
積極的に装具交換のお手伝いをしなくても大丈夫ですが,
声をかけていただき,交換する際の準備や環境を整えるなどの
さりげない支援は,ご本人にとっても,とても心強いと思います.

Q.02
化学療法を行うと免疫力が低下することがあるみたいですが,
ストーマからばい菌が入って,
熱が出たりすることはないのですか?

Answer
ストーマ粘膜から体内に,
ばい菌が入ることはないので心配はいりません.

指導・教育にあたってのポイント

1 全身状態と精神状態

化学療法中の患者は,副作用を抱えながら生活していることも多く,倦怠感によって思うように体が動かず,もどかしさを感じていることもあります.また,化学療法の成果によくも悪くも左右され,不安を抱きながら日常生活を送り,ストーマケアを行っています.

全身の状態や精神状態も考慮しながら,ストーマケアを進めていきます.

2 化学療法の副作用と装具交換日など

患者自身が化学療法の副作用の出現の時期やその症状の程度を把握している場合,たとえば,化学療法投与翌日から倦怠感が出現するのであれば,化学療法投与当日の朝にストーマ装具の交換日を調整するなど,そのタイミングに合わせてストーマ管理ができると,化学療法後の身体的負担を軽減すること

ができます.

また,倦怠感が強い場合など,無理をせず翌日に交換日を1日延ばして調整することもでき,患者自身の身体管理も含めて支援していきます(表3).

化学療法の副作用は,患者それぞれ症状や出現の頻度が異なります.患者の訴えるさまざまな症状についても,副作用の出現が当たり前と思わず,真摯な態度で話を聞き,「日常生活やストーマケアへ支障をきたしていることはないか」など確認していくことが大切です.

患者が些細なことでもためらわず話ができるよう,話しやすい雰囲気を作ることも症状を聞き出せるポイントの1つです.

表3 化学療法の副作用とケアのポイント

症状	ケアのポイント
倦怠感	・化学療法の前夜もしくは当日の朝に交換する ・化学療法中は短期用装具でなく中長期用装具を使用する
嘔気・嘔吐	・消臭剤を使用する ・排泄処理やストーマ装具交換時にマスクを着用する ・食前や食直後の排泄処理やストーマ装具交換は控える
下痢	・近接部に用手成形皮膚保護剤を追加し耐久性を高める
ざ瘡様皮疹	・皮膚剥離剤を使用する ・低刺激性もしくは弱酸性の洗浄剤を使用する
爪囲炎・手足症候群	・ハサミを使わず使用できる既成孔に変更する ・細かい作業は追加しない

　　　　はAさんに実施したケア

引用・参考文献
1) 武井尚子:化学療法を受けている患者のストーマケア.ストーマケア実践ガイド――術前から始める継続看護(松原康美編),p.170-177,学研メディカル秀潤社,2013.
2) 松浦信子:化学療法中のケア.ストーマリハビリテーション 基礎と実際(ストーマリハビリテーション講習会実行委員会編),第3版,p.169-174,金原出版,2016.
3) 木下幸子:がん化学療法を受ける患者の皮膚障害のケア――爪囲炎のアセスメントとケア.がん患者の皮膚障害――事例でわかるアセスメントとケアのポイント(祖父江正代編),p.47-51,サイオ出版,2015.

(黒木 さつき)

退院後の患者 03

放射線治療を受ける患者

事例

患者：Bさん，60代，男性

Bさんは，盲腸がん，多発肝転移のため原発腫瘍による腸の狭窄があり，右上腹部に小腸ストーマを造設した．

その後，化学療法を受けていたが，約1年後に多発骨転移となった．仙骨部にも転移が出現し，今後，ADL低下の可能性があったため，緩和照射を開始した．3次元原体照射の2門照射を仙骨部へ30Gy照射することから，照射範囲内にストーマおよびストーマ面板貼付部，小腸の一部が含まれていた．2次的皮膚障害の予防と放射線腸炎の対策について，治療前からケアを行った．

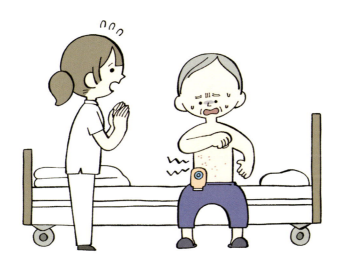

情報収集のポイント

- ☐ 放射線治療の概要ならびにスケジュールの説明内容，患者がどのように放射線治療について理解しているか．
- ☐ 放射線治療の方法（照射範囲，線量）．
- ☐ ストーマに関連した有害事象が起こる可能性の有無．
- ☐ 普段のストーマケアについて．

退院後の患者　03　放射線治療を受ける患者

放射線治療は，治療計画CT※に基づいてスケジュールが決まり，完遂する必要があります．

放射線治療には，腫瘍の根治を目的とした術前・術後の根治放射と，腫瘍進行に伴った諸症状や苦痛を緩和させる目的とした緩和照射があります．そのため，まずは患者さん自身が，病期および放射線治療の目的を理解できているのか確認します．

放射線治療は，腫瘍の状況や病状の進行によって照射の状況が違うため，放射線治療について確認することも必要です．同時に，照射野および線量分布について把握しておくことも非常に大事です．それらを把握しておくと，現在起こっている症状や今後起こる可能性がある症状について対策を立てることができます．

また，患者さんの普段のストーマケアの状況を情報収集することも必要です．使用しているストーマケア用品や交換頻度，交換方法などを情報収集し，普段のスキンケアの状況を確認します．

放射線治療を受ける患者のアセスメント

1 放射線治療の目的と方法

Bさんの放射線治療の目的は，緩和目的の放射線治療でした．仙骨部骨転移があり，疼痛，脊髄圧迫による麻痺，骨折等の症状が今後起こる可能性が予測され，それらの予防のため治療が開始されました．Bさんは，腫瘍自体の根治目的ではなく緩和目的の放射線治療であることを理解していました．

放射線治療の方法は，3次元原体照射（3D-CRT）で，仰臥位で前後からビーム照射を受ける2門照射を受けました（図1）．

2 有害事象：放射性皮膚炎と下痢

放射線治療を行う場合には，放射線治療計画のCT画像から，照射位置と照射分布か

図1　治療CT画像

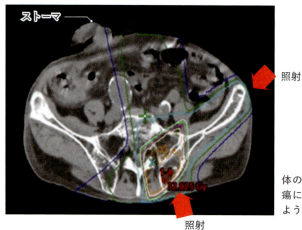

〈線量〉
青の範囲：線量3Gy
緑の範囲：線量10Gy
オレンジの範囲：線量32Gy（最大量）

体の外からオレンジの範囲の腫瘍に放射腺線量が30Gyになるように放射線を当てる

※治療計画CT：治療の放射線の細かな当て方や線量を決めるためのCT撮影

表1　放射線皮膚炎・下痢の評価

	Grade 1	Grade 2	Grade 3	Grade 4	Grade 5
放射線皮膚炎	わずかな紅斑や乾性落屑	・中等度から高度の紅斑：まだらな湿性落屑，ただしほとんどが皺や襞に限局している ・中等度の浮腫	・皺や襞以外の部分の湿性落屑：軽度の外傷や摩擦により出血する	・生命を脅かす：皮膚全層の壊死や潰瘍，病変部より自然に出血する ・皮膚移植を要する	・死亡
下痢	ベースラインと比べて人工肛門からの排泄量が軽度に増加	ベースラインと比べて人工肛門からの排泄量の中等度増加；身の回り以外の日常生活動作の制限	ベースラインと比べて人工肛門からの排泄量の高度増加；身の回りの日常生活動作の制限	生命を脅かす；緊急処置を要する	死亡

有害事象共通用語規準 v5.0 日本語訳 JCOG版より引用，改変
JCOGホームページ http://www.jcog.jp/

表2　部位別の急性有害事象出現線量と耐用線量

部位	急性期有害事象出現線量	症状	耐容線量	晩期有害事象
皮膚（100cm²）	20〜30Gy	乾燥，紅斑	50Gy	毛細血管拡張
小腸		下痢，食欲不振	40〜50Gy	閉塞，穿孔，瘻孔

文献5）より引用・抜粋

ら皮膚にかかる線量を把握することで，放射線治療による有害事象を予測することができます[1]．

ストーマに関連した有害事象は，皮膚への影響と，骨盤内臓器への影響があります．小腸への放射線の感受性が最も高いことから放射線中は下痢になることもあります（表1）．放射線治療の有害事象は，20〜30Gyで急性期有害事象が出現し，晩期有害事象は部位によって異なります（表2）．

Bさんの放射線治療は，背面と側腹部から照射ビームを受け，ストーマおよびストーマ面板貼付部が照射の範囲内にあり，小腸も照射の範囲内に入りました（図1）．ストーマおよびストーマ面板貼付部位に対する影響が最小限となるように，放射線治療が実施され，ストーマへの線量は3Gy，面板貼付部位に対する線量は約10Gy程度でした．小腸に対しては10Gy程度の線量があたりました．そのため図2に示すように，ストーマや面板貼付部に対する照射量は放射性皮膚炎が起こる線量ではありませんでした．

しかし，ストーマ周囲の皮膚は，繰り返さ

図2　ストーマと面板貼付部位に対する線量

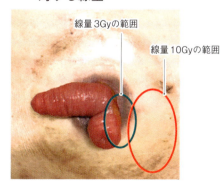

3D-CRT：three-dimensional conformal radiation therapy，3次元原体照射

れるストーマ剝離刺激等により脆弱化していることもあります．そのため，皮膚障害が出現する可能性もあり，予防的なスキンケアが必要となります．小腸に対して線量は約10Gyでしたが，小腸ストーマからの排便量が1,000mL/日程度あり，これ以上排便量が多くなった場合，ストーマ近接部の皮膚障害が起こる可能性がありました．

放射線治療を受ける患者のストーマケア

Point 1 有害事象の有無を確認する

ストーマやストーマ面板貼付部位が放射線治療の範囲になっている場合は，治療計画書をもとに，治療前から「どの程度，影響がでるか」について医師とコミュニケーションをとり，治療中のストーマケアを計画します．治療前には，治療中のストーマケアについて指導を行い，治療中に一度はストーマ外来を受診し，有害事象の有無を確認できるようにします．

放射線治療は，照射野の皮膚表面に厚みがあるものを置くと皮膚表面に線量が集中することにつながる可能性があるため，あらかじめストーマ装具を含めた治療計画を立てています．治療計画CTのときから，便を破棄してストーマ装具をコンパクトに折った状態（図3）で撮影し，治療中は治療計画と同じ状況で遂行できるようにします．

図3 治療計画CTのストーマ装具

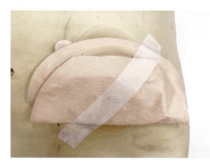

便を破棄し，ストーマ装具をコンパクトに折った状態で撮影する

Point 2 放射線皮膚炎を予防する

放射線皮膚炎には，①放射線照射によって直接的に生じる放射線皮膚炎と，②皮膚の炎症部位に摩擦やずれや刺激が加わって生じる2次的な皮膚炎があります[3]．2次的な皮膚炎は，ストーマ装具の貼付や外縁部のテープ固定，装具の剝離による皮膚への繰り返しの刺激で起こります．そのため，放射線治療を受けている患者のスキンケアの目標は，「Grede 2以上の放射線皮膚炎や2次的皮膚炎の発症を予防でき，放射線治療を完遂できる」[4]とされています．

①装具を優しく剝離する

ストーマ装具を剝離するときは，剝離剤を使用します．ワイプタイプは擦る刺激につながるため，滴下タイプやスプレータイプの使用を推奨します（図4）．

②刺激を抑えて洗浄する

弱酸性の洗浄剤を泡立てて洗浄し流した

図4 剥離剤

擦る刺激につながるワイプタイプではなく,滴下タイプやスプレータイプを推奨する.「指で剥がさないこと」も指導する

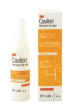

3M™キャビロン™
皮膚用リムーバー
(ソルベンタム)

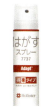

アダプト®剥離スプレー
得楽タイプ
(ホリスター)

図5 皮膚被膜剤

皮膚を保護する目的で使用する

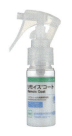

リモイス®コート
(アルケア)

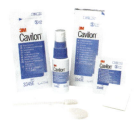

3M™キャビロン™
非アルコール性皮膜
(ソルベンタム)

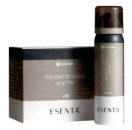

エセンタ™皮膚被膜剤
(コンバテック ジャパン)

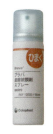

ブラバ®皮膚被膜剤
(コロプラスト)

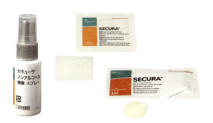

セキューラ®ノンアルコール 被膜
(スミス・アンド・ネフュー)

後,押さえ拭きします.なるべく,皮膚を擦る刺激を抑えることが必要です.そのため,クリーム状の洗浄剤で拭きとる洗浄剤ではなく,石けんタイプの泡で洗浄するものを選択し,洗い流せる刺激の少ない製品を使用します.

③皮膚を保護する

　乾燥が強い場合や,面板剥離時の一時的な紅斑が出現している場合など,皮膚の保護を目的として,皮膚被膜剤(図5)や保湿剤(図6)を使用する場合もあります.

　保湿剤を使用する場合にはローションタイプを選択し,少量使用します.装具が剥がれやすくならないように5分程度時間をおいて,皮膚が乾いてから装具を貼付します.

④装具選択について

　放射線治療を行う場合は,全面皮膚保護剤の装具を推奨します.テープ付き装具は全面皮膚保護剤と比較し,剥離時の皮膚への刺激が強いため推奨しません.また,短期交換用の装具も剥離刺激が多く加わるため,中長期用の装具で週2回程度の交換ができるほうが皮膚への刺激が少ないため推奨します.

　装具を変更する場合は,医師と情報共有し,放射線治療への影響について確認し変更します.

図6 保湿剤

薄く塗布すれば皮膚保護剤を密着することができる

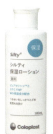

シルティ®保湿ローション
(コロプラスト)

Point 3 放射線腸炎を予防する

放射線治療を受ける患者は，腸炎により下痢になる場合があります．ストーマ造設の場合は，表1のようにGrede 1で排液量が軽度に増加すると示されています．放射線治療中の毎日の外来通院を考慮すると，放射線治療を受けている患者の下痢に対する目標は，Grede 2以上の排便量にならず，下痢による皮膚障害の予防を行うことを目標とします．

①排便の量を測定し排便コントロールを行う

小腸ストーマの場合，1日800〜1,000mL程度の排泄が毎日あります．放射線腸炎になると，排便量が増加し脱水になる可能性もあり，排便量によっては薬剤の使用について医師と検討します．

②用手成形皮膚保護剤を使用し耐久性を維持する

下痢になると，面板と皮膚との間に排泄物が侵入しやすくなり，ストーマ近接部の皮膚保護剤の溶解・膨潤が早まり，皮膚保護剤機能の低下に伴い皮膚障害が起こる可能性があります．そのため，用手成形皮膚保護剤を使用し耐久性を維持します（図7）．

図7 用手成形皮膚保護剤

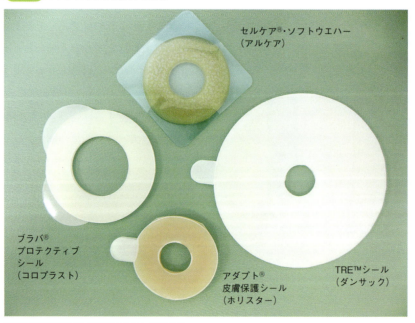

皮膚保護剤の耐久性を維持することができる

患者・家族からの質問にどう答える?

Q.01
放射線治療の治療にかかる時間や治療中に気をつけることはありますか?

Answer
放射線治療は約5分程度かかり、治療中の痛みはありません。
治療中は、決められた位置に放射線が当たるため、
決められた姿勢をとる必要があり、動くことができません。

Q.02
放射線皮膚炎のところに軟膏を塗っていても装具は貼れますか?

Answer
軟膏は少量なら塗って時間を十分おけば装具を貼ることができますが、
ローションタイプのほうが皮膚に対して浸透が早く、乾きやすく、
ストーマ装具を貼っているところに対する影響が少ないため、
ローションタイプのものを使用しましょう。

Q.03
放射線治療をしている近くの皮膚が肌荒れしていますが、
関係ありますか?

Answer
放射線治療による肌への影響は、放射線治療の範囲以外は
放射線の影響は受けないため、他の原因が考えられます。

指導・教育にあたってのポイント

1 治療内容・有害事象の理解

　放射線治療では、放射線治療部で照射範囲や線量分布表を用いて治療の正確な情報を伝え、有害事象に対し注意すべきことを説明してあるため、治療を理解しているか確認し、必要な場合には補足して説明します。

2 治療開始前の注意点

　放射線治療開始前には、照射野にストーマ

袋がかかる場合は，ストーマ袋中の排泄物を破棄し，ストーマ袋内を空にして，治療計画と同じようにコンパクトに折りたたむように指導します．

小腸ストーマの場合は，治療中，排便が出ないよう直前の飲水を避けるようにします．

3 ストーマ装具交換と洗浄

放射線治療中のストーマ装具交換については，愛護的なスキンケアの指導を行い，有害事象の予防ケアが実施できるようにします．

面板を剥離する場合，剥離剤を噴霧した後，5秒ほど装具と皮膚に剥離剤が浸透するのを待ち，ゆっくりと装具と皮膚の間に指を滑りこませるようにして優しく装具を剥離します．

洗浄時は，しっかり石けんを泡立てて，洗浄後，拭きとりではなく洗い流して皮膚に対する摩擦を軽減させる必要があります．洗浄後，水分を拭きとる際にもこすらず，刺激の少ないクッキングペーパーやガーゼ等で押さえ拭きをするように指導します．

4 脱水予防など

放射線腸炎となり，下痢が生じた場合は，使用しているストーマ袋の排液量の目安（図8）を指導し，適切な水分摂取やスポーツドリンク等を推奨し脱水予防を行います．

放射線治療はさまざまな病期で治療が行われているため，ストーマ保有者が安全かつ安心して放射線治療ができるよう支援していく必要があります．

図8　脱水予防

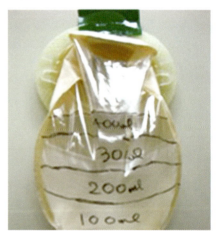

下痢が生じた場合は，ストーマ袋の排液量の目安を指導する

引用・参考文献
1）松浦信子：ストーマ周囲の皮膚障害の予防とケア．月刊ナーシング，42(5)：115, 2022.
2）有害事象共通共通用語基準 v5.0 日本語訳JCOG版．https://jcog.jp/assets/CTCAEv5J_20220901_v25_1.pdf（20248月閲覧）
3）工藤礼子：放射線療法によるストーマ周囲皮膚障害とその対応．WOC Nursing，6(1)：39, 2018.
4）祖父江正代：がん患者のスキンケア②――放射線療法を受けている患者．スキンケアガイドブック（日本創傷・オストミー・失禁管理学会編），p.137, 照林社, 2017.
5）宮前奈央：放射線治療を受ける大腸がん患者に生じる有害事象の特徴と対策．WOC Nursing，8(9), 2020.
6）小澤修一ほか：放射線治療のための物理学――放射線治療計画．やわしくわかる放射線治療学（日本放射線腫瘍学会監）学研メディカル秀潤社，2018.
7）清好志恵：放射線療法による皮膚障害の機序と症状．WOC Nursing，6(6), 2018.

（藤浪 文子）

退院後の患者 04

ストーマ周囲の瘙痒が強い患者

事例

患者：Cさん，70代，男性．独居（ストーマ管理は自分で可能）．難聴（補聴器を使用している）．

便潜血，背部痛にて近医を受診し，当院に紹介受診し，ハルトマン術を施行．退院後は継続してストーマ外来でフォローし，3か月ごとの受診をしている．

ストーマサイズは縦30×横28×高さ10mm．2週間前に装具を試供品（他社製品）に変更していた．定期のストーマ外来受診時，皮膚保護剤部および皮膚保護剤外部の瘙痒感を訴えた．面板を剥がすと皮膚障害が起こっていた（図1）．皮膚保護剤外部には，面板周囲の補強テープによる剥離刺激での発赤が見られた．

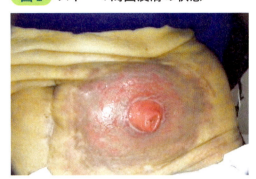

図1 ストーマ周囲皮膚の状態

紅斑，びらんがあり滲出液を認めた
A2B2C2：6　DP（ABCD-Stoma®）

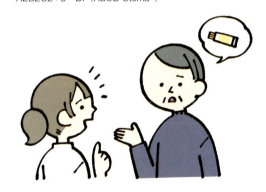

情報収集のポイント

- □ 瘙痒感・皮膚障害の範囲（皮膚保護剤貼付部 or 皮膚保護剤貼付部外部）．
- □ 瘙痒感，皮膚障害がいつごろから起こったか．
- □ 化学療法，放射線療法などをしていないか（カルテより情報収集）．
- □ 装具の変更はしていないか．
- □ 洗浄の方法はどのようにしているか．
- □ 剥離剤，被膜剤を使用しているか．
- □ 面板の補強のためのテープはどのようなものを使用しているか．

表1 瘙痒感の発生要因の整理

❶瘙痒感の状況	❷瘙痒部位の皮膚状況	❸瘙痒部位への皮膚刺激要因
・瘙痒感の発生状況（いつ，どこに，どのように） ・瘙痒の強さ，程度は変化するのか（例：就寝するとかゆみが増強） ・発生部位は部分的か，広範囲か ・瘙痒感は一時的か，持続的か	・発赤，腫脹，熱感，びらん，表皮欠損，潰瘍，色素沈着，乾燥，浸軟（ふやけ）などの有無 ・ストーマ周囲以外の全身的な皮膚状況との関連性 ・瘙痒部位は貼付物と一致しているか，貼付部外に及ぶか	・愛護的ではない剥離方法や不十分な洗浄など，セルフケア手技に関連する要因の有無 ・発汗状況，便（尿）付着の有無 ・装具面板や，テープ類の貼付状況 ・ストーマ袋，固定用ベルトのゴム，ベルトタブなどの皮膚接触

文献1）より引用

　ストーマ周囲皮膚に瘙痒感を生じる原因は，面板による接触性皮膚炎，発汗によるもの，剥離刺激によるものなどさまざまです（表1）．Cさんの場合，皮膚保護剤部に紅斑とびらんを生じており，面板による接触性皮膚炎を疑いました．

　以下のように質問をし，原因をアセスメントしました．

質問	いつごろから，痒みが始まりましたか？
返答	1週間くらい前．3日に1回交換しているけど，前々回に変えたときからです．
質問	装具を変えたりされていませんか？
返答	ちょっと試してみようと思って，いま貼っているのを使いました（他社製品を試している）．
質問	剥離剤は使用していますか？
返答	剥離剤を使っています．ゆっくり剥がしています（周りのテープは剥離剤を使用せず剥がしている）．
質問	ストーマの周りを洗うときは，どのようにされていますか？
返答	泡のボディソープを使っています．洗った後，シャワーで流しています．
質問	被膜剤は使用していますか？
返答	被膜剤を使ったことはないです．

ストーマ周囲の瘙痒が強い患者のアセスメント

　Cさんは，術後2年経過しており，ストーマ管理の手技はおおむね問題ありませんでした．

　Cさんからの返答より，「装具を変更したことによる接触性皮膚炎の可能性がある」とアセスメントをしました．ストーマ用品はさまざまなものがあり，現在ではインターネットの普及で手に入りやすいため，「いろいろ試してみよう」「新しいものを知りたい」と思う患者は少なくありません．Cさんの場合は，装具の種類が異なる会社のものであり，皮膚保護剤の成分の違いにより，皮膚障害が発生したことが考えられます．

　また，面板の補強のために周囲にテープを使用する患者もいます．テープもさまざまなものがあり，テープそのものによる刺激や剥離時の刺激など，皮膚障害を起こしやすい要因の1つです．

　皮膚が脆弱であったり，剥離時の刺激で皮膚剥離のおそれがある患者には，シリコンタイプのテープや皮膚保護剤の補強テープを勧めています（図2）．

図2 剥離刺激を予防するスキンケア用品

●皮膚保護剤の補強テープ

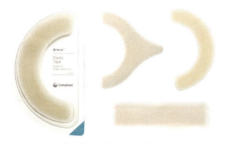

ブラバ®伸縮性皮膚保護テープ
（コロプラスト）

●剥離刺激の少ないテープ

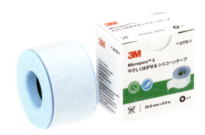

3M™マイクロポア™Sやさしくはがせるシリコーンテープ
（ソルベンタム）

退院後ケアの実際

　皮膚保護剤部にびらんを生じており，滲出液も多く見られた．

　粉状皮膚保護剤をびらん部のみに散布し，さらに「余分な皮膚保護剤が付着した状態で面板を貼付してしまうと，面板が剥がれやすくなるため，余分な粉状皮膚保護剤を払い落としてもらうこと」を説明しました．また，面板剥離時の刺激も皮膚障害の原因である可能性があるため，実際にどのように面板を剥離しているかを確認しましたが，剥離剤を使用されており，面板剥離の手技は問題ありませんでした．

試供品の装具（他社製品）に交換した時期より瘙痒感と皮膚障害を生じていたため，元の装具に戻してもらい，現在使用している装具は使用しないように説明しました．それでも改善しない場合は，別の要因が考えられるため，1週間後にストーマ外来の再診をお願いしました．1週間後には瘙痒感・びらんは軽減しており，1か月後には消失していました（図3）．

図3 1か月後のストーマ周囲皮膚の状態

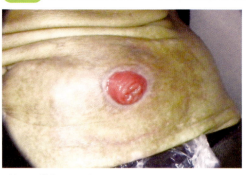

びらんは消失していた
A0B0C0：0　DP（ABCD-Stoma®）

ワンポイントアドバイス

粉状皮膚保護剤の特徴と使用方法

❶特徴

　粉状皮膚保護剤は，親水性ポリマーのみでできています．親水性ポリマーは，水に対して吸収，溶解，膨潤などの作用をもち，水分を吸うとゲル状に変化して皮膚に密着します．びらん部に散布することで，その滲出液を吸収し，ゲル化することで皮膚を守り，治癒を促進させる効果があります．

❷使用方法

　粉状皮膚保護剤は，ストーマ粘膜皮膚離開が生じた際にストーマ周囲の隙間を埋めたり，びらんが生じた部位に散布して使用します．注意点として，健常皮膚に散布してしまうと面板の粘着力を低下させ，面板が剥がれやすくなってしまうため，余分な粉状皮膚保護剤をしっかり払い落すようにします．その際にストーマ粘膜に付着しても問題ありません．

患者・家族からの*質問*にどう答える？

Q.01
痒いときやブツブツができたときは，市販の薬を塗ってもよいですか？

Answer
市販の薬は，軟膏やクリーム状のものが多いので，装具の面板の粘着力が低下してしまい，剥がれやすくなります．皮膚障害の悪化にもつながるので，皮膚の症状にあった薬剤を使ってもらう必要があります．早めに外来受診をし，医師に診てもらうようにしましょう．

　皮膚保護剤部や皮膚保護剤外部に発赤やびらんを生じ，瘙痒感や疼痛がある場合は，医師に相談し，ステロイドローションを処方することがあります．
　面板を貼付する部位に薬剤を使用する場合は，軟膏やクリームではなく，ローションタイプの薬剤を選択します．軟膏やクリームの薬剤は，面板の粘着力を低下させるため，貼付できなくなります．ステロイドローションを使用する場合でも，ごく少量を塗り広げ，しっかり乾かしてから面板を貼付するように説明をします．
　また，ステロイドローションを長期に使用すると真菌感染のリスクが高まるので，発赤やびらんが治癒したら使用を中止するよう説明しています．

Q.02
ベビーパウダーを塗ってから袋を貼っています．皮膚を守るでしょうか？

Answer
ベビーパウダーは，あせもなどの予防に皮膚に使用する粉末ですので，皮膚保護剤ではありません．ストーマ周囲には使用しないでください．また，面板の粘着力が低下してしまうので，剥がれやすくなってしまいます．

　高齢者の方がよくベビーパウダーを汗疹予防に使用することがあり，ストーマ周囲のびらんが見られた際に使用する患者もいます．ベビーパウダーは粉状皮膚保護剤とは異なること，粉状皮膚保護剤の効果と使用方法を適切に説明する必要があります．

指導・教育にあたってのポイント

　ストーマ周囲の瘙痒感や皮膚障害への対応は，剥離時の刺激や洗浄などのケアの要因と，皮膚保護剤やテープ類による物理的要因を分けて考えることが大切です．

1 ケアによる要因

①面板やテープ類を剥離するとき

　剥離剤を用いて剥離するよう指導します．剥離剤の種類も豊富となり，患者の希望や使いやすさを重視して選択することが大切です（図4）．Cさんは面板を剥がす際は剥離剤を使用していましたが，面板周囲の補強テープを剥がす際は使用していませんでした．そのため，補強テープを剥がす際も剥離剤を使用して優しく剥がすように指導しました．

②洗浄時

　泡立てた洗浄剤で優しく洗い，しっかり洗浄剤を洗い流すよう指導します．ストーマ周囲の皮膚は，決してゴシゴシ擦らないように，泡立てた洗浄剤で泡を転がすように優しく洗います．擦り洗いをすると，摩擦で皮膚障害を起こしやすくなります．顔を洗うときを例にし，優しく洗浄することを患者に説明します．

図4　剥離剤

❶滴下式
剥離剤をそのままつけて使用する．持ち運びに便利

スムーズリムーバー®
（アルケア）

❷スプレー式
剥離液を噴きかけて使用する．介助者が装具交換する際にも使用しやすい

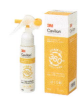

3M™キャビロン™皮膚用リムーバー
スプレータイプ
（ソルベンタム）

アダプト®剥離剤スプレー
得楽タイプ
（ホリスター）

❸ワイプ式
剥離液が脱脂綿に染み込ませてあるもの．個包装であり，持ち運びに便利

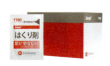

アダプト®剥離剤パック
（ホリスター）

3M™キャビロン™ 皮膚用リムーバー
ワイプタイプ
（ソルベンタム）

洗浄剤にはアルカリ性のものもあります．皮膚の表面は弱酸性であり，洗浄剤をしっかり洗い流さないまま面板を貼付してしまうと，皮膚障害の要因となります．シャワーや十分な量の微温湯でしっかり洗い流し，皮膚がベタベタしていないことを確かめ，しっかり水分を拭きとり乾燥させてから面板を塗布するよう説明します．

2 皮膚保護剤やテープ類による要因

皮膚保護剤の成分は，製品の会社や種類によって異なります．ストーマ装具を変更した際には，瘙痒感や発赤，びらんなどの皮膚障害が起こる可能性があることを説明しておきます．皮膚障害が生じた場合は，すぐに使用を中止し相談していただくように説明します．

また，テープ類には，アクリル系，ゴム系，ウレタン系，シリコーン系などがありますが，皮膚障害が起きた場合は，皮膚にやさしく，剥離しやすいシリコーン系のテープをお勧めします．

COLUMN

セラミド配合皮膚保護剤ストーマ用装具

セラミドの機能としてよく知られているものに「保湿能」があり，現在は多くの市販の保湿薬や化粧品に含有されています．近年，ストーマ用装具においてもセラミドが配合される製品が登場しています．

従来の皮膚保護剤は，親水性/疎水性ポリマーの配合・成型を調整することで物理的・化学的刺激を回避しようとしていましたが，セラミド配合皮膚保護剤は，皮膚保護剤自体にヒト型セラミドを含有させることで高いバリア機能を維持できるのが特徴です．

さらに，セラミド配合皮膚保護剤ストーマ用装具では，粘着力と凝集力のバランスを見直すことで，物理的刺激を極力低くしたり，面板に薄くやわらかい素材を使用したりすることで腹壁との接着性を改善しているものもあります．

引用・参考文献
1) 正壽佐和子：ストーマ周囲の瘙痒感を訴える患者のケア．ストーマケア実践ガイド——術前から始める継続看護（松原康美編），p.185，学研メディカル秀潤社，2013．
2) 内藤亜由美ほか編：病態・予防・対応すべてかわかる！スキントラブルケアパーフェクトガイド．p.143-148，学研メディカル秀潤社，2013．
3) 日本ストーマ・排泄リハビリテーション学会編：ストーマ・排泄リハビリテーション用語集．第3版，p.62，金原出版，2015．

（大田 百恵）

退院後の患者 05

一時的ストーマを造設しストーマ閉鎖術予定の患者

事例

患者：Dさん，60代，女性．直腸がん（ステージⅢa）．低位前方切除術＋回腸双孔式ストーマ造設．

夫と2人暮らし，子どもは独立，趣味で生け花教室に通っている．

術後，再発予防のために化学療法（FOLFOX）6クール実施．ストーマ造設から半年後にストーマ閉鎖術の予定である．

術後3か月経過し，ストーマ外来に受診時，「皮膚がぐじゅぐじゅしていて，装具が貼れない，漏れてばかり，9月にはストーマを落とす手術をするって言われているのに，手術できるかしら」と訴えがあった．

近所の皮膚科に行こうと思ったが，「ストーマがあると電話で伝えると，専門ではないためみることができない」と断られたという．来院時，ストーマとその周囲皮膚を見てみると，紅斑を伴う丘疹と滲出液を認めた（図1）．

図1　Dさんのストーマ周囲❶：術後3か月

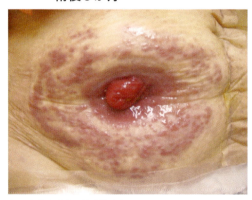

紅斑を伴う丘疹で滲出液を認めた
A2B3C3：8　D0（ABCD-Stoma®）

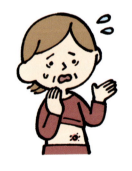
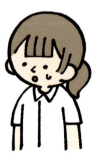

情報収集のポイント

☐ いつからこのような症状が現れたか．
☐ ふだんのケア方法（使用装具と交換間隔なども含めて）．
☐ 何か自分で手当てしたか．
☐ 装具が貼れないこと以外に何か困っていることはないか．
☐ 手術の予定日は医師と相談して決まっているか．

患者に時系列で現在の症状について詳細を聞くこと，発症から何日経過しているかを把握することが治療上重要なポイントになるため，「いつから，どのような症状があり，だんだん悪くなっているのか，よくなっているのか」「何をきっかけに気がついたのか」「過去にもこのような経験があったか」「ほかに症状はないか」などは必ず聞きましょう．

また，退院後に自己流のケアになってしまう患者も多くいるため，「適切な手順で装具交換を行えていたのか」を確認するために，ふだんのケア方法を聞き出します．患者の多くは何かトラブルがあったとき，自分で何とかしようと市販の軟膏を使ったり，なかには絆創膏を貼ったりする患者もいます．実際にDさんも孫のベビーパウダーをつけてから装具を貼ろうとしたのですが，「粘着しなかった」と返答がありました．この自己防衛の行動から患者のニーズやQOLの低下をまねいている言動を探っていくことで，指導教育に活かすことができます．

一時的ストーマ保有者のなかでも，手術予定が決まっている患者の心理は「あと少しで元の生活に戻れる」と生活の変化に希望を抱いていることが少なくありません．そのため，手術予定が先延ばしになったりしないか不安なはずです．手術予定や入院予約などの手続きが進んでいるか確認することも患者の心理を把握するためには大切です．

また，患者の訴えの裏側にある隠された不安や悩みを引き出すことも重要になります．

ストーマ閉鎖術予定患者のアセスメント

ストーマ閉鎖術を受けるために待機している患者は，一時的にストーマを保有しています．一時的だからといって，外来でのフォローをしないという選択肢はありません．なぜなら，一時的であってもストーマ周囲の皮膚にトラブルを起こす患者は少なくないからです（**表1**）．ストーマを閉鎖するまで皮膚を健全に保ち，ストーマ閉鎖手術後の創感染や縫合不全が起こらないように，ストーマ外来でスキンケアの指導を行う必要があります．

ストーマ閉鎖術は全身麻酔手術になります．ストーマからは排泄物が常時あったわけですから，ストーマ閉鎖創は汚染手術となるため感染のリスクがあること，顕在する皮膚障害が術後の創閉鎖に影響を及ぼすことも考えられます．

表1　ストーマ造設患者にみられる皮膚トラブル

- 紅斑
- 毛嚢炎
- 潰瘍形成
- 汗疹
- 表皮剥離
- びらん
- 真菌感染
- テープ使用による表皮剥離

汗疹：汗を排出する管が大量の汗（汗の成分やホコリ）によって詰まり，行き場のない汗が皮膚の中にたまって周囲の組織を刺激することで発疹（小さな水疱や赤みのある丘疹）ができること

そのため，どのような原因で皮膚障害が起きたのかを探り，その原因を取り除く援助が必要となります．

Dさんの場合は毛穴に一致した小水疱がありますが，痒みはなく，滲出液が見られました．いまは装具装着が困難で便の潜り込みがありますが，それまでは便の潜り込みによる装具の汚染はなかったということですから，排泄物以外の原因を探る必要があると考えました．図1のように，ストーマの近接部にも小水疱があります．小水疱は1つが独立しており，癒合していません．このことからも，排泄物以外で皮膚障害を起こす原因を患者への質問から導きます．

すると，石けん洗浄をしていないこと，装具の交換間隔を超過していたこと，気温の上昇に対応せず，和装で過ごしていたなどが聴取されました．

皮膚感染症を疑い，外科医から皮膚科にコンサルテーションを実施，皮膚の一部を顕鏡していただきました．基本的には汗疹であるが，ストーマ装具による閉鎖環境により常在菌の増殖が起こり，表皮ブドウ球菌由来の皮膚感染症であることがわかりました．

このように，回腸ストーマだから，アルカリ性の高い排泄物が大量に排泄されるから，便漏れが原因だろうと決めつけずにアセスメントすることが重要です．

退院後ケアの実際

Point1 単品系装具を選択し薬剤塗布の回数を増やす

皮膚科で処方される薬剤はローションタイプにしてもらいました．ローションタイプの薬剤を塗布後，粉状皮膚保護剤を散布して滲出液を吸収させ，回腸ストーマですが，あえて短期交換の単品系装具を選択しました．2日に1回交換することで薬剤塗布の回数を増やし，皮膚状態の改善を見ながら元の装具に戻していきました．

また，ローションと粉状皮膚保護剤によって装具の密着が不十分な時期は，ストーマベルトを併用しました．

ケア変更後，2週間経過したころには紅斑・丘疹ともに減少しました（図2）．ストーマ近接部のびらんは排泄物によるものと考えられますが，それ以外の小水疱は軽減し，全体的な紅斑も軽減しているのがわかります．この時点で，元の装具へ戻し，ストーマ近接部の保護もあわせて行えるようにしました．この3週間後，ストーマ閉鎖術目的で入院となりました．

図2　Dさんのストーマ周囲❷：ケア後2週間

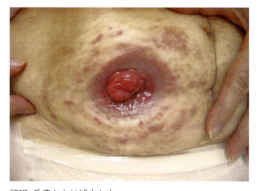

紅斑・丘疹ともに減少した
A2B2C1：5　DP（ABCD-Stoma®）

Point 2 毛囊炎を予防する

　異なる事例ですが，図3の患者では体毛による毛囊炎が見られます．男性は，体毛が腹部まで及ぶ場合があり，このような毛囊炎もストーマ閉鎖手術までに改善を目指す必要があります．理由は，手術創をできるだけ健全に保ち，皮膚表層の縫合不全を抑止するためです．

　体毛処理はハサミにてカットし，装具を剥がすときは体毛と皮膚を引っ張ってしまわないように剥離剤を用いて愛護的に行うなどの指導が必要です．

図3 体毛による毛囊炎

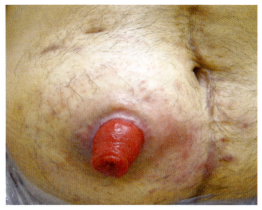

ストーマ閉鎖手術までに改善を目指す
A1B3C3：7　DP（ABCD-Stoma®）

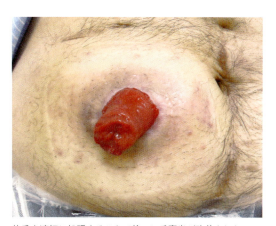

体毛を適切に処理することで徐々に毛囊炎が改善された
A0B1C0：1　DP（ABCD-Stoma®）

患者・家族からの質問にどう答える？

Q.01
ストーマは予定どおり閉鎖できますか？

Answer
手術した腸のつなぎ目について，内診したり，造影したりするなど検査で問題ないことがわかったら，手術の予定が組まれると思います．
検査の予定など先生に確認しましょう．

Q.02
このぐじゅぐじゅは治りますか？

Answer
皮膚科のお薬を適切に塗り，交換間隔を守りましょう．
また，泡立てた石けんで優しく洗いましょう．

Q.03
装具は追加で買ったほうがいいですか？
何箱買えばいいですか？

Answer
大量買いせず，1か月分ごとに購入してください．
ストーマ閉鎖術までの日数で何回交換するか計算し，プラス2枚を目安に購入しましょう．

指導・教育にあたってのポイント

1 セルフケア支援

　ストーマ閉鎖術を予定している患者に対しては，短い期間でもストーマ外来で定期的なストーマとストーマ周囲の確認，生活状況の確認が必要です．

　ストーマ造設によってできていたことができなくなっていたり，気力を失っていないか，精神状態など入院中との変化などを見ていきます．

　ストーマを造設して社会に戻ってみたら，思わぬことを経験し，一人で悩んだり，今回のケースのように「なんとかしよう」と奔走してみるという患者は少なくありません．

　入院期間の短縮により思うように疑問を解決できず退院していることも予測し，ストーマ外来では時間をとって話を聞くようにします．

　ストーマ局所のセルフケアはもちろんのこと，日常を安定して過ごすためにセルフケアについても患者に合わせて具体的な解決方法を一緒に考え，支援する必要があります．

2 局所的ケア

　Dさんに対しては，局所的なケアについて次のような指導を行いました．

❶**洗浄**：弱酸性洗浄剤を用いて洗浄する．

❷**皮膚への薬剤の塗布**：ローションタイプの処方薬を薄く塗布し，1〜2分後に粉状皮膚保護剤を散布．余分な粉状皮膚保護剤は払い落とす．

❸**装具装着**：装具はCPFB系装具へ変更する．元の装具へ戻すかどうかは外来で判断するため，自己判断しない．

❹**装具交換間隔**：2日に1回交換を行い，薬剤を塗布する．皮膚障害の状態に応じて3日に1回へ間隔を延ばす．

❺**ストーマ外来の受診**：ストーマ閉鎖術まで1〜2週に1回受診する．

　外来では，患者が健全にストーマを管理し，決してQOLの低下をまねかないように指導教育，ケアの介入をしていくことが重要です．

引用・参考文献
1）ストーマリハビリテーション講習会実行委員会編：ストーマリハビリテーション 実践と理論．金原出版，2006．
2）ストーマリハビリテーション講習会実行委員会編：ストーマリハビリテーション 基礎と実際．第3版，金原出版，2016．

（小林 智美）

退院後の患者 06

ストーマ閉鎖術を受ける小児

事例

患者：Eちゃん，1歳6か月，在胎39週，3,060gで出生．高位鎖肛．

出生後に鎖肛を認め新生児搬送．倒立位単純X線検査で高位・中間位鎖肛の可能性があり，出生18時間後に横行結腸ストーマ造設術を施行，高位鎖肛と診断された．

ストーマ管理を家族へ指導し日齢35で退院．退院後は1か月ごとの外来通院．

自宅でストーマ脱出あり．生後7か月で肛門形成術，1歳6か月でストーマ閉鎖術を行った．

術後1週間で経口摂取を開始し，摂取量の増加とともに排便量が増え，肛門周囲皮膚炎が出現．術後の排便管理は浣腸を実施，浣腸とスキンケア方法を母親へ指導し，術後2週間目に退院となった．

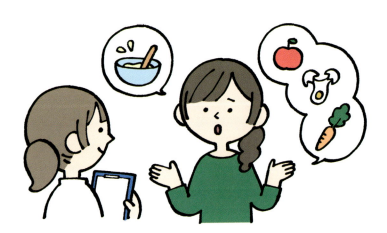

情報収集のポイント

- □ 年齢，身体発育・発達がどの時期にあるのか．
- □ 便量，便性．
- □ ストーマ周囲皮膚・肛門周囲皮膚状態．
- □ 養育者の治療やケアに対する理解度．
- □ 養育者のケア習得度．

小児は，成長発達によって起こりうるストーマトラブルが変化します．消化管機能や皮膚状態をみていくほか，発達段階に応じた予測されるトラブルと対処法について両親へ説明を行うためにも，上記の情報を収集すると指導に役立ちます．

ストーマ閉鎖術を受ける小児のアセスメント

1 鎖肛の治療

中間位や高位鎖肛の治療は，出生後にストーマ造設を行い，尿路や脊髄など他の合併奇形を認めることがあるため，その有無をスクリーニングします．

鎖肛は，出生後に肛門がないことで発見されることが多く，出生前診断ができるケースは少ないため，急な病名告知と手術となることがあり，家族へのケアが重要となります．ストーマ造設後は自宅での管理が行えるようになったら退院し，体重6kg程度で根治術を行います．鎖肛の根治術は肛門形成術ですが，この時点ではストーマ閉鎖は行わず，根治術数か月後に人工肛門閉鎖を行います．他の合併奇形を伴っている場合や治療方法によってはこの限りではありません．

ストーマ閉鎖術後も，排便機能は十分でないため浣腸や薬剤による排便管理は必須です．最終的な手術を終えたあとでも，長期的な経過観察，排泄管理を必要とします．

2 小児の成長発達

小児の一般的な成長発達について，馴染みがない方もいるかと思いますので，新生児から乳児期の大まかな成長について述べます．

身体的には，体重が出生時に比べて4か月で2倍，1年で3倍になり，身長は1年で約1.5倍となります．運動機能では，新生児期の仰臥位から5〜6か月で寝返り，6〜7か月で坐位，10か月ごろにはつかまり立ちを始め，2歳では走ることができるようになります．

神経・精神機能では，意味のない言葉から意味のある言葉を発する（2歳くらいまでに1語文），理解ができるようになる，2歳くらいになると簡単な会話ができるようになります．ほかにも視覚や聴覚，味覚などが発達します．

あくまで一般的で必ずしも該当するものではありませんが，身体的にも精神的にも人の一生のなかで大きく変化を伴う時期です．

3 成長発達に見合ったケアの選択

新生児期にストーマ造設を行い，生後7か月で肛門形成術，1歳6か月でストーマ閉鎖術となり，その間の成長発達や合併症に応じてケアを選択しました．

一般的に食事は，ミルクや母乳から離乳食，幼児食と徐々に大人と同じ食事形態になります．したがって，便性や便量の変化を伴うことや，活動性が高くなり発汗が増える，腹壁が小さく脂肪組織も少ない状態から，身体の成長に伴って脂肪組織がつき腹壁が大きくなり腹壁の硬さが変わる，深いしわが生じるなどがあります．

Eちゃんは，生後8か月ごろにストーマ周囲の皮膚障害を生じました．ストーマ周囲の皮膚障害はABCD-stoma®を用いて評価し対策を講じますが，小児用の凸面装具は少なく，ベルトの使用は立位での生活が主体にな

るまでは使用が限られます．また，この時期の成長スピードの変化は著しく，先の成長を予測し，装具の変更やアクセサリーを決定していきます．活動性や腹壁の変化は成長に伴うものなので，決して，成長発達を抑止するようなケアは行ってはいけません．

また，今回の症例では1歳6か月でストーマ閉鎖術を行いましたが，成長に伴う大きな変化として，幼児後期ごろから他者がすべて行っていたケアから徐々にセルフケアに移行していくことがあげられます．

小児の退院後ケアの実際

Point 1　子どもの活動量，腹壁の変化に対応する

板状皮膚保護剤と小児用単品系装具で，生後2か月目に退院しました．生後7か月で受けた根治術後からは，肛門狭窄予防のためしばらく1週間ごとの受診となりましたが，およそ1か月ごとの外来フォローが1歳6か月まで続きました．生後8か月ごろに装具の漏れを生じるようになりました（図1-1）．

母親に話を聞くと，最近は坐位にさせて遊ぶことも増えたということでした．仰臥位でいると腹壁は問題ありませんが，坐位をとらせると腹壁には大きなしわが生じています（図1-2）．

いままでは板状皮膚保護剤と単品系装具で3～4日目交換だったのが，汗もよくかくようになり，2日もてばよいほうで，1日に何度も漏れてしまうこともあると話がありました．

そこで，カットして余っている皮膚保護剤をしわに沿って貼付することを加え，3～4日ごとの交換に戻りました．出生後から，いくつかのケア方法を提案したなかで，母親と相談しながら家族がストーマ管理に困らないよう，また，子どもの活動を制限しない方法でケアを継続していくことができました．

図1　Eちゃんのストーマ周囲（生後8か月ころ）

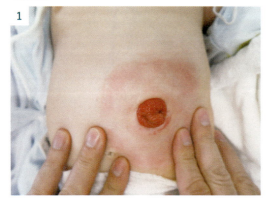

1　装具の漏れによる皮膚障害（生後8か月ごろ）
A2B1C1：4　D0（ABCD-Stoma®）

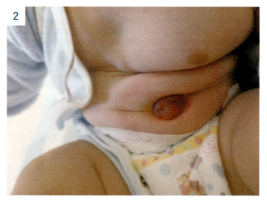

2　坐位にすると腹壁には大きなしわが生じた

Point 2　ストーマ脱出の管理：装具での工夫

　ストーマ脱出は，啼泣や呼吸困難など腹圧が上昇すると起こることがある合併症の1つです．脱出した腸管が色調不良や通過障害を起こさなければ，そのまま管理することもあります．Eちゃんは，生後4か月時に感冒をきっかけに呼吸状態が悪化し，腹圧が上昇し続けた結果，ストーマ脱出を起こしました．横行結腸ストーマであり，脱出時の浮腫と色調不良がみられました（図2-1）．

　医師により腸管の還納が行われましたが，呼吸窮迫があり苦しくて啼泣し，腹圧が上昇しました．その結果，ストーマ脱出をするという状況が繰り返されたため，装具を工夫し，脱出予防を行いました．

　二品系装具のストーマ袋側に伸縮力の強いストッキングを貼り付け，腸管が脱出しないように抑えるようにし，ストッキングの一部に穴を開けて便は穴からストーマ袋に溜まるようにしました（図2-2）．

　装具を変更をしてからは脱出することがなくなりました．呼吸症状の改善とともに脱出のリスクは減少し，元の装具に戻しています．

図2　ストーマ脱出（Eちゃんとは別の事例）

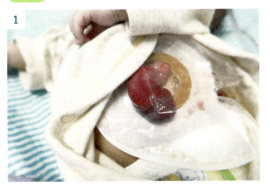

1　脱出時の色調不良が見られた

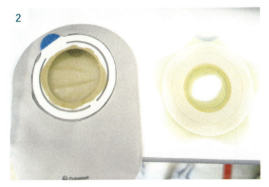

2　二品系装具とストッキングを利用した

Point 3　成長に伴うトラブルを予測し工夫する

　排ガスや便量の増加に伴い，ストーマ袋からの便やガスの排出回数が増えたり，小児用装具の容量が不十分なことが原因で漏れにつながります．

　そのため，成人用装具の面板の余分な部分をカットし丸い腹壁にフィットするように割を入れて貼付し，便の排出回数を減らすことで，Eちゃんや家族の夜間睡眠の確保や負担の軽減につながるようにしました．

　乳児はストーマ自体の認識がないため，袋の擦れる音が気になりストーマ袋を引っ張って遊ぶようになります．寝返りやハイハイなど活発に動き始めると，ストーマ袋の音が聞こえるため，腹巻やつなぎの服を着用しいじらないように工夫します（図3）．また，発汗が多くストーマ袋が接触している皮膚に皮膚炎を生じることもあるため，腹巻を二重にして間にストーマ袋を入れたり，皮膚との間に

ガーゼを置くこともあります．

　成長に伴うストーマ管理のトラブルはある程度予測することができます．ストーマ管理が負担に感じないよう，どんなことが考えられるのか事前に家族に伝えておくと対処しやすくなります．

図3 **成長に伴うストーマ管理のトラブルと対処法**

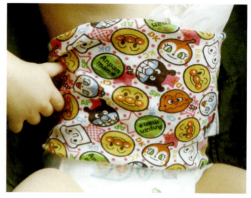

交換しようと準備した装具で遊び始めるなどを防ぐため，腹巻やつなぎの服を着用し，いじらないように工夫する

家族からの質問にどう答える？

Q.01
寝返りやずり這い，ハイハイをしても
ストーマは大丈夫ですか？

Answer
本人の成長に伴って活動性が高くなりますが，
行動制限をする必要もありません．
ストーマが擦れて出血することもありますが，
通常，すぐに止まります．

Q.02
離乳食を進めていきます．
食事で気をつけることはありますか？

Answer
飲み込みや食事形態の変化で
ガスの量や便性・便量が変わってきますが，
他の子どもと同様に通常の進め方で問題ありません．

指導・教育にあたってのポイント

1 成長発達に見合った説明

　先天性疾患のなかには，成長や時期をみながら段階的に手術を行う治療が多くあります．

　ストーマ造設の場合，多くは新生児期に造設し，乳児期（1歳6か月ごろ）にはストーマ閉鎖術をしますが，永久ストーマや後天的な疾患によるストーマ管理が必要になることがあります．

　成長過程に新生児，乳児，幼児，学童とありますが，その時期だけのストーマ管理というのはほとんどありません．小児のストーマ管理を行ううえでは，身体的にも精神的にも著しく変化を伴うなかでケアしていくため，子どもの成長発達に見合ったケアの選択や説明が必要になります．

2 セルフケアへの支援

　幼児期になると，「自分の病気や医療デバイスはなぜ使用しているのか」を，子どもなりに理解し始めます．生活のなかでの行為が自分でできるようになると，セルフケアの移行時期になります．

　使用する装具の準備の一端や，自分で洗浄する，便出しする，剥離・貼付するなど，段階的に一緒に行っていく行動面での自立を促していきます．集団生活が始まると自分が人と違うことも認識するようになり，その子なりに疾患のことを理解していきます．母親は「子どもを健康に産めなかった」と罪悪感や自責の念を感じることも多く，その心理が子どもにセルフケアを行わせない方向に向かう場合もあります．

　しかし，子どもが自分のことを自分で行っていくことは，本人のQOL向上や成長に結びつくものだと考えます．そのためにも，子どもの疾病や治療，ケアの理解がどの程度なのかを知り，必要であれば情報提供を行う，養育者や子どもがどのように感じているのか話を聞き，場合によっては一緒に考えていくことも医療者の役割です．

3 局所的な予防・治療的ケアの説明

　ヒルシュスプルング病や鎖肛など，ストーマ閉鎖を行ったあとも便失禁や便秘などを起こすため，長期的な排便管理は必須となります．

　たとえば，肛門周囲皮膚炎は高い確率で起こるため，局所的な予防・治療的ケアを親に説明します．おむつをパンツに変えられるように工夫することも大切です．

4 学校生活の支援など

　学校などの集団生活では，他者と違う行動をとることで異質な存在ととらえられることもあります．

　学校生活での行動を一緒に考えるなど，QOL向上に向けてサポートをしていくこと，疾患をもって生活をしていく子どもたちが疾患とともに生きていくうえでなるべく困らないよう，必要な情報を提供できるようかかわってくことが大切です．

引用・参考文献
1) 日本小児ストーマ・排泄・創傷管理研究会学術委員会編：小児創傷・オストミー・失禁(WOC)管理の実際，改訂版，東京医学社，2019．
2) 特集/各種小児消化管ストーマ作成の適応と術式・合併症．小児外科，50(9)，2018．
3) 特集/私の施設の術前・術後管理(ICから退院指導まで)．小児外科，50(10)，2018．
4) 中北裕子：ダウン症をもつ子どもの母親への看護職の支援について——告知前後の子どもとの生活に対する母親の思いから．三重県立看護大学紀要，17：47-57，2013．
5) 伊藤志子ほか：小児慢性疾患患児を在宅療育する母親の思い——在宅療育する母親へのインタビューから．第43回日本看護学会論文集 地域看護，2013．
6) 西田みゆき：排便日誌による鎖肛やヒルシュスプルング病患児の排便状況の実態とその意義．日本小児看護学会誌，p.17-23，2015．
6) 武浩志ほか：長期消化管ストーマを有する小児のQOL．小児外科，42(4)，2010．

（二ッ橋 未来）

退院後の患者 07

がん終末期にある患者

事例

患者：Fさん，80代，女性．

乳がんでホルモン療法を施行していた．嘔吐・腹痛により救急外来受診し，大腸閉塞と診断され緊急入院となる．乳がん腹膜播種による大腸閉塞に対しステント挿入していたが，ステント内に腫瘍が発育したことで大腸閉塞再燃をきたしていると考えられ，ステントでの治療は困難であり，症状緩和目的のストーマ造設の予定となる．

本人は，腸閉塞による腸管穿孔のリスク等が説明され，「人工肛門はいやだと思っているが，病状を聞いて仕方がないと思っている」と同意される．

その後，腹腔鏡下で大網結節生検，双孔式人工肛門（左横行結腸）造設術を施行する．術後1病日目からストーマを見るところから始め，2病日目は便破棄の練習を開始するなどトレーニングに参加できていたが，年齢的に目が見えにくいということと手先の細かい動作が困難ということで，娘主体でセルフケア指導を進める．

退院前にホスピスへの入所が決定し，本人の希望もあり，ケアは施設看護師で実施していくこととなった．

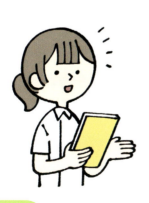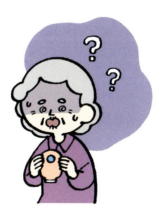

情報収集のポイント

□ 病状から，セルフケアは可能であるか．
□ 病状の進行を考慮し，セルフケアが困難となった場合は支援者はいるか．
□ 社会資源の導入は必要であるか．

Fさんは，病状の進行や排泄経路の変更といった説明をされたあとで，不安が強く混乱をきたしていました．「手術に対してどのように思っているか」「これからの時間をどんなふうに生きていきたいと思っているか」「楽しみはなにか」などの表現で情報収集し，Fさんの目標や信念を確認していきます．

さらに，「身体症状からセルフケアがどの程度可能かどうか」をアセスメントします．また，今後の病状変化を予測し，家族やキーパーソンへの説明や支援状況の確認も必要となってきます．

起こりうる体の変化や合併症，セルフケアの低下の可能性について説明し，「家族はどの程度支援できるのか」「活用できる社会資源はどのようなものがあるか」など情報提供を行っていきます．入院中から行っておくと，本人・家族で検討する時間ができ，状態変化したときに調整が円滑に行えます．

このように「必要に応じて信頼関係のある医療・ケアチーム等の支援を受けながら，本人が現在の健康状態や今後の生き方，さらには今後受けたい医療・ケアについて考え（将来の心づもりをして），家族等と話し合うこと」をアドバンス・ケア・プランニング（ACP）といいます[1]．

"人生の最終段階における医療"の時期では，患者の体調が刻一刻と変化していきます．病状の進行によっては自分自身で意思決定ができなくなり，家族やケアチームに意思決定が委ねられる状況もあります．どのような最期を過ごすかを本人の意思決定ができるうちから，本人の意思を基本として，その家族，さまざまな職種がいる医療・ケアチームと話し合いを重ねるACPが重要であり，有用であるとされています[2]．

しかし，これまで日本では死について考えたり議論したりすることは「縁起でもない」ことという文化的背景がありました．そのため，医療者としてもどのように話を進めてよいか戸惑う場面があります．看護師は患者の訴えやライフレビューを傾聴し，価値観の把握・共感するということを日々の業務を通して看護として実践しています．そこから，患者・家族の目標や信念を確認し，希望する療養環境で過ごせるよう退院調整につなげていくことが可能となります．

また，ACPの支援では担当者一人で抱えるのではなく，チーム内でコミュニケーションをはかりケアの検討・思いの共有をしていくことも重要です．多職種の専門家で活発に意見交換し，何が最良なケアかを話し合い，患者・家族に情報提供していきます．患者や家族が話し合いに戸惑いをみせた場合は，今後の療養環境を調整していくうえで大切な過程であることを説明し，「いつでもサポートする」ことも示しながら信頼感や安心感を得ていただくようにアプローチしていきます[3,4]．

本事例は，病状の進行から本人・家族から退院後の療養環境についての相談があり，介入がスムーズな事例でした．療養環境については，ストーマケアをどのような方針で進めていくか，担当看護師を中心に患者・家族から思いを聴取し，その意向に沿って調整できました．退院後は，医師や皮膚・排泄ケア認定看護師と施設スタッフとコミュニケーションを繰り返しながら"人生の最終段階における医療"の時期を支援しました．

ACP：advance care planning，アドバンス・ケア・プランニング

がん終末期にある患者のアセスメント

　がん終末期における緩和ストーマリハビリテーションの目標は,「ストーマ合併症やその予防を行い, 全身の体力消耗状態であり患者の身体的・精神的・社会的な特徴を踏まえて安楽を優先させた排泄ケアの援助が重要である」[6)]といわれています(図1).

　Fさんも, 術直後はセルフケアを目標に指導を開始しましたが, 身体的疲労と手指の巧緻性の問題から,
①本人は便破棄を行うところまでを実施
②装具交換は他者の支援で実施する
という目標に変更し指導を行いました.

　術前はストーマ造設に対して否定的な発言も聞かれていましたが, "症状が改善し食事がとれるようになった" というよい点があったことや, "排泄に関してはできるだけ自分でやりたい" という思いから, 便破棄は自身でできるようになり, セルフケア指導にも娘とともに積極的に参加できていました.

　今回の治療は緩和ストーマ造設であり, 今後, 全身状態が低下してくることやストーマケアに支援者が必要となってくることが予測されました. 活用できる社会資源について情報提供し, 本人・家族と入院中から相談した

図1　がん治療・ケアのあり方とストーマリハビリテーション

ストーマ造設 ─────────────────────────→ 死亡

ストーマ管理の直接支援が必要となる時期

- セルフケアの確立・維持
- 排泄援助（ストーマ管理）
- 排泄障害の克服
- ストーマの受容
- 合併症対策
- QOL維持・向上（社会生活への適応・心理的側面・物理的側面・社会的偏見）

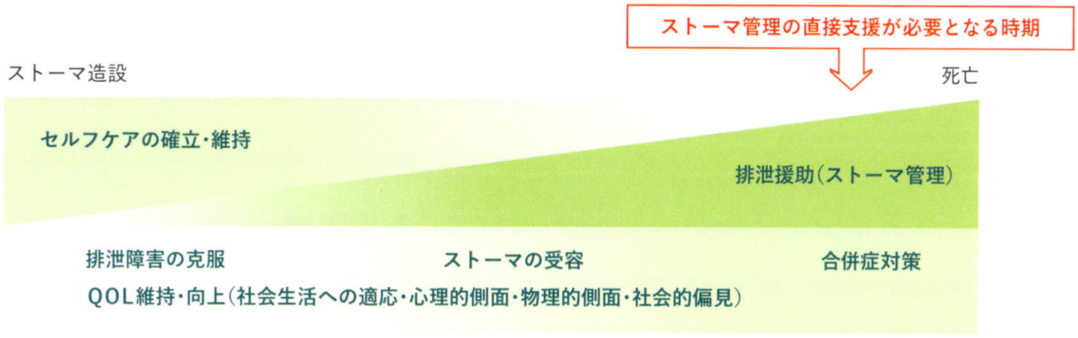

文献1)p.74より引用

結果，ホスピスへの入所を決定しました．

がん終末期の患者の身体的変化として，がん悪液質症候群や臓器機能障害などが影響して，皮膚のバリア機能が低下し皮膚は乾燥，外的刺激を受けやすく，さまざまなスキントラブルを生じます．また，脂肪組織や筋肉量が減少することで，皮膚のたるみや著しい骨突出が生じます．

皮膚障害等を生じると，治りにくく慢性的な経過をたどることが多いため[7)]，予防・改善していく必要がありますが，そのケアが苦痛となる可能性もあります．終末期における「スキンケアの目標は，患者にとって苦痛となっている症状を緩和し，QOLの向上をはかること」[8)]といわれています．患者が苦痛・困難であると思っている局所症状の有無を確認し，症状コントロールできるケア方法を選択します．

また，シンプルで短時間に行えるようなケア方法であるか検討し，状態変化時はケアの方法を見直せるよう定期的に観察する，もしくは観察方法を支援者に指導します．さらに，ケア変更に対応できるようケア用品の準備にも配慮する必要があります．これらのケアについては，支援者と情報共有を行い継続して実施できるように依頼していきます（表1）．

表1 緩和的スキンケアの要点

❶ 局所症状のコントロールをはかる
❷ 創傷・スキントラブルの悪化を最小限にする
❸ 局所の感染を制御する
❹ 新たなスキントラブルが生じないようにする
❺ スキンケアは可能なかぎりシンプルかつ短時間で行う
❻ 状態変化時はケアの方法を検討する
❼ 病態に見合った水分・栄養管理を考慮する

文献3）p.183より引用

退院後ケアの実際

Point 1 ケアはシンプルかつ短時間で行えるものを選択する

ストーマは陥凹型であり，ストーマに連結するしわが7時方向に見られました．当初，術後トレーニング目的で短期用平面装具を使用しており，用手成形皮膚保護剤を併用し，しわの補正を行っていました（図2-1）．しかし，支援者である家族がうまく貼付できず，

図2 Fさんのしわの補正

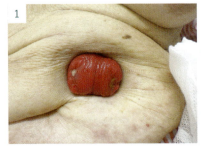

1 退院直前の腹部状態　A0B0C0：0　D0（ABCD-Stoma®）

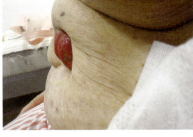

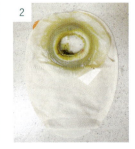

2 3日貼付後の装具

ケア時間が延長して患者から疲労感の訴えがありました．

そのため，凸面型面板へ変更しました．術後ストーマサイズが変化する時期であり，自由開孔面板としました．6mmの柔らかい凸面型面板で，貼付時しわを伸ばすということを注意喚起することで，潜り込みなく経過できるようになりました（図2-2）．

Point 2　状態の変化時にケア方法を再検討する

退院後，食事摂取が進まず体重減少を認めていました．そのため，腹壁は柔らかく，たるみのある状態に変化しています．2横指が入る柔らかさであり，臍につながる7時方向に便の潜り込みを生じていました（図3）．

3日目交換を継続してもらっていましたが，施設より週2回（4日間貼付）の交換希望がありました．また，「入浴が本人の楽しみであり，入浴日を増やしたい」との連絡がありました．

腹壁の柔らかさから凸の高さや硬さを変更することも考えましたが，便破棄は自身で継続して実施できており，使い勝手から装具は変更せず，用手成形皮膚保護剤を3～9時方向に追加する方法に変更しました．

今後も局所変化する可能性があり，自由開孔面板のほうが対応しやすいという考えもありました．結果，週2回交換が可能となり，便の潜り込みも予防できました．

図3　Fさんの便の潜り込みへの対応

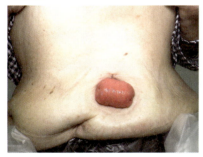
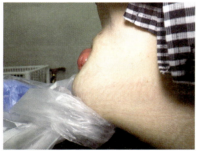
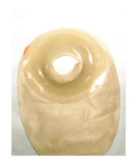

退院1か月後の外来での状態　A0B0C0：0　D0（ABCD-Stoma®）

Point 3　局所症状のコントロールを行う

臨時外来の希望があり状態を確認すると，腹水貯留・がん性腹膜炎の進行で，腹部状態は硬く突出した状態に変化していました．近接部は圧迫による循環不全と疼痛がありました．反対側の腹壁は隆起した部分があり，自壊する可能性がありました（図4）．

たるんだ腹壁やストーマに連結するしわに対し，凸面型面板を使用していたため装具の使用は中止し，平面装具に変更しました．近接部の発赤部分は剥離時にも疼痛の訴えがあったため，剥離剤を使用して面板を除去し，装具は弱粘着性のものにしました．

図4 Fさんの局所症状

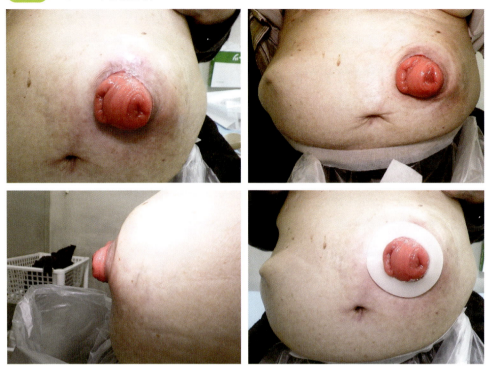

初回外来から5か月後　A1B1C0：2　D0（ABCD-Stoma®）

①腹水による腹圧上昇によりストーマ浮腫をきたしており，粘膜損傷予防のために面板は大きめにカットし露出した皮膚を保護する，②発赤部分の疼痛があったため保護する，③装具交換はこれまでどおり週2回を継続したいとの希望があったため，凸型の腹壁に密着させる目的で用手成形皮膚保護剤を全周に貼付しました．

1か月後，周囲の近接部の発赤・疼痛は軽減しました．便の潜り込みもなく，新たなスキントラブルも予防できていたため，ケアの継続を施設に依頼しました．

患者・家族からの質問にどう答える?

Q.01
状態変化とはどのような変化をいうのですか?

Answer
ストーマや周囲皮膚の形状変化や合併症の発生,
装具の漏れなどが生じるなど,
これまでと異なることが状態変化であり,
その場合は看護師に相談してください.

Q.02
装具やアクセサリーはどの程度用意しておけば
よいのでしょうか?

Answer
状態変化が予測されるので,
半年分などまとめて注文せず,
1箱(10枚程度)ずつ購入してください.

指導・教育にあたってのポイント

1 がん終末期に起こりうる変化について

今回,食思不振による体重減少,がん性腹膜炎による腹壁の突出といった変化をきたしましたが,がん終末期に移行すると,全身状態の変化やストーマ傍ヘルニア,ストーマ出血,ストーマ転移がんといったストーマ局所にさまざまな合併症を生じることがあります(表2).また,セルフケアの変化をきたすことがあります.

そのため,がん終末期に起こりうる変化について十分理解しておく必要があります.

表2 ストーマケアに影響を及ぼすがん終末期のストーマ局所状況や全身状態の変化

ストーマ局所状況の変化	全身状態の変化
・腸閉塞や腹水貯留による腹部膨満 ・るいそうによる腹壁の陥凹 ・ストーマ合併症によるストーマサイズの変動 ・ストーマ合併症によるストーマ，周囲皮膚の変動	・痛みやがん悪液質症候群によるADLの低下 ・オピオイドなどの薬剤の副作用による眠気や傾眠 ・上記ゆえにセルフケア能力の低下

文献1)p.132より引用

2 装具やスキンケア用品の選択

装具はサイズや形状が変化することを想定し，自由開孔など対応しやすいものを選択します．皮膚の機能低下もきたしやすく，剝離刺激を軽減できる弱粘着性のものや圧迫による苦痛を軽減できる平面装具・浅い凸・柔らかい凸面型面板などを検討します．

剝離剤や被膜剤も使用していきます．また，各種皮膚保護剤を活用し，ストーマ合併症のコントロールだけでなく，体調や希望に合わせて貼付延長するなどのQOLへの配慮も行っていきます．

3 多職種との連携

状態変化は週単位，1日単位で生じてくるため，本人だけでなく支援者にも説明を行い介入の依頼をしていきます．

今回，Fさんはホスピスへ入所となったため，状態変化や具体的なケア方法，今後予測される変化とその対応方法について，施設看護師へサマリーを記載し情報共有を行いました．家族の同意のもと電話連絡でも対応できることを伝達し，合併症の初期対応などは施設で実施してもらうことができました．

がん終末期の「各期においてニーズを見逃すことなく，多職種と連携を迅速にとり，タイムリーなケアを行う」[9]必要があります．起こりうる変化を把握し適切なケアを提供することは重要ですが，患者のQOLに考慮し，苦痛の緩和やシンプルケアといった視点をもってケアに携わることも大切です．また，がん終末期を迎える患者にかかわる家族，多職種と情報共有・連携も重要となります．

引用・参考文献
1) J Miyashita, et al: Culturally Adapted Consensus Definitionand Action Guideline: Japan's Advance Care Planning. J Pain Symptom Manage, 64(6): 602-613, 2022.
2) 厚生労働省：人生の最終段階における医療・ケアの決定プロセスに関するガイドライン．2018．https://www.mhlw.go.jp/file/04-Houdouhappyou-10802000-Iseikyoku-Shidouka/0000197701.pdf（2025年1月閲覧）
3) 日本能率協会総合研究所：人生の最終段階における意思決定支援事例集．2020．https://www.mhlw.go.jp/content/10802000/000623552.pdf（2025年1月閲覧）
4) 竹川幸恵：ACPの支援に関する知識やスキルを習得する機会が十分に提供されないため，看護師が患者のAPC支援に自信がもてない．エキスパートナース，40(13)：27-31，2024．
5) 近田藍：家族がACPの重要性を理解せず，話し合いに参画してくれない．エキスパートナース，40(13)：45-50，2024．
6) 祖父江正代，松浦信子編：がん終末期患者のストーマケアQ&A．日本看護協会出版会，2012．
7) 前掲1．p.80-82．
8) 日本創傷・オストミー・失禁管理学会編：スキンケアガイドブック．p.180-183，照林社，2017．
9) 日本在宅ケア学会編：エンド・オブ・ライフと在宅ケア．p.133，ワールドプランニング，2015．

（八尾 早希子）

退院後の患者 08

災害時のストーマケア

災害とは,「暴風,竜巻,豪雨,豪雪,洪水,崖崩れ,土石流,高潮,地震,津波,噴火,地滑りその他の異常な自然現象又は大規模な火事若しくは爆発その他その及ぼす被害の程度においてこれらに類する政令で定める原因により生ずる被害をいう」[1]と災害対策基本法に記載されています.

災害は自然災害のみならず人為的災害も含まれており,私たちは多様性のある危機に対応していかなければなりません.そのためには日ごろからの備え,防災対策が重要となります.

ここでは令和6年能登半島地震での状況を振り返りながら,災害時のストーマケアと,平時から必要な備えについて述べます.

発災後のオストメイトの生活

令和6年能登半島地震は,令和6年1月1日16時10分,マグニチュード7.6の地震が石川県能登地方を震源としておきました.地震による死者は401名,住宅の被害は全壊が6,421棟,半壊が22,823棟です(10月1日現在)[2].

停電と断水,道路遮断によるライフラインの寸断により,孤立や救援活動の遅れが見られました.そのため,多くの方が避難を強いられました.病院や介護施設でも被害は同様であり,被災した職員も多く人手不足に陥っていました.

このような状況のなかで,オストメイトはどのような生活を送っていたでしょうか.オストメイトより伺った状況と心理支援が不十分と思われる内容を図1に提示します.

図1 オストメイトの状況

①断水により仮設トイレを使用
　→落ち着いて排泄物の処理ができない

②避難所でのプライベート空間の不足
　→装具交換をする場所がない

③断水により入浴できない
　→水のいる方法での装具交換ができない

④自衛隊による入浴援助は複数人同時に利用
　→人目があり入浴できない

⑤装具の予備がない
　→問い合わせ先がわからない

⑥病院へアクセスできない
　→トラブルがあっても相談する相手がいない
　→漏れのおそれがあり活動的になれない
　→漏れにより臭いが気になり孤立する

退院後の患者 08 災害時のストーマケア

被災したうえに，これまでとは違う生活でのストーマ管理はとても不安で大変だったようです．

発災後の病院・介護施設現場でのエピソード

1 看護師と被災者のやりとり

医療現場の看護師と被災されたオストメイトとの間では，どのようなやりとりがあったのでしょうか．

①病院で
【オストメイト】
- 装具がなくて困っているから提供してほしい
- 漏れるようになって皮膚障害になってしまったが，避難しているため，かかりつけのストーマ外来に行かれず困っている

【看護師】
- かかりつけの患者ではないため，患者の情報がないままで対応をしなければならない
- 病院にある装具を提供したが，この対応でよかったのかわからない

②介護施設で
【介護福祉士】
- 人手がなくて便廃棄が間に合わず装具での管理を断念し，ビニール袋を腹部に直接テープで貼って管理するようになった．しばらくして皮膚がただれてきてしまったが，どうすればいいか
- 通行止めにより物資が届かない現状があり，装具を注文しても届かないがどうすればいいか

医療・介護施設で働かれている職員や，避難された被災者のオストメイトが苦労されている状況がわかります．

2 ストーマ装具の供給（公助）

このような状況に対し，ストーマ装具の供給について，どのような支援があったのか紹介します．

●**自治体での備蓄**

災害時のためにストーマ装具を備蓄している市区町村があります．

●**ストーマ用品セーフティーネット連絡会（OAS）による提供**

以下，『災害時対応の手引き』[3]より紹介します．

①緊急時のストーマ用品無料提供

緊急時（災害発生から約1か月間）において，ストーマ用品を無料提供する．

②無料提供対象メーカー・品目

OAS会員が販売しているストーマ用品全般（在庫状況によっては提供できない場合もあり）．

③ストーマ用品提供対象者

災害救助法※適用の市町村内被災ストーマ保有者で，家屋の倒壊等によりストーマ用品の持ち出しや入手が困難なストーマ保有者，ならびに入手が困難な避難所，病院等の施設など．

④ストーマ用品の受け取り方法

原則として被災地内のストーマ用品取扱店

※災害救助法：1947年に制定された被災者救済（保護と社会の秩序の保全をはかること）を旨とする法律である．

に依頼し，在庫のなかからできうる限りのストーマ用品を対象となるストーマ保有者や施設等へ提供する．ストーマ用品取扱店からストーマ保有者や施設への提供方法や配送方法は，状況によって異なるが，ストーマ用品取扱店，ストーマ保有者団体，自治体，医療従事者などが決定する．ストーマ用品取扱店に供給に十分な在庫がない場合は，OASで必要量のストーマ用品を確保し，可及的速やかに被災地へ搬送する．ストーマ用品の搬送は，道路事情等の障害が起こりえる．

⑤ストーマ用品の供給ルート

図2にストーマ用品の供給ルートを示します．

⑥災害時のOAS活動に関する情報入手先

ストーマ用品受け取り等の情報は下記ホームページより確認

- 日本ストーマ・排泄リハビリテーション学会
  http://www.jsscr.jp/
- 日本オストミー協会
  http://www.joa-net.org/
- 日本創傷・オストミー・失禁管理学会
  http://www.jwocm.org/

令和6年能登半島地震ではOASの働きかけにより，1月5日にはOASの活動について厚生労働省より各自治体へ通達が出ました．被災地のストーマ用品取扱店が被災していなかったため，各自治体と情報共有をしながら1月12日より装具の発送を開始できました．

災害による被害を少なくする社会を実現するためには，自助，共助，公助の連携が重要だといわれています．次に，平時からの自助，共助としての取り組みについて説明します．

図2 ストーマ用品の供給ルート

```
ストーマ用品セーフティーネット連絡会（OAS）
    ↓（無料提供依頼）   ↓（事後補填）
   被災地のストーマ用品取扱店
          ↓（緊急対応品）
ストーマ保有者，病院，自治体，避難所等
```

平時からの自助，共助としての取り組み

1 オストメイトの自助力を高めるための説明

オストメイトの自助力を高めるために，医療者から以下のことを説明しましょう．

①災害用として，最低でも2週間分の装具，装具交換に必要な物品（水不要のスキンケアグッズ）を，自宅ともう1か所別の場所に分けて配置する．できればジッパー付きの袋に入れ，濡れないようにする．使用期限があるため定期的に入れ替える．

②支援物資の供給方法について，OASの活動内容やストーマ用品取扱店への連絡方法，自治体の備蓄の有無の確認について説明する．

③非常用携帯カードなどにストーマ用品取扱店名と電話番号，ストーマの種類，ストーマサイズ，使用装具製品名，製品番号などを記載して携帯する．

④供給される装具は面板のカットが必要となることを想定し，カット不要の面板使用者にはハサミの使用方法について練習してお

く.
⑤自宅以外の場所での装具交換や，排泄物の処理を経験し，水不要のスキンケア方法で交換する．
⑥入浴時のカバー（人目にわかりづらい方法）についてできれば一度は使用してみる．
⑦ストーマに関する情報入手先について（インターネットが通じない場合に備えてラジオの準備）．

2 医療従事者への共助力を高めるポイント

オストメイトを取り巻く医療従事者への共助力を高めるためには，以下の点が大切です．
①医療従事者が，オストメイトの災害時に備えるべきことを理解していること．
②災害時のストーマ装具の供給方法について知っていること．
③介護施設やストーマ造設をしない病院への転院時には，災害時の対応について申し送ること．
④地域のBCPについて知り，顔の見える関係づくりを行うこと．

おわりに

令和6年能登半島地震での状況を元にお話をしましたが，冒頭でも述べたように，災害は多様です．そのため，その時々の状況に応じて臨機応変に対応していくことが求められます．

今回は，被災地のストーマ用品取扱店が被災していなかったため，発災から2週間前後での装具の供給ができましたが，都市部で起きた場合は同じような対応はできないことが予測されます．被災地の自治体も被災をしているため，共助，公助はある程度，時間が経過してから得られます．

まずは自助が大切です．そのためには，日ごろからの防災訓練が重要です．自らの命を守り，状況に合わせた行動をとれるよう備えていきましょう．

引用・参考文献
1）内閣府防災情報のページ
https://laws.e-gov.go.jp/law/336AC0000000223/（2024年10月閲覧）
2）令和6年能登半島地震に係る被害状況等について，非常災害対策本部，令和6年10月1日．
3）ストーマ用品セーフティーネット連絡会：災害時対応の手引き．
https://www.jsscr.jp/img/saigaimanual.pdf（2024年10月閲覧）

（石井光子）

Part 4

合併症のある患者
対処法を中心に

- ストーマ粘膜皮膚接合部離開のある患者
- ストーマ周囲にびらんを繰り返す患者
- ストーマ肉芽腫のある患者
- 傍ストーマヘルニアのある患者
- ストーマ脱出のある患者
- 腹壁瘢痕ヘルニアが生じている患者
- ストーマからの出血（静脈瘤）のある患者
- ストーマ部のがんが発生した患者
- ストーマ周囲にPEHが発生した患者
- レックリングハウゼン病の患者

合併症のある患者 01

ストーマ粘膜皮膚接合部離開のある患者

事例

患者：Aさん，80代，女性．

S状結腸憩室穿孔による急性汎発性腹膜炎にて緊急開腹腹腔内洗浄ドレナージ術，横行結腸双孔式ストーマ造設．術後14日目，ストーマ近接部9時〜11時の発赤，排膿を認め自壊し，離開した（図1）．

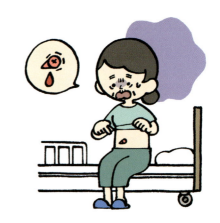

図1 Aさんのストーマ粘膜皮膚接合部

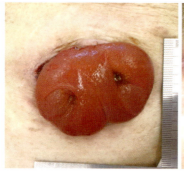 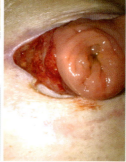

術後14日目．発赤と排膿を認め，自壊し離開している
A15B0C0：15　D0（ABCD-Stoma®）

情報収集のポイント

- ☐ ストーマ近接部の発赤（感染兆候）の観察．
- ☐ ストーマ粘膜の色調の観察．
- ☐ ストーマ粘膜皮膚接合部離開の創状態の観察．

ストーマ粘膜皮膚接合部離開は，ストーマ粘膜と皮膚縫合部が何らかの原因で離開することです．

その原因は主に，①ストーマ粘膜と皮膚縫合部の過度の緊張や手術部位感染（SSI）によるもの，②ストーマ壊死によるもの，③全身的な要因（低栄養，悪液質，糖尿病，炎症性腸疾患，ステロイド薬の常用など），などがあげられます．

ストーマ粘膜皮膚離開が認められた場合は，創傷治癒過程に応じて創状態をアセスメントし，処置方法を検討します．

ストーマ粘膜皮膚接合部離開のある患者のケアの実際

表1に，ストーマ粘膜皮膚接合部離開のある患者のケアのポイントを示します．

表1　皮膚接合部離開のある患者のケア

①通常のスキンケア
- 離開創を石けんを用いて十分洗浄する

②創状態に応じて，ハイドロファイバー創傷被覆材（銀含有創傷被覆材）やアルギン酸塩創傷被覆材を充填する．または，粉状皮膚保護剤を使用する

③離開創を塞ぐように装具を装着する
- 装具が安定して装着でき定期交換できるように，必要に応じて用手成形皮膚保護剤などアクセサリー用品を使用し工夫する

④創処置を1～2日ごとに行えるように短期装具交換とする
- 窓付き単品系装具を使用するなどして処置が毎日行えるのであれば，中期定期交換可能

Point 1　装具が安定して装着できるよう面板を貼付する

Aさんは，S状結腸憩室穿孔による急性汎発性腹膜炎であり，通常の予定手術の術前処置である腸管の清浄化（経口摂取の制限・下剤・浣腸・腸管洗浄剤〈ニフレック®やマグコロール®〉の投与など）を行うことなく，緊急手術となりました．通常の手術より感染のリスクが高い状態での手術ですので，ストーマ粘膜皮膚接合部から排膿が認められたとき，手術部位感染（SSI）が考えられました．

排膿が見られたときには，十分に排膿して洗浄します．感染コントロールをはかるために，洗浄の機会を得るよう装具交換は短期で行い，ハイドロファイバー創傷被覆材を使用し，創清浄化をはかりました．

装具が安定して装着できるように，ハイドロファイバー創傷被覆材はスキンレベルの高さに合わせて充填し，創を塞ぐように面板を貼付します．

ハイドロファイバー創傷被覆材（銀含有創傷被覆材）は，高い吸水性があり，水分を保持，ゲル化して創部に密着することで細菌が繁殖する死腔を最小限に抑えます．また，Agイオン効果で広い抗菌スペクトルでの抗菌作用が備わっていることで，感染コントロールが期待できます．ゲル化したハイドロファイバーは崩壊しないため，欠損した潰瘍面に充

合併症のある患者　01　ストーマ粘膜皮膚接合部離開のある患者

図2　Aさんのケアの実際

スキンケア後

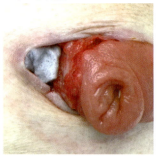
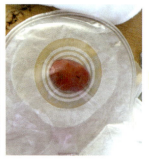

通常のスキンケア後，ハイドロファイバー創傷被覆材をスキンレベルの高さに充填し，装具を装着．装具のホールカットは，ストーマサイズとし粘膜離開部分を覆うように装着する

ケア開始1週間後

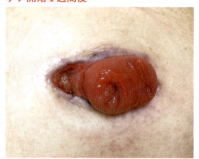

創内肉芽増殖良好で創底が浅くなり，創収縮傾向の状態により，皮膚保護パウダー塗布のケアに切り替える
A15B0C0：15　D0（ABCD-Stoma®）

填することで面板貼用部の補正ができ，排泄物，滲出液の潜り込みによる面板浸軟の拡大予防にもなります．

Aさんのケアの実際を図2に示します．

Point 2　ストーマ粘膜の壊死化，変形，脱落などに対応する

ストーマ粘膜の色調不良がある場合は，ストーマ壊死をきたす場合があります．ストーマ壊死の原因は，手術の操作や術後腸管浮腫による腸間膜の圧迫や腹壁脂肪層の厚みによる縫合部の過緊張などによるストーマ粘膜の血流障害により起こります．

ストーマ粘膜が壊死すると，皮膚縫合部は接合不良状態となり離開します．壊死の範囲によって粘膜皮膚離開する範囲も異なります．

その状態の際に懸念すべきことは，ストーマ脱落です．ストーマが腹直筋層内に落ち込んでしまえば，腹膜炎をきたしストーマ再造設が必要となります．腸管が腹直筋膜との融合が保たれていれば保存的なケアが可能です．

図3は，直腸切断術の術直後よりストーマ粘膜の色調が不良で，ストーマ壊死となった患者（80代，男性）です．ストーマ脱落の兆候をモニタリングしながらストーマケアを施行しました．

ストーマ壊死部分は自己融解するため，造設したストーマの高さは保てず，残存したストーマ粘膜は陥没し，ストーマ造設のために開口した創は治癒に伴い創収縮します．そのため，ストーマ狭窄を起こすことが予測されます．その場合，自己でのフィンガーブジーが日常のストーマケア指導の1つとなります．

また，離開創の治癒程度により，瘢痕治癒しストーマの変形や近接部の凹みを生じることがあるので，その状況に応じてアクセサリー用品を組み合わせた装具選択が必要です．

Point 3　ストーマ粘膜を探り近接部の皮膚状態を観察する

術後はストーマ浮腫をきたしますが，手術操作や全身状態，栄養状態の状況によりストーマ浮腫の程度も異なり，浮腫状態が長引きます．ストーマ近接部の観察が不十分だと

図3 ストーマ壊死となった患者へのケア

1 術後2日目

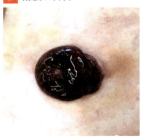

ストーマ粘膜の色調は不良でストーマ壊死となった．ストーマには粉状皮膚保護剤を塗布し粘膜を保護する

2 術後7日目

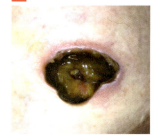

粘膜皮膚接合部が離開状態となる

3 術後14日目

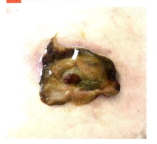

排泄物と創滲出液が見られる

4 術後21日目

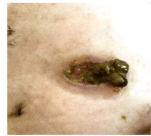

正常なストーマ粘膜を確認し，壊死を除去した
A15B0C0：15　D0（ABCD-Stoma®）

粘膜皮膚離開創の発見が遅れる場合があります．

図4は，双孔式S状結腸ストーマを造設した患者（60代，女性）のストーマ近接部（3〜5時）の離開です．短腸症候群による栄養状態不良のため縫合不全が起こったと思われる離開創です．栄養状態不良のためにストーマ浮腫があり，ストーマ近接部の観察が不十分であったことから，発見が遅れたケースです．

術後，ストーマのモニタリングを行う際には，ストーマ粘膜の状態に目がいきがちですが，ストーマ粘膜を探り，ストーマ粘膜皮膚接合部および近接部の皮膚状態を観察することも忘れてはいけません．この事例では，粉状皮膚保護剤を離開部に塗布し，装具は短期交換でケアを行いました．

離開創が深ければ，ハイドロファイバー創傷被覆材（銀含有創傷被覆材）やアルギン酸塩創傷被覆材を充填し，創を覆うように装具を装着します．この場合，離開創からの滲出液や便の潜り込みによる面板の溶解具合により装具の交換間隔を設定します．交換間隔は，基本の目安である面板の溶解が1cm程度を参考に，決めていくとよいでしょう．

図4 栄養状態不良による縫合不全離開創

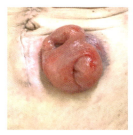

双孔式S状結腸ストーマを造設
A2B0C0：2　D0

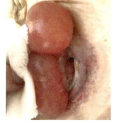

術後18日目，ストーマ近接部の離開を認めた
A15B0C0：15　D0

合併症のある患者 01 ストーマ粘膜皮膚接合部離開のある患者

患者・家族からの質問にどう答える？

Q.01
創を塞ぐように装具を貼っても大丈夫ですか？

Answer

ストーマ装具の皮膚保護剤は，
吸水作用，pH緩衝作用，静菌作用があり，
創傷の回復，治癒させる作用があるので
創に貼用することは支障ありません．
創から排膿がある場合は，
看護師やWOCナースに相談しましょう．

Q.02
ケアするときに創から出血しませんか？

Answer

ストーマ粘膜も創も，ケアのときの擦れで
多少出血するかもしれません．
出血が付着する程度でしたら心配ありません．
粉状皮膚保護剤や創処置のときに
使用する被覆材は，止血作用があります．
万が一，出血がだらだら続く場合は，
受診してください．

指導・教育にあたってのポイント

　ストーマ造設患者は排泄経路の変調をきたし、ストーマケアは初体験です．心理的ストレス状態であるうえに，創処置をあわせたケアとなるため，できるだけシンプルなケアになるような工夫が必要です．

　また，うまくできたことを肯定し，患者のモチベーションを維持できるような働きかけが重要となります．

　全身状態が改善すれば，粘膜皮膚離開創が治癒する前に退院となることもあるので，「自己管理が可能かどうか」をアセスメントし，困難であれば家族の協力，在宅支援の調整を行います．Aさんの場合は他院へ転院されたので，ストーマ管理の要点を情報提供しケア継続を依頼しました．

　粘膜皮膚離開創が治癒するまでの装具管理，治癒後の装具管理は異なることもあります．ケア方法，装具管理，ストーマライフを長期的にとらえ，日常生活のQOLが低下しないサポートが必要です．

引用・参考文献
1）日本ストーマ・排泄リハビリテーション学会編：ストーマ・排泄リハビリテーション学用語集．第3版，金原出版，2015．
2）日本ストーマ・排泄リハビリテーション学会，日本大腸肛門病学会編：消化管ストーマ関連合併症の予防と治療・ケアの手引き．p.108-133，p.224-230，金原出版，2018．
3）特集/消化管ストーマ造設と閉鎖のきほんのき．WOC Nursing，5(2)：48-51，224-230，2017．
4）特集/ストーマ術後合併症と治療．WOC Nursing，4(6)：20-31，55-59，2016．
5）特集/ストーマ管理のコツとピットフォール．WOC Nursing，1(2)：40-47，95-110，2013．
6）コンバテック：アクアセル®・ハイファイファイバー™ テクノロジー．https://www.convatec.co.jp/（2021年8月閲覧）

（岡本 節）

合併症のある患者 02

ストーマ周囲にびらんを繰り返す患者

事例

患者：Bさん，50代，女性．両側卵巣嚢腫術後．短腸症候群，慢性腎臓病（CKD），脱水症を並存．元会社経営者で現在無職，独居．ストーマケアに支障をきたす身体的特徴はなし．

30年前に卵巣嚢腫に対する手術を受け，その後，腎移植ドナーとなった．繰り返された開腹術のため腸閉塞となり，15年ほど前にS状結腸単口式ストーマが造設された．その後も癒着性腸閉塞などを繰り返し，翌年，回腸双口式ストーマ造設となった．さらに，その後も10回ほど開腹術を実施した．頻回の脱水症のため入退院を繰り返し，短腸症候群による低栄養と脱水，易感染性から慢性腎不全となった．

在宅での生活を送るためには，輸液のわずかな過負荷で心不全が悪化するため，皮下輸液が選択され，訪問看護師により週3回実施されている．

当院ストーマ外来にはここ数年受診していない．週2回，当院にて透析のため受診し，その際に「ストーマ周囲に痛みがある」と訴えていた．

●ストーマ皮膚炎発症の経緯

実際にストーマを確認すると，ストーマ12時方向（肛門側ストーマ開口部）にびらんがあった．面板も12時方向が顕著にふやけていたため，肛門側からの粘液の排出が多いことで面板の皮膚保護剤の溶解と膨潤により皮膚の生理機能の低下をきたし，その結果，びらんが生じたと考え，練状皮膚保護剤による保護を行い改善した．その後も治癒，びらんが繰り返されていた．装具交換は皮膚保護剤の溶解や膨潤より判断し，3～4日ごとの交換とし，単品系凸面装具を使用中．

●便の性状

水様性，食物残渣含む．1日2.0L前後の排液量．S状結腸ストーマからも粘液の排泄が見られた（図1）．

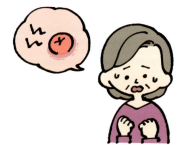

情報収集のポイント

☐ 身体状況，現在の治療内容など全身状態について．

☐ 食事の変化，排泄物の量や性状，ストーマの局所状態．

☐ びらんが治癒，悪化を繰り返していた日時，期間，そのときの生活状態．

図1 Bさんのストーマ周囲のびらん

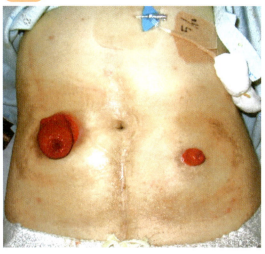
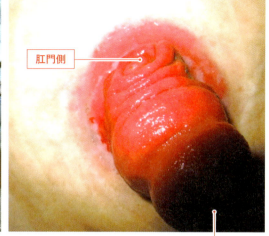

S状結腸ストーマからも粘液の排泄があった　A2B0C0：2　D0（ABCD-Stoma®）

肛門側

口側

度，身体および生活状況の確認が必要です．いつごろから症状が出現したのか，具体的な日時で考えることも重要です．そして，訪問看護師との情報交換は必須です．

ストーマ造設後10年近く経過し問題なく経過していたことから，急なトラブルの出現には何らかの原因があると考えられます．

慢性心不全や慢性腎不全など生命に直結する並存疾患があるため，病状の変化やその程

ストーマ周囲にびらんを繰り返す患者のアセスメント

Bさんは慢性心不全が悪化したことで，自宅ではほとんど寝たきりの状態であったことがわかりました．そのため，採便袋内にたまった排泄物もこまめに捨てることができず，かなりためていたようでした．採便袋は逆流防止弁がついていないものを使用していたこと，臥床がちであったことから，面板とストーマの隙間に消化酵素を含む排泄物が潜り込んでいたと考えられます（図2）．

Bさんはときどき「ストーマが小さくなる」と話しており，双口式ストーマであることから，脱水など体内の水分の変化によりストーマが虚脱し，平坦化していたことも考えられ

図2 Bさんのストーマ周囲のアセスメント

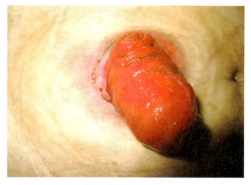

面板とストーマの隙間に便汁が潜り込んでいた
A1B0C0：1　D0（ABCD-Stoma®）

ました．回腸ストーマから消化酵素を含む便が皮膚に接触すると，容易に皮膚トラブルが生じます．排泄物からの刺激による皮膚障害は，最も多いトラブルの1つです．

皮膚保護を中心としたケアによりびらんは治癒しても，また再発していたことから，上記の理由以外の原因も考えていく必要がありました．

また，痛みについては装具交換後は軽減していることから，面板の保護剤が溶解した結果，排泄物が皮膚に付着し皮膚障害となっていると考えられ，装具の交換頻度も再検討する必要がありました．

ストーマ周囲にびらんを繰り返す患者のケアの実際

Point 1　粉状皮膚保護剤をびらんの湿潤した部位に付着する

ストーマ近接部に発生したびらんに対し，保護目的で粉状皮膚保護剤を使用します（図3-1・2）．びらん部に散布し過剰分を軽く吹き飛ばすことで，粉状皮膚保護剤はびらん面の湿潤した部位にのみ付着します（図3-3）．びらん面からの水分を粉状皮膚保護剤が吸収するため，面板の密着を促します．

図3　粉状皮膚保護剤の使用方法

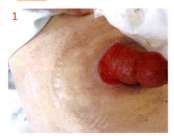
1　ストーマ近接部に発生したびらん

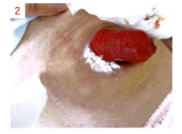
2　粉状皮膚保護剤を散布する

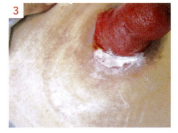
3　過剰分を軽く吹き飛ばす

Point 2　二品系装具に変更し，ドレナージできるものを使用する

単品系装具，二品系装具の特徴や利点を生かして患者の個別な要求に応じて装具の変更を行うことが大切です．

Bさんの装具は単品系から二品系に変更し，訪問看護師がストーマ袋を外してストーマと装具の隙間に粉状皮膚保護剤を散布するようにし，確実な皮膚保護を目指しました．

ストーマ装具は，倦怠感が強く便破棄できない場合はドレナージできるタイプのストーマ袋の使用を提案し，蓄便袋に便の停滞をなくしたことで以前ほどびらんの再発はなくなりました．

Point 3　皮下注射部位を検討し，ストーマベルトにより装具を固定する

しかし，まだびらんの出現があるとのことで，もう一度，情報を収集しました（表1）．Bさんは，「面板の12時方向から剥がれることが多く，テープで固定している」とのことだったので，なぜ12時方向の面板が剥がれるのか，患者の腹部や動きを確認しました．

Bさんは在宅で，脱水予防の目的で750mLの輸液を皮下注射していました．胸部と腹部と交互に実施しており，腹部に実施した際に剥がれることがわかりました（図4）．

皮下注射後の腹壁は上腹部がかなり膨満した状態で，もともとストーマ12時方向，ウエストラインにしわが存在するため，坐位姿勢ではストーマ装具を圧迫し，頭側から面板が剥がれていました．皮下注射を行わなければ脱水症状が出現してしまうため，確実な投与が必要です．訪問看護師と相談し，皮下注射部位をできるだけ腹部にしないようにし，やむをえず腹部に実施する場合は，ストーマベルトを用いて装具を固定するようにしたところ剥がれず，びらんの発症もなくなりました．

表1　Bさんのびらん発症原因

ストーマ肛門側からの粘液排出	・スキンレベルの排泄口のため排液が面板の裏側に潜り込む
排泄口のスキンレベル（ストーマの形状変化）	・脱水によるストーマの虚脱のためストーマが平坦化し，水溶性の排泄物が面板の裏側に潜り込む
臥床生活	・水溶性の排泄物が排便袋内に溜まらず，ストーマ周囲に貯留しやすい
装具装着の不安定	・大量皮下注射によりストーマ12時方向の腹壁が変化する

図4　Bさんの皮下注射前後の変化

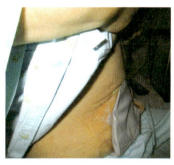 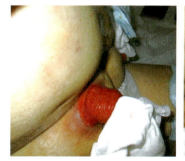 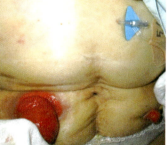

皮下注射前．面板は安定していた　　皮下注射後．腹部に実施した際に面板が剥がれていた

患者・家族からの質問にどう答える？

Q.01
びらんによって痛みや痒みがでたら，どうすればいいですか？

Answer

痛みや痒みは，びらん面を被覆することで刺激を回避できるので，びらんを面板や粉状皮膚保護剤で確実に覆うことが大切です．実際に，装具交換することで痛みが和らぐこともあります．キシロカインゼリーという薬剤を塗布することもありますが，使用は医師の指示が必要です．効果は一時的なものです．使用に際して装具の装着が不安定にることもあるので注意してください．

Q.02
単品系装具と二品系装具それぞれの利点は何ですか？

Answer

単品系装具は低コストで，装着までのステップが少ないため，簡便に使用できるところが利点です．二品系装具は面板と袋を勘合により嵌め込むため，腹壁に対して固定力があり，袋を剥がしストーマを直視でき，TPOに合わせて袋を変えることができます．手指の巧緻性が低い場合は扱いが困難となります．

指導・教育にあたってのポイント

1 訪問看護師との連携

　Bさんは，さまざまな原因により，びらんを繰り返していたことがわかりました．排泄物による皮膚障害（びらん）の多くは，皮膚保護剤の使用や装具の変更により，排泄物が皮膚に付着しなければ解決することが多いです．

　Bさんは生命に直結する並存疾患をもちながら在宅で過ごし，ストーマ外来への受診もほとんどなかったことから，情報を収集するのに時間を要しました．訪問看護師が介入している場合には，連携を密に行うことでトラブルの発生を回避することが可能なります．

2 装具の種類などの再評価

　術前・術後の指導とともに，造設後時間が経過してストーマケアは完全に自立している患者であっても，定期的なストーマ外来の受診によりストーマケアや装具の種類などの再評価を行い，生活の支援を継続していくことが必要と考えます．

COLUMN

用手成形皮膚保護剤はどのような場合に使用する？

①ストーマ周囲にへこみがあるが既存凸面装具では解消されない場合
②ストーマ近接部以外に瘢痕やくぼみがあり，装具装着の妨げとなる場合に用いて皮膚を平坦化させる
③ストーマ装具装着部位に皮膚損傷があり滲出液がある場合，創の保護と滲出液のコントロールを目的とする

用手成形皮膚保護剤使用のリスクは？

　使用時のリスクとして，溶解するタイプのものをウロストーマに使用すると蓄尿袋内に溶けた保護剤が溜まり，尿がスムーズに排出されないことがあります．また，尿管皮膚瘻でカテーテル挿入の際は，ストーマ周囲に用手成形皮膚保護剤が残存しカテーテルに付着してしまうと，保護剤が腎盂に付着し炎症を起こす場合があるため，必ず除去してから処置を行うことが重要です．

（佐藤 明代）

合併症のある患者 03

ストーマ肉芽腫のある患者

事例

患者：Cさん，40代，男性．独居，無職．家族性大腸腺腫症，デスモイド腫瘍，直腸がん術後．ストーマケアに支障をきたす身体的特徴はなし．

10年前，家族性大腸腺腫症，盲腸がんおよび直腸がんに対して大腸全摘出，小腸ストーマ造設となった．1年後，デスモイド腫瘍摘出術を行ったが，間膜内の腫瘍は残し一部のみ摘出．以降，電解質異常をきたしやすいため近医にて週3回点滴実施中．

当院のストーマ外来にて6か月ごとのフォローアップを行っていた．ストーマ装具は凸面嵌込み型，単品系を使用し，3〜4日ごとに交換している．イレオストミーのため便性が水溶性であり，これまでも便の接触による皮膚炎を発症していたが，皮膚保護やスキンケアの修正を行い改善していた．

●ストーマ皮膚炎発症の経緯

今回の検査入院の際にストーマを確認すると，ストーマ周囲にびらんと有茎性の扁平隆起した肉芽腫様の結節が発症していた（図1）．Cさんは「痛みが強くなかったことから受診しなかった」と話した．装具を除去すると，面板は外周の保護テープでのみ接着している状態だった．

●便の性状

水様性，食物残渣含む．1日1.5L前後の排液量．

図1 Cさんのストーマ肉芽腫

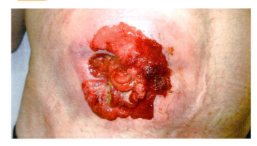

ストーマ周囲にびらんと有茎性の扁平隆起した肉芽腫様の結節が発症　A15B15C1：31　D0（ABCD-Stoma®）

情報収集のポイント

- □ いつごろから症状が出現したのか，どのような対応を行ったのか．
- □ 装具の装着状態，剥がした面板の状態．
- □ 食事の変化，排泄物の量や性状の変化，体重の増減など身体的変化の有無．
- □ 基礎疾患による悪性腫瘍の再発などのリスク．

ストーマ造設後10年近く経過し，セルフケアが自立している患者においては，いわゆる"自分自身でのやり方"が確立していることが多いです．これは悪いことばかりではなく，患者自身でストーマケアのマネジメントを実践しているともいえます．

患者が現状をどのようにとらえているのかを，患者自身の言葉で語ってもらうことで，これまでのセルフケアの状況や能力，ケアの間違いが明確化されやすいです．

ストーマ肉芽腫のある患者のアセスメント

ストーマの粘膜接合部に発生する肉芽は散発性で痛みなどもほとんどなく，患者の多くの場合は出血で気づきます．発生原因としては縫合糸による炎症性の肉芽で残糸の切除で治癒します．一方で，多発し出血や疼痛が出現してストーマケアに難渋する場合もあります．粘膜移植や肉芽腫の場合は外科的切除のほか，凍結療法，炭酸ガスレーザーによる焼灼療法が治療法として示されています．また，便などの刺激物が持続的に接触することで慢性炎症となり，腸上皮化生*を伴う過剰肉芽となります．

がんの既往があるため，「がんの皮膚浸潤など重症度が高い状態なのか」の判断が必要となります．Cさんの場合は盲腸がんの既往があるので，そこを除外してケア方向を見極めていく必要があります．まずは，組織の一部を採取し病理診断を行い，悪性が否定されれば発症原因を考えます．

患者からよく聞かれる言葉のなかに，「最近，漏れることが多くなった」など，いままでとの違いを表現する場合があります．Cさんの便が漏れるようになった原因として，ストーマ造設時と肉芽腫発症時では体重が10kg増加していたことから，腹壁の形状の変化が考えられます．また，肉芽腫により装具が密着しないことで便漏れしてしまい，定期的な交換ができていない状態でした．

Cさんの場合，これまでのケア状況やCさんの話から，ストーマ装具より便が漏れるようになった原因として，体重の増加による腹壁の変化から装具が密着せず，イレオストミーによる消化酵素，食残を多く含む便が皮膚に接触し，びらんが生じたと考えます．さらに，「装具代金を節約するため，装具が剥がれそうになっても面板周囲をテープで留めて交換しないで過ごしていた」と話していました．便漏れしびらんが発生，そのまま放置していたことから肉芽腫に至ったと考えられました．

ストーマ肉芽腫のある患者のケアの実際

Point 1 肉芽腫の原因を探り，止血効果がある創傷被覆材を使用する

CTや血液データより，がんの再発を疑うものはありませんでした．ストーマ周囲の肉芽を病理診断へ提出した結果，非腫瘍性重曹扁平上皮で炎症性肉芽組織でした．

---

*腸上皮化生：胃粘膜にピロリ菌が感染し慢性胃炎が起こり，胃の細胞が腸の細胞に変化すること

合併症のある患者 03 ストーマ肉芽腫のある患者

肉芽は有茎性でケア中に出血も見られたため，医師と相談し，止血と上皮形成の効果がある創傷被覆材（カルトスタット）を用いて連日の交換を行いました．肉芽やびらん面の細菌培養の結果，カンジダ菌が検出され，薬剤使用に伴い皮膚科へコンサルトしました．

医師との併診により，ストーマ周囲の肉芽は臀部肉芽腫と診断されました．臀部肉芽腫は，おむつ交換不足の高齢者にも見られるとの報告があります．発症要因はさまざまで，全身状態，合併症，生活状態など社会的背景も含め総合的に判断し治療を選択する一方で，基本的には局所の清潔を維持することが重要とされています．

Cさんの肉芽腫の原因は，繰り返す便漏れにより皮膚びらんが悪化し，びらん部に便が付着することでカンジダなどの感染などが起こり，慢性的な外的刺激によって肉芽腫となったと考えられました．これはいわゆる乳児臀部肉腫の発症と同様であり，ストーマ周囲肉芽腫と診断されました．

Point 2 炭酸ガスレーザーを用いて肉芽を除去する

臀部肉芽腫は，刺激物の除去により数か月で自然消退するといわれています．ストーマ周囲に発症した場合，ストーマ装具が装着できて便漏れせずに定期交換することが目標となります．Cさんは肉芽が有茎性であるため，装具が密着しないことが問題となりました．

そこで，炭酸ガスレーザーを用いて肉芽を除去しながら，抗真菌外用薬を用い治療を行いました．

ストーマケアにおいて炭酸ガスレーザーは，ストーマ粘膜皮膚移植など組織の切除に用いることがあります．特徴は，瞬間的にすぐに組織を除去し，作用は表面に限られるため，深部には至らず，また周囲の血管は熱凝固作用により出血はほとんどなく，痛みもないため，すぐに装具装着が可能となります．

Cさんへの炭酸ガスレーザーは，1週間ごとに合計3回実施しました（図2）．

図2 Cさんの炭酸ガスレーザー治療後のストーマ

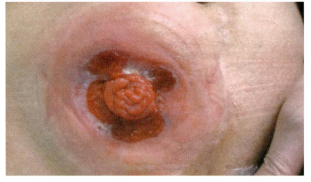

1週間ごとに合計3回実施した
A15B15C1：31　D0（ABCD-Stoma®）

患者・家族からの質問にどう答える？

Q.01
ストーマ周囲に肉芽腫が発生した場合，手術以外の方法，スキンケアを中心とした方法はありますか？

Answer

基本的には清潔の保持です．多くの場合，カンジダ菌の検出があるため，抗真菌薬入りの石けんを用いるのも効果的です．医師の判断によりますが，炎症を抑える目的でステロイド外用薬や内服も併用します．

痛みが強い場合なども局所の炎症に起因するため，ステロイド外用薬の使用で緩和がはかれることが多いです．処置や交換時の突発痛の出現に際しては，キシロカインなどの局所麻酔薬の使用も効果的です．肉芽は易出血なため愛護的なケアが必要です．止血効果があるカルトスタット®などの親水性ファイバーを使用することで，出血や痛み双方にも効果的です（保険適用あり）．

Q.02
ストーマの周りの肉芽は，がんの可能性はありますか？

Answer

ストーマそのものやストーマ周囲に，がんが再発する可能性はあります．よく見られるのは消化器の腺がんで，判別のため生検を行うことがあります．出血をコントロールするため，止血効果のあるドレッシング材を医師と相談して貼布することでストーマ装具が装着しやすくなり再出血予防にもなります．

指導・教育にあたってのポイント

1 再造設への対応

　状態は一進一退でした．ストーマ周囲肉芽腫に対する治療では，ストーマ再造設を行う場合もあります．

　Cさんも再造設を希望され，左腹部にストーマ再造設術を行いました．

　ストーマ周囲の隆起性病変については，転移性腺がんや皮膚原発の腫瘍などのほか，クローン病患者であれば皮膚クローン病なども考えられます．患者の背景から起こりうる病態を考えてケアを進めていくことが重要です．

　今回のケースはそれらを除外し，発症までの経過として排泄物が皮膚に付着したままでいたことでびらんを生じ，さらに皮膚の清潔が保持できていなかったことから，臀部肉芽腫と診断されました．ストーマ周囲に出現した臀部肉芽腫は，ストーマ装具を装着して管理しなければならないことから，保存的ケアでの解決が難しいです．

　したがって，再造設という侵襲をきたす対応にならざるをえない場合が多いことを念頭においてケアを進めることが重要です．

2 セルフケア・マネジメント能力

　また，ストーマケアに対するアドヒアランス低下には，患者側の要因として，「長年，自分でやってきているから大丈夫」という間違ったセルフケア・マネジメントが存在することが多いです．

　セルフケア・マネジメント能力をうまく支えていくことがストーマを長年管理する患者へのケアとして重要と考えます．

引用・参考文献
1）清水宏：新しい皮膚科学．第3版，中山書店，2018．
2）秋田珠美：ストーマ周囲に小児臀部肉芽腫様皮膚炎を呈しストーマ再造設に至った1例．日本創傷・オストミー・失禁管理学会誌，14(1)：71，2010．

（佐藤　明代）

合併症のある患者 04

傍ストーマヘルニアのある患者

事例

患者：Dさん，70代，男性．農業（みかん栽培）と民宿を経営．

膀胱がんにて膀胱全摘術，回腸導管造設術を施行．術後，体重が10kg程度増加し，術後1年半ころより傍ストーマヘルニアがあり，ストーマベルトを勧めていた．

しかし，身体を多く動かす職業のため，「動くとずれます．浮いてくるような気がして心配です．先生には，やせるように言われました．でも，なかなかね」と訴え，装具の安定感を希望していた．

ストーマサイズは，縦30×横32×高さ20mm，ストーマ周囲皮膚に目立った皮膚障害はなく（図1），装具はセンシュラ ミオ1 ウロライト33mmを使用していた．

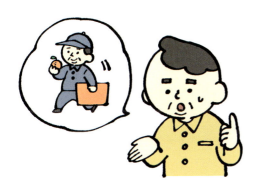

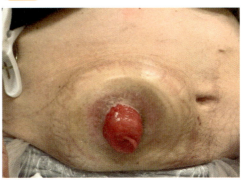

図1 Dさんの腹壁

ストーマ周囲皮膚に目立った皮膚障害はない
A1B0C0：1　DP（ABCD-Stoma®）

情報収集のポイント

☐ 便・尿の排泄障害がないか． ------→
☐ ストーマ粘膜の色調（暗赤色や黒色でないか）．
☐ 体重の変化．
☐ 日常生活（運動・仕事など）．
☐ ストーマ装具の漏れの有無と皮膚障害の有無．
☐ 腹部の状態（仰臥位・坐位で比較）．
☐ 腹痛がないか．

- **コロストミーの場合**：便が出にくい，ストーマ周囲が硬い，腹痛がある，嘔気など，腸閉塞の症状を確認する必要がある．
- **ウロストミーの場合**：ストーマからの排尿の性状（色：いつもより濃い，量：いつもより少ない，臭い，混濁が強いなど）を確認する必要がある．

合併症のある患者 04 傍ストーマヘルニアのある患者

傍ストーマヘルニアは，ストーマ孔（傍腔）に起こったヘルニアです（図2）．ストーマ造設の際に腸管を引き出すために腹直筋の筋膜に開けた孔から腹腔内の小腸や大網などが脱出し，ストーマ周囲の皮膚が膨隆した状態です．晩期合併症で最も頻度が高い合併症です．

原因としては，術後の体重増加や加齢による腹壁の脆弱化，咳嗽や重いものを持つなど，腹腔内圧の上昇などが原因で発生します．

ストーマが圧迫されることにより，排便（尿）が困難となったり，ストーマ粘膜の循環障害により，ストーマ粘膜が暗赤色または黒色となる場合があります．また，腹部が膨隆することにより，ストーマ装具の面板が浮きやすくなり，皮膚との間に隙間を生じて排泄物が潜り込み，漏れの原因となるため，皮膚障害を起こしやすくなります．

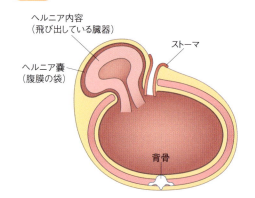

図2 傍ストーマヘルニア

傍ストーマヘルニアのある患者のアセスメント

Dさんは，術後3年が経過しており，ストーマ管理はすべて自分で行い，ストーマ管理に関しては問題ありませんでした．しかし，傍ストーマヘルニアが出現し，仕事柄，身体を動かすことが多いため，安定したストーマ装具の装着が重要でした．Dさんの生活や仕事について重点的に情報収集をしました．

仕事に関しては，農家・民宿経営をしており，重いものを運ぶなど，腹圧のかかる作業をしていることが予測されました．Dさんは，「重いものは，手術をしてから持たないようにしていますよ．買い物に行く程度の荷物は持ちますけどね」と話していました．

また，術後，食欲が増進して体重が増加したことも自覚しており，「標準体重で維持することが傍ストーマヘルニアの予防になる」と説明しました．

傍ストーマヘルニアのある患者のケアの実際

Point 1 ストーマヘルニアベルトを紹介する

ストーマベルトは幅が細く，仕事で身体を動かすことが多いDさんに外れてしまって密着が保てないとアセスメントし，幅の広いストーマヘルニアベルト（図3）を紹介しました．

装具（センシュラ ミオ ウロ1ライト）は面板が楕円形であるため，サイズ調整のできるものを選択しました．

図3 ストーマヘルニアベルト

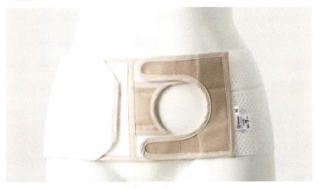

3010メッシュストーマベルト（ミムロ）

Point 2 外来時にストーマヘルニアベルトの使用感を確認する

ストーマヘルニアベルトを紹介した次のストーマ外来時に，使用感を確認すると，「安定感はよくなったけど，ベルトの硬い部分が当たって痛いです．ストーマも擦れている気がして，出血はしていないですが，大丈夫でしょうか？」と訴えがありました．

面板を固定する部分はやや硬く，さらに装具が凸面のため，圧迫が加わっていました．

ストーマの高さは20mmとしっかりあるため，平面の装具を提案しましたが，「いまの装具がいちばん安心できるよ．このままがいいね」と返答がありました．

そこで，ストーマ装具を貼付した後に伸縮チューブ（図4）を装着し，その上からストーマヘルニアベルトを装着する方法を提案しました（図5）．

図4 伸縮チューブ

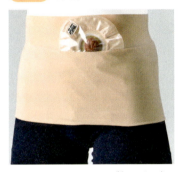

やわらかウエストチューブ（アルケア）

図5 伸縮チューブとストーマヘルニアベルトを併用

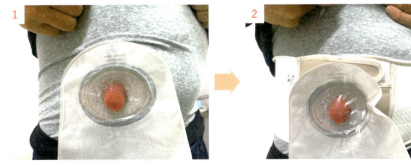

1 伸縮チューブを装着する　　2 上からストーマヘルニアベルトを装着する

合併症のある患者　04　傍ストーマヘルニアのある患者

その次のストーマ外来時,「いい感じになりました.夏は少し蒸れるかもしれないけど,腹巻(伸縮チューブ)だけでもいいし.寝るときはベルトを外して寝ていますけど,漏れたりはしていないです」と話をされ,使用感は良好でした.

Point 3　ストーマ装具の選択とベルト・チューブの装着

ストーマヘルニアベルトを選択する際は,適切なサイズを選択することが重要です.仰臥位になり,ヘルニアが還納して腹部が平坦になった状態の最も大きい部位で腹囲を測定します.

Dさんの例では当てはまりませんでしたが,傍ストーマヘルニアのある患者へのストーマ装具の選択の際には,以下のような装具を選択しています.
①腹壁に追従しやすい伸縮性のある皮膚保護剤の装具(図6)
②二品系では,膨隆した腹部にも追従しやすい浮動型の装具(図7)
③軟性凸面装具(図8):ストーマ近接部をしっかり押さえるとともに,周囲皮膚に追従しやすい装具(最近は種類も増えた)

また,ストーマヘルニアベルトや伸縮チューブを装着する際は,適切に腹壁のサポートをするために臥床し,ヘルニアが納まった状態で装着することが大切です.

図6　腹壁に追従しやすい装具

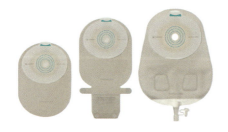

センシュラ ミオ1シリーズ(コロプラスト)

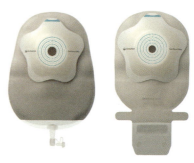

センシュラ ミオ1コンケーブ(コロプラスト)
ふくらんでいる腹壁の方のためにデザインされた装具

図7　二品系浮動型装具

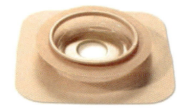

バリケア® ナチュラ™ Mフランジ アコーディオン
(コンバテック ジャパン)

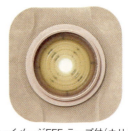

ニューイメージFFF テープ付(ホリスター)

図8 軟性凸面装具

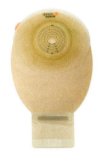
ノバライフ1 フィット
マキシ（ダンサック）

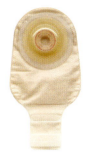
エスティーム™
やわらか凸シリーズ
（コンバテック ジャパン）

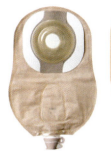
やわぴたシリーズ（ホリスター）

患者・家族からの質問にどう答える？

Q.01

こんなにおなかが出てきて大丈夫でしょうか？
だんだん大きくなっている気がします．

Answer

ストーマの色が赤黒くなったり，便（尿）が出ない，
おなかが痛い，ストーマの周りが異常に赤いなどの
症状が出た場合は，すぐに救急外来を受診してください．

　腹部が膨隆し，外見が変わることによる不安を軽減するよう答えましょう．
　傍ストーマヘルニアは，日常生活やストーマ管理で問題があったり，排便（尿）障害やストーマ壊死などの重篤な合併症が起こらない限り経過観察することが多いです．

　患者は，ストーマ周囲が膨隆してくることの不安を訴えることが少なくありません．緊急で受診が必要な具体的な症状や便（尿）の性状を伝えたり，主治医に相談して一緒に診察するなどの対応をしています．

Q.02

面板の端がうまくくっつかなくて，剥がれてしまいます．
どうしたらいいですか？

Answer

面板に8か所程度，切り込みを入れると，
おなかの丸みになじみやすくなります．

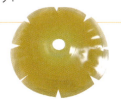

　傍ストーマヘルニアの患者の腹壁はストーマ周囲が膨隆することにより丸みを帯びているため，面板が腹壁に追従しにくい場合があります．面板の端に切り込みを入れると腹壁に追従しやすくなり，面板が剥がれにくくなります．

指導・教育にあたってのポイント

　傍ストーマヘルニアの予防や増悪を防ぐためには，腹腔内圧を上昇させないようにする生活が重要となります．「重たいものをできるだけ持たない」「やむをえず重いものを持つときは，一度に運ばず小分けにする」など，患者の仕事や趣味などに合わせて説明をしていくことが大切です．

　臥床状態から起き上がるときも，腹圧が上昇しやすいため，まず側臥位になり上肢で身体を押し上げて上体を起こすようにし，腹筋を使って起き上がらないように指導します．

　また，咳やくしゃみをするときは腹部を押さえてするように指導するとよいでしょう．

　傍ストーマヘルニアは頻度の高い合併症なので，予防方法を術前もしくは術後，状態が落ち着いてから説明しておくことが大切です．

引用・参考文献
1）樋口ミキ監：カラー写真でよくわかる！尿路ストーマケアとスキンケア．泌尿器ケア，2015冬期増刊：230-233，2015．
2）三富陽子：ストーマ旁ヘルニア．ストーマケア実践ガイド──術前から始める継続看護（松原康美編），p.223-227，学研メディカル秀潤社，2013．
3）熊谷英子監：ベテラン認定看護師がやさしくナビ！これ一冊でばっちり理解 ストーマケアのコツとワザ201，消化器外科NURSING，2014秋増刊：198-200，2014．
4）日本ストーマ・排泄リハビリテーション学会編：ストーマ・排泄リハビリテーション用語集．第3版，p.62，金原出版，2015．
5）松浦信子，山田陽子：快適！ストーマ生活──日常のお手入れから旅行まで．第2版，p.119-121，医学書院，2019．

（大田 百恵）

合併症のある患者 05

ストーマ脱出のある患者

事例

患者：Eさん，70代，男性．下行結腸憩室穿孔，腹腔内膿瘍，腸閉塞，高血圧，慢性閉塞性肺疾患（COPD）の既往，鼠径ヘルニアの手術歴あり．妻と2人暮らし．

水様便の下痢が数日続き，左側腹部痛が主訴で受診し，精査にて下行結腸憩室穿孔，膿瘍形成の診断で入院した．

腹部膨満著明で結腸炎症部の狭窄がありイレウス管が挿入されていたが，内科的治療が困難となり，開腹高位前方切除，回盲部切除，小腸部分切除，回腸人工肛門造設術が施行された．

手術は予定で実施され，手術前日にストーマサイトマーキングを施行し，マーキング位置に造設した．

ストーマケアは，排泄物の廃棄はEさん本人が実施し，ストーマ装具交換は妻が習得することになった．

妻はストーマ装具交換に不安があり，装具選択時には妻にできそうか確認しながら選択した．妻は二品系装具を希望され，週に2回の交換とし，訪問看護を導入して退院となった．

Eさんは，ストーマケアは完全に妻に任せており，ケア中もほとんど目を閉じているような状態だった．

使用装具は，センシュラミオ2プレートライト（31mmプレカット）とセンシュラミオ2バッグ．

退院後，皮膚障害などなく，週に2回のストーマ装具交換で問題なく過ごしていた（図1-1）．しかし，術後3か月後のストーマ外来来院時に，「ストーマが長くなってびっくりした」と，退院時よりストーマ腸管が長くなっている状態だった（図1-2）．

情報収集のポイント

- ☐ ストーマ脱出時に腹痛がないか．
- ☐ ストーマ粘膜の色が悪くなることはないか．
- ☐ 日常生活で腹圧がかかりやすいことはないか．
- ☐ 臥床すると自然に元のサイズに戻るか．
- ☐ 双孔式ストーマの場合，肛門側と口側のどちらの腸管が脱出しているか．
- ☐ 腸管粘膜の損傷はないか．

合併症のある患者　05　ストーマ脱出のある患者

図1　Eさんのストーマ

1 術後2か月後

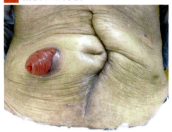

退院後のストーマ外来時．ストーマサイズ：縦31mm，横26mm，高さ17mm
A1B0C0：1　D0（ABCD-Stoma®）

2 術後3か月後

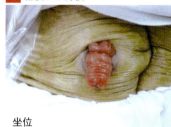
坐位

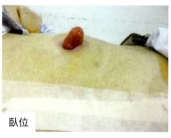
臥位

ストーマサイズ：ストーマ基部は縦35mm，横28mm，口側ストーマの長さは34mm，肛門側ストーマの長さは15mm
A1B0C0：1　D0（ABCD-Stoma®）

　ストーマ脱出とは，「ストーマが造設時よりも異常に飛び出すこと」[1)]をいいます．通常は脱出していなくても，腹圧がかかった状態のときだけ脱出する場合もあります．

　臥床したり腹圧がかからなければ自然に還納することも多いため，坐位や立位で脱出の状態を確認した後，臥床してもらい，自然に還納するか観察します．

　双孔式ストーマの肛門側に起きることが多いといわれていますが，双孔式ストーマの場合，肛門側と口側のどちらが脱出しているのか確認が必要です．

　脱出した腸管の浮腫が強い場合は血流障害が生じやすいため，できるだけ早く還納する必要があります．脱出した状態の場合，ストーマ装具との摩擦などで腸管粘膜の損傷や潰瘍形成が生じやすいため，粘膜損傷がないか観察します．

ストーマ脱出がある患者のアセスメント

　ストーマ脱出の原因は，造設時の腸管の固定が弱い場合や遊離した腸管が長すぎることなどがあげられます．また，腹腔内圧の上昇（腹水の貯留や頻繁な咳）も要因となります．

　ストーマ脱出が認められた場合，日常生活で何か腹圧がかかりやすい状況はないか，現在の病態などから脱出の原因を推測することもできます．ストーマ脱出は，腹痛や便秘などを伴わず，ストーマ管理上の問題もなければ保存的に様子を見ることが多いです．一度脱出するとわずかな腹圧でも繰り返しやすくなるため，できるだけ腹圧がかかることを避けることが必要となります．

　日常生活での動作や仕事などで腹圧がかかりやすいことがある場合は，可能な限り避ける方法を一緒に考えます．長く脱出した腸管が見えることで不安を感じ，日常生活を制限される場合もあるため，「どんな不安があるか」「日常生活に支障がないか」などのアセスメントも必要となります．また，脱出を繰り返す場合や管理に難渋する場合は外科的治療も考慮します．

　ストーマ脱出時の問題点を表1に示します．

Eさんの場合は,「何か腹圧がかかることがなかったか」を聞いたところ,「花粉症でくしゃみがよく出る」ということでした.くしゃみにより腹圧がかかることが続き,脱出傾向にありましたが,臥床すると自然に戻りました.腹痛はなく,粘膜色も問題はありませんでした.

　花粉症によるくしゃみ以外はとくに腹圧がかかりやすい状況はなかったので,花粉症の薬を内服すること,くしゃみが出るときに腹部を押さえることなどを一緒に考えました.

　ストーマ装具交換は臥床で行っていたので,装具装着時はストーマが脱出していない状態でしたが,装具装着後に脱出する可能性を考慮する必要があります.ストーマ脱出がある場合のケアのポイントを表2に,用手還納の方法を図2に示します.

表1　ストーマ脱出時の問題点

- 脱出した腸管の浮腫が強い場合,血流障害が生じやすいため,できるだけ早く還納する必要がある
- 脱出した状態の場合,ストーマ装具との摩擦などで腸管粘膜の損傷が生じやすい
- 脱出した腸管でストーマ袋内に排泄物が溜まる容量が少なくなる
- 脱出した状態の場合,衣服を着用した状態でも腹部の膨隆が目立つこと,長く脱出した腸管が見えることは不安を感じ,日常生活を制限される場合がある

図2　用手還納の方法

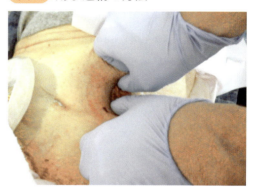

腹圧がかからないよう臥床してもらい,脱出した腸管を両手で軽く押さえて圧迫しながら還納する

表2　ストーマ脱出がある場合のケアのポイント

装具選択	・面板ストーマ孔や二品系のフランジ部分で腸管を損傷しないように柔らかい面板の単品系装具が望ましい ・二品系装具を選択する場合は,嵌合時に腸管粘膜を挟み込まないように注意が必要 ・脱出した腸管が長い場合は容量の大きなストーマ袋を選択する ・ストーマサイズが状況によって変わることがあるため,面板ストーマ孔のサイズを変更しやすい自由開孔か自在孔の面板が望ましい
面板ストーマ孔のサイズ	・還納時よりも脱出時のほうがストーマサイズが大きくなるため,脱出時のストーマ基部の最大径に合わせて面板ストーマ孔を開ける
露出する皮膚の保護	・面板ストーマ孔とストーマの隙間は粉状皮膚保護剤や用手成形皮膚保護剤を使用し,便の付着による皮膚障害を防ぐ
腸管粘膜の保護	・脱出した状態でストーマ周囲のスキンケアを行う際には,湿らせたガーゼでストーマを保護し,愛護的にケアを行う ・ストーマ粘膜とストーマ袋の摩擦の予防にストーマ袋内に潤滑剤を入れる ・粘膜損傷がある場合は粉状皮膚保護剤を散布し保護する
日常生活指導	・重いものを持つなど,過度に腹圧がかかる動作を避ける ・ストーマ粘膜を損傷しないよう衣服やベルトによる圧迫を避ける

合併症のある患者　05　ストーマ脱出のある患者

ストーマ脱出がある患者のケアの実際

Point 1　腸管粘膜の損傷を予防するため装具を変更する

　Eさんは訪問看護を利用していますが、ストーマ装具交換は妻自身が行いたいという思いがあり、妻ができるケア方法を指導する必要がありました。

　ストーマサイズが変化するため、面板ストーマ孔は自由開孔でストーマの最大径に合わせてカットすることが望ましいのですが、妻は既成孔を強く希望し、既製孔のサイズを38mmへ変更しました。38mmよりもストーマサイズが大きい場合は、カットできる最大径までカットして使用することも説明しました。

　もともと全周に用手成形皮膚保護剤を使用していたので、面板ストーマ孔とストーマとの隙間を保護するため継続しました。

　二品系装具を使用していたため、フランジ部分や勘合時に腸管粘膜を挟み込んで損傷しないように単品系装具（センシュラミオ1ライト38mmプレカット）へ変更しました。装具変更の際には排出口が変わらないように、同じ種類の単品系装具へ変更しました。

　装具装着の際には、ふだんから臥床して貼付していたこともあり、ストーマが還納した状態で装着するよう指導しました。自然に還納することが多いということでしたが、来院時はなかなか還納しなかったため、湿らせたガーゼで優しく戻そうとすると簡単に還納できたため、妻へ還納方法を指導しました。

Point 2　くしゃみによる腹圧が避けられるように指導する

　ふだんEさんは通院以外はほとんど外出することはなく、家の中で過ごすことが多いということでした。自宅での過ごし方を確認するとほとんど座っているか寝ているかの生活で、とくに腹圧がかかることはしていないということでした。

　腹圧がかかる原因として、花粉症時期にくしゃみが出るということだったので、花粉症の時期は早めに治療薬を内服するなど、できるだけくしゃみによる腹圧が避けられるよう説明しました。

Point 3　受診が必要な状態を説明する

　ストーマ粘膜の色がいつもと違う場合や腹痛がある場合は臥床し、臥床しても脱出腸管が還納せず腹痛が続く場合は受診するように説明しました（図3-1）。

　術後1年11か月経過し、「ストーマ袋いっぱいまで脱出した」と妻がびっくりし、予約外受診で来院されました。このときは医師により容易に用手還納できました（図3-2）。

　その後、訪問看護師より、「いつもとストーマの脱出の様子が違い、粘膜の色も暗赤色で腫脹している」と電話があり、救急外来を受診しました。肛門側の腸管が10cm以上脱出

図3　Eさんの経過

1 術後7か月

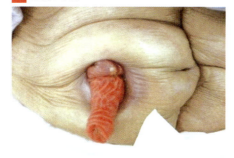

定期的なストーマ外来来院時のストーマ
A1B0C0：1　D0（ABCD-Stoma®）

2 術後1年11か月

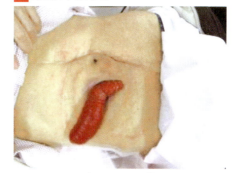

A1B0C0：1　D0（ABCD-Stoma®）

3 術後2年

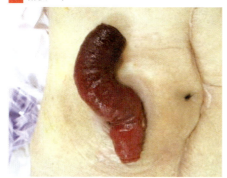

肛門側の腸管が10cm以上脱出し、暗赤色で血流障害を伴っている
A0B0C0：0　D0（ABCD-Stoma®）

4 再造設後のストーマ外来

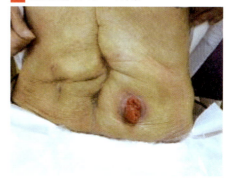

装具交換も問題なく実施できている
A1B0C0：1　D0（ABCD-Stoma®）

し，暗赤色で血流障害を伴っていました（図3-3）．腹痛はなかったとのことでした．すぐに医師が用手還納を試みましたが，還納に時間を要しました．そのため一時入院し，再度脱出がないことを確認して退院となりました．これを機に再造設を考えることを本人，妻に説明されました（表3）．

再造設に対してEさんは最初，「手術はもうしたくない」「入院はしたくない」と話していました．妻は，「私は手術したほうがいいって言ってるんだけど，この人がいやって言うのよ」と話していました．近隣に在住している娘と息子がいたので，相談してみるように話しました．退院後も脱出を繰り返し，脱出による2度目の入院後にEさんも，「もう2回も入院したから手術したほうがいいね」と再造

表3　ストーマ再造設を考慮する場合

- 脱出腸管が壊死している場合
- 脱出を繰り返し，管理に難渋する場合
- 腸管粘膜の損傷により出血を繰り返す場合

設を決断し，回腸人工肛門再造設を受けました．

再造設後，Eさんも妻も，「前みたいに飛び出てこないからすごく楽になりました」と笑顔で話されました．使用装具も再造設前と同じ装具で，既成孔のサイズのみ変更すればよい状態であったため，装具交換も問題なく実施できていました（図3-4）．

患者・家族からの質問にどう答える？

Q.01
腸がこんなに飛び出たままでも大丈夫なんですか？

Answer
腸の粘膜の色が悪くなったり腹痛がなければ，ストーマを傷つけないように気をつければ大丈夫ですよ．ストーマの色が悪くなったり，腹痛が続いた場合，臥床しても戻らない場合は受診が必要になります．受診する必要がある状態を知っておいていただくといいですね．

Q.02
ストーマから出血しやすいのですが，どうすればいいですか？

Answer
ストーマが脱出した状態だと，ストーマ袋や衣服で擦れて出血することがあります．ストーマ袋に空気を入れて少し膨らんだ状態にしたり，ストーマ粘膜に粉状皮膚保護剤（ストーマパウダー）を散布すると，パウダーがゲル状になって保護になります．

指導・教育にあたってのポイント

1 家族が困ったときの対応

　ストーマ脱出が生じた初期は，臥床した状態でケアをしていると自然にストーマのサイズが戻っていたため，「袋を外すときは出ているときもありますけど，寝ればすぐ戻るから大丈夫です」とあまり不安を感じていませんでした．

　Eさんは術後から，ストーマ装具交換時は臥床して目を閉じているだけで，何も話しませんでした．退院後，自宅でのケアもストーマ外来でのケアの際にも，質問には答えてくれますが，自分からは話すことはありませんでした．「脱出に関して不安はないか」を聞くと，「そうなの？　自分ではお腹も痛くないし，便も出ているし，なんともないよ」と話していました．

　Eさん本人はあまり不安を感じていないようでしたが，脱出した状態でケアすることに妻はとても不安を感じていました．また，繰り返しの脱出で用手還納が困難となり緊急で受診することも増え，疲労も感じていました．妻が1人で不安を抱えていたように感じ，訪問看護も利用していたため，週に1回の訪問看護を増やすことを提案してみましたが，家に人が来ることも疲れるということでした．

　そのため，困ったときは訪問看護やストーマ外来に電話で相談するよう説明し，ストーマ外来の通院を毎月1回としました．

2 装具選択とケア方法

　ケア方法を再検討する場合は，ストーマ装具交換を行う妻が安心してできる方法を妻に確認しながら考えました．使い慣れた装具の変更はもちろん，面板ストーマ孔のサイズが少し変わるだけでも，「皮膚がただれてしまうのではないか」など不安に感じるものです．

　ストーマ脱出の場合の基本的な注意事項を理解し，どのような方法やストーマ装具であればケアを継続できるか考え装具選択，ケア方法の決定を行うことが大切です．

3 患者・家族の不安へのケア

　長く飛び出している腸管が見えることは，患者や家族にとってとても不安になるものです．脱出した状態で本当に大丈夫なのか，脱出している状態でのケアの難しさなど不安と負担を抱えていることも多いと思います．

　したがって，「どのような状態であれば大丈夫なのか」「どのような状態であれば受診したほうがいいのか」を理解できるように説明することが大切だと考えます．

　また，Eさんの日常生活はそれほど活動的ではありませんでしたが，社会生活を活動的に過ごしている方などは，活動の制限につながってしまうことも少なくありません．日常生活に制限が生じているような場合には，再造設なども視野に医師とよく相談する必要があると考えます．

　患者や家族の思い，生活状況などをよく聞きながら，ケア方法の検討，日常生活の指導，必要な情報提供，医師との調整を行うことが看護師の重要な役割となります．

引用・参考文献
1）日本ストーマ・排泄リハビリテーション学会編：ストーマ・排泄リハビリテーション学用語集．第4版，p.38，金原出版，2020．
2）ストーマリハビリテーション講習会実行委員会編：ストーマリハビリテーション 基礎と実際．第3版，金原出版，2016．
3）籾山こずえ：特集/ストーマ術後合併症と治療．WOC Nursing，4(6)：64-66，2016．

（山坂 友美）

合併症のある患者 06

腹壁瘢痕ヘルニアが生じている患者

事例

患者：Fさん，70代，男性．妻，長男夫婦，孫と同居．
10年前から喘息，腰椎椎間板ヘルニアがある．

浸潤性膀胱がんに対して腹腔鏡下膀胱全摘術・回腸導管造設術を施行した．術後の経過は安定しており，Fさんによるストーマケアも自立したため，25病日目に退院となった．

その後，徐々に体重は増加し，手術より半年ほど経過したころより腹部全体が突出した体型に変化，そのころから尿漏れを生じるようになり，安定した装具装着ができなくなった．体重増加による体型変化ととらえていたが，術後経過のフォローアップCT検査にて腹壁瘢痕ヘルニアと診断された．

その後，保存的に経過観察をしていたが，Fさんの希望があり1年後に腹壁瘢痕ヘルニア修復術を施行した．

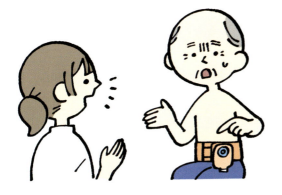

情報収集のポイント

- □ 腹壁瘢痕ヘルニアによる腹壁の状態の変化．
- □ 傍ストーマヘルニアを併発しているか．
- □ 画像検査の有無．
- □ 現在使用しているストーマ装具の排泄物の漏れの有無．
- □ 交換頻度が以前に比べて高くなっていないか．
- □ 日常生活における腹圧が加わる動作や活動の有無．
- □ BMIや体重増加の有無．

合併症のある患者 06 腹壁瘢痕ヘルニアが生じている患者

図1 正常な腹壁と腹壁瘢痕ヘルニア

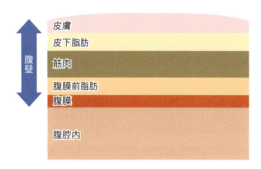
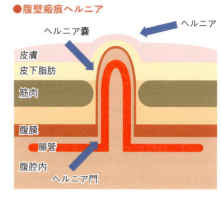

　腹壁瘢痕ヘルニアは腹部手術の合併症の1つで，創部の腹壁が弱くなり皮膚の下に腸などが脱出して膨らむ疾患です（図1）．

　原因として，手術縫合の影響や筋膜の脆弱性，腹壁癒合が不十分，創感染，肥満などがあります．とくに肥満と創感染は腹壁瘢痕ヘルニアの原因として重要なため，術後の体重増加の有無を確認します．体重増加を認める場合は，食生活や日常生活の様子を伺います．

　腹壁瘢痕ヘルニアの確定診断をするには，CTによる画像検査が必要です．また，腹壁瘢痕ヘルニアと傍ストーマヘルニアの発生要因は類似するため，傍ストーマヘルニアが併発しているか確認します．腹壁瘢痕ヘルニアがあると体動により腹壁が変動するため，安定した装具装着が困難になることがあります．このため，「排泄物の漏れの有無」や「装具交換の頻度は以前と比較して変化があるか」を伺います．

　さらに，患者の職業や趣味といった日常生活の基本情報を確認し，「力仕事をしているか」「腹圧のかかる動作や運動はしていないか」などを確認するとよいでしょう．その他，基礎疾患に肺気腫や喘息など呼吸器疾患がある場合には，咳嗽により腹圧がかかることがあります．糖尿病があると創傷治癒の阻害により術後腹壁瘢痕ヘルニアを生じることがあるため，既往歴の確認も必要です．

腹壁瘢痕ヘルニアのある患者のアセスメント

　入院中のFさんのBMIは22.4，臍中心にやや腹部の突出はありましたが標準的な体型です（図2）．

　退院して半年ほど経過したころに体重増加を認め，BMI25.6の軽度肥満となり，腹部全体が突出した体型へと変化しました（図3）．

　既往歴に喘息がありましたが症状もなく，内服治療もしていません．退院後の日常生活では畑を耕し，収穫した野菜を調理してお酒を飲むことを楽しんでいます．そんなFさんのことを妻は，「じっとしていられない人なのよ．私が何もしなくても家のことを全部やってくれるのよ」と話します．

これらの情報からFさんの腹壁瘢痕ヘルニアの原因は，手術そのものの影響に体重増加が加わり，さらに日常生活において重いものを持つなど腹圧が加わりやすい行動があり発症したと考えます．

CT画像ではヘルニア門は9×6cm，傍ストーマヘルニアは認めません（図3）．また，腹壁瘢痕ヘルニア発症により腹腔内圧が高まり，ストーマが突出し下垂気味になりました．体動や腹圧上昇により腹壁欠損部（脆弱部）への腸管の脱出と還納を繰り返すことで，ストーマ周囲の皮膚の可動が大きくなり，ストーマ装具の密着性が低下し，尿漏れや皮膚障害を生じました．

このため，安定して貼付できるストーマ装具として柔らかい皮膚保護剤を選択し腹壁に追従させること，体動による腹壁変動を抑えるため腹壁瘢痕ヘルニア自体の管理が必要となりました．

図2 Fさんの入院中の腹部

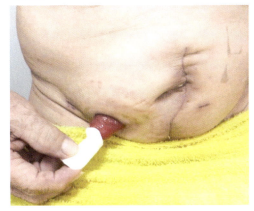

臍中心にやや腹部の突出はあるが標準的な体型である

図3 Fさんの手術から半年後の腹部とCT画像

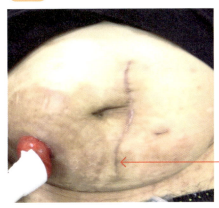 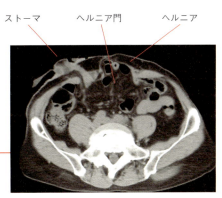

ストーマ　ヘルニア門　ヘルニア

腹壁瘢痕ヘルニアのある患者のケアの実際

Point 1 腹壁の硬さや皮膚障害をアセスメントし装具を選択する

装具選択の際に，腹壁のアセスメントが重要です．Fさんの腹壁の硬さは1縦指以下と硬く（図4），腹部が突出していることから柔らかめの面板，ウロストミーのため耐水性のある装具を検討しました．

浮動型フランジ，テーパーエッジまたは

233

図4 腹壁の硬度の分類

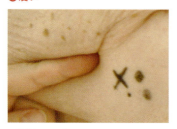

❶硬い

1縦指以下の沈み

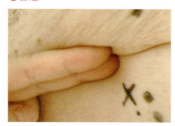

❷普通

1縦指以上の沈み

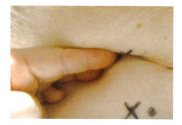

❸軟らかい

2縦指以上の沈み

図5 腹壁瘢痕ヘルニア発症後の装具選択

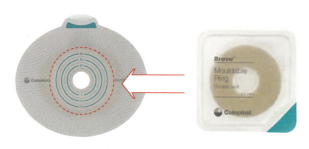
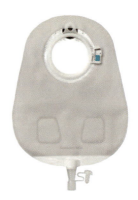

ストーマ孔周囲に用手成形皮膚保護剤の厚みをつけた

　テープ付き装具が腹壁に追従すると考え，入院中はニューイメージFTFテープ付き57mm＋ニューイメージウロストミーパウチ57mmを選択し，問題なく経過しました．しかし，腹壁瘢痕ヘルニアを発症したことで，面板外縁の可動が度重なるようになり，装具の追従性だけでは近接部の密着性が保てなくなり，わずかな隙間に尿が潜り込むことで尿漏れを繰り返し皮膚障害が生じました．
　そこで，近接部の密着性と腹部全体の追従性をはかるため，センシュラミオ2プレート50mmのストーマ孔周囲にブラバモルダブルリングを貼付し保護剤の厚みをつけました（図5）．凸面型面板はストーマ近接部の密着性を高める際に選択することがありますが，今回は腹壁瘢痕ヘルニアのためストーマ周囲の腹壁が硬く，硬い装具は反発すると考え，用手成形皮膚保護剤の併用により近接部の安定と密着を高めました．

Point 2　体重増加をしない食生活など日常生活指導を行う

　ストーマ外来受診の際，Fさんはご自身が育てた野菜や畑仕事のことをよく話されており，生きがいをもっている様子がうかがえます．腹壁瘢痕ヘルニアによる尿漏れが行動制限や皮膚障害となればQOLは低下します．
　このため，漏れない安定した装具を選択す

ることに加え，生活面での注意点を指導しました．とくに，体重増加をしないよう食生活の指導は大切です．

また，腹圧のかかる動作をする際は，予防的にストーマヘルニアベルトを使用しました（図6）．ストーマヘルニアベルトにもさまざまなものがありますが，活動的なFさんにはメッシュタイプの通気のよいもの，締め直しがしやすいものを選択しました．注意点として，ヘルニアが還納された状態にしてからベルトを締めることを指導しましょう．

図6　ストーマヘルニアベルト

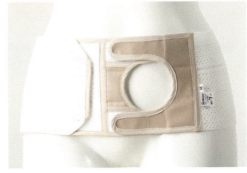

腹圧のかかる動作をする際に使用する
ミムロホームページ．https://www.stoma-belt.jp/より

患者・家族からの質問にどう答える？

Q.01
漏れるか心配だから，ストーマの周りにテープを貼ってもよいでしょうか？

Answer
テープを貼ることを繰り返すと，
皮膚障害を生じるおそれがあります．
皮膚を保護するために，皮膚被膜剤や
伸縮性の高い皮膚保護テープを併用するとよいでしょう．

Q.02
ヘルニアのベルトはずっとつけていないといけませんか？

Answer
就寝のときは腹圧がかからないため，
夜間はヘルニアベルトを外して休んでいただいて構いません．
日中，活動する前にベルトをつけましょう．
ベルトをつけるときは臥床して，
ヘルニアが納まった状態でベルトを締めましょう．

指導・教育にあたってのポイント

　腹壁の変動によりストーマ装具の密着性や追従性が低下することで排泄物の漏れを生じ，排泄物の漏れから皮膚障害となり安定したストーマ装具の貼付が困難になります．安定した装具装着ができないことは漏れの不安となり，患者のQOLを低下させます．

　このため，腹壁の硬度をアセスメントしストーマ装具選択を行います．また，肥満や腹圧のかかる動作など患者因子が改善できるような指導や，ヘルニアベルトの併用といった腹壁変動を抑える方法も必要です．また，手術が必要か医師と検討することも大切です．

引用・参考文献
1）穴澤貞夫，大村裕子：ストーマ装具選択ガイドブック──適切な装具の使い方．金原出版，2012．
2）ストーマリハビリテーション講習会実行委員会：ストーマリハビリテーション 基礎と実際．第3版，金原出版，2016．

（奈木 志津子）

合併症のある患者 07

ストーマからの出血（静脈瘤）のある患者

事例

患者：Gさん，80代，男性

　Gさんは，胃がん手術後の定期検査で直腸がんと診断され，腹会陰式直腸切断術を受けた．また，術後肝転移のため拡大肝左葉切除術を受けた．

　ある日「ストーマから出血した」と連絡を受けストーマ外来を受診してもらうと，ストーマ袋に10cm程度血液が貯留していた．内視鏡検査では，腸管からの出血は認められなかった．その後，門脈圧亢進症を指摘され，ストーマ周囲皮膚に軽度の静脈怒張やストーマ近接部の暗紫色の変化等を認めることから，ストーマ静脈瘤による出血を疑った．出血予防のため，愛護的なスキンケアや装具の扱い等を見直した．

　なお，医師とストーマ静脈瘤への硬化療法についても検討したが，出血が落ち着いたことで，愛護的なケアでの管理を継続している．

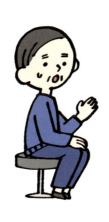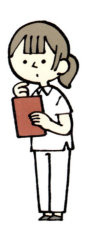

情報収集のポイント

- ☐ 出血部位の特定（ストーマ粘膜，ストーマ粘膜皮膚接合部，皮膚保護剤貼付部）．
- ☐ 出血量．
- ☐ 身体的所見（出血傾向），検査データ（肝機能・凝固能），抗凝固薬の内服，門脈圧亢進症，治療内容，貧血などの身体症状の有無など）．
- ☐ スキンケアや装具に関すること（スキンケア用品，スキンケア方法，使用装具，交換間隔，面板の溶解）．

出血部位の特定のため，ストーマ装具を剥がし，ストーマ粘膜，ストーマ粘膜皮膚接合部，皮膚保護剤貼付部などを注意深く観察します．

また，「いつから，どんなときに出血しているのか」「出血量についてはストーマ袋にどの程度血液が貯留しているのか」などを，患者本人に具体的に表現してもらいます．写真を撮って見せてもらってもよいでしょう．

ストーマ装具は変更せず，血液も破棄せず来院してもらうことも大切です．スキンケアについては，ふだん行っているケアを実際に実施してもらい確認します．

なお，出血の原因には，全身状態が関係していることも多くあります．そのため，出血傾向（肝機能や凝固能）や抗凝固薬の使用，治療内容などについても確認することが大切です．

ストーマからの出血のある患者のアセスメント

ストーマ出血を生じた場合，出血部位を特定することが大切です．ストーマ粘膜，ストーマ粘膜皮膚接合部，皮膚保護剤貼付部のどの部位から出血しているのか観察し，出血の要因やケア方法を検討します（図1，表1）．

Gさんのストーマ出血の部位を特定するため，装具を剥がして観察しました．ストーマ粘膜に損傷はなく，皮膚保護剤貼付部にも皮膚障害は認めませんでした．ストーマ粘膜皮膚接合部には，10～11時の方向に粘膜侵入様の所見がありました．ストーマ周囲皮膚には軽度の静脈怒張を認め，ストーマ近接部は暗紫色に色調変化していました（図2）．

また，スキンケアを実施してもらうと，ストーマ粘膜皮膚接合部からじわじわ出血を認め，なかなか止血しませんでした．Gさんは

図1　出血部位を特定するための観察部位

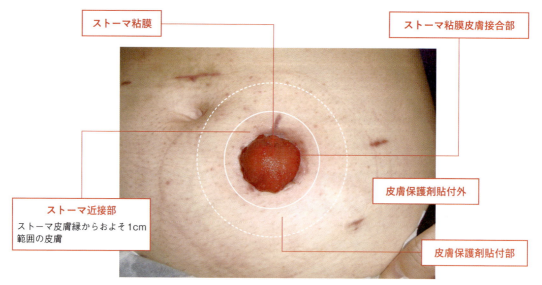

装具を剥がして，「どこから出血しているのか」を確認する

表1　ストーマ出血部位によるストーマケアの一例

出血部位	ストーマケア
ストーマ粘膜 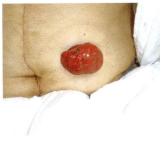 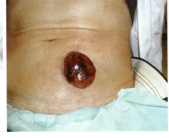	・ストーマ粘膜に粉状皮膚保護剤を散布し，ストーマ粘膜を保護 ・適切な面板ストーマ孔 ・ガス抜きフィルターを閉鎖し，ストーマ袋でのストーマ粘膜の摩擦を回避 ・愛護的なスキンケア ・衣類やベルト等の見直し
ストーマ粘膜皮膚接合部 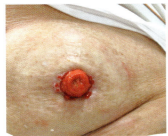 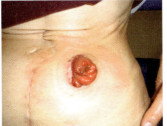 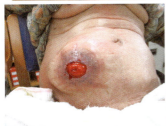 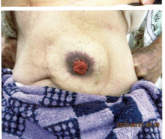	・粘膜移植・炎症性肉芽 　・残存糸の抜糸，硝酸銀・液体窒素，レーザー．電気メスでの焼却 　・排泄物の接触を予防 　・ストーマ粘膜皮膚接合部を粉状皮膚保護剤や練状皮膚保護剤で保護 ＊粘膜移植：粘膜が離れた皮膚に移り定着すること[1] ＊炎症性肉芽形成：皮膚障害後や慢性的に排泄物が付着し肉芽が過剰形成 ・静脈瘤 　・愛護的スキンケア 　・ストーマ粘膜皮膚接合部を粉状皮膚保護剤や練状皮膚保護剤で保護 　・交換間隔の見直し 　・皮膚保護剤の耐久性の見直し
ストーマ周囲皮膚 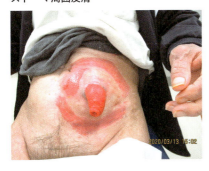	・排泄物の接触を予防 ・愛護的スキンケア ・テープ，装具の剥離に伴う剥離刺激を回避

図2　ストーマおよび周囲皮膚の状況

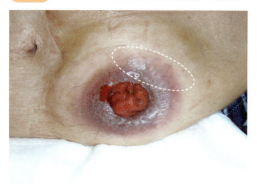

ストーマ粘膜皮膚接合部10〜11時に粘膜侵入様の所見，ストーマ周囲皮膚に軽度の静脈怒張を認める．ストーマ近接部は，暗紫色に色調変化し，浸軟を認める
A15B0C0：15　DP（ABCD-Stoma®）

食道静脈瘤，門脈圧亢進症を指摘されていたことや，これらの所見から，ストーマ静脈瘤からの出血を疑いました．

　ストーマ静脈瘤とは，慢性的静脈血還流不全によりストーマにできた静脈の拡張蛇行のことを指します[1]．静脈瘤の特徴として，①ストーマ周囲皮膚に放射状の静脈怒張，②指圧による怒張血管の消失，③粘膜面の静脈怒張および蛇行（数珠状，結節状），④易出血性，⑤ストーマ周囲皮膚の環状色素沈（初期は発赤，症状進行により暗赤色を呈する）などの所見があります[2]．

　ストーマ静脈瘤からの出血は，繰り返したり，大量出血となったりすることがあります．

　Gさんの血液データを確認したところ，PLT55,000/μLと低値でした．そのため，ストーマ静脈瘤からの出血は止血しにくく，貧血などの身体症状（眩暈，動悸，倦怠感など）の出現につながる可能性があります．そこで，医師と一緒に診察し，ストーマ静脈瘤からの出血を予防することが重要と考えました．

　ストーマ静脈瘤は，腸管の静脈と腹壁の静脈にシャントを形成します．そのため，ストーマ静脈瘤からの出血予防には（p.244の図6），ストーマおよびストーマ粘膜皮膚接合部を保護することが大切です．Gさんは，剥離剤を使用せず，面板を引っ張って剥がしていることから，スキンケアがストーマ静脈瘤からの出血要因になる可能性がありました．また，面板ストーマ孔サイズとストーマサイズが同じであったため，面板でストーマ粘膜を傷つける可能性もありました．そのため，ケア用品やスキンケア，装具の扱いなどを見直すことが，ストーマ静脈瘤からの出血予防につながると考えました．

　また，Gさんは，ストーマからの出血に対し，「何か悪いものでもできたのかな」と不安に陥っていました．そのため，不安が増強しないように，出血したときもあわてず行動できるよう指導する必要があります．

ストーマからの出血のある患者のケアの実際

Point 1　セルフケア内容を確認し，愛護的なケアを指導する

　Gさんがふだん，どのようなスキンケア用品を使用して，どのようにスキンケアをしているのか実施してもらいました．すると，剥離剤は使用せずにはじめは面板をゆっくり剥がしていましたが，途中から勢いよく面板を引っ張って剥がしていました．また，皮膚の洗浄時には，コットンで皮膚を往復するよう強く清拭していました（図3）．

これらの状況から，スキンケアがストーマ静脈瘤からの出血の要因にならないようにケアを見直しました．まず，剥離剤を使用して，最後までゆっくり面板を剥がすように説明しました．そして，スキンケアでは，弱めの圧でシャワーを使用しケアすることを検討しましたが，Gさんと話し，微温湯に浸した不織布をストーマおよび周囲皮膚の上で搾り，ケアするようにしました．

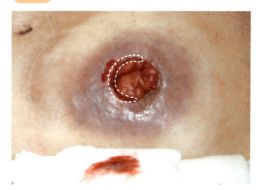

図3　乱雑なケアで出血している状況

自宅でのスキンケアを実施してもらうと，コットンを用いて皮膚を往復するようにゴシゴシ拭いていた．その後，ストーマ粘膜皮膚接合部からじわじわ出血を認めた

Point 2　ストーマおよびストーマ粘膜皮膚接合部を保護する

　スキンケアの見直しをするとともに，Gさんにストーマ粘膜やストーマ粘膜皮膚接合部を保護する必要性を説明し，ケア方法を検討しました．

　使用装具（デュラヘーシブ®ナチュラMフランジ）は，固定型二品系装具で，面板ストーマ孔を手で広げて使用するものです．そこで，面板ストーマ孔をストーマサイズより5mm程度大きめに広げて装着しました．ストーマ周囲の露出皮膚には，粉状皮膚保護剤を多めに散布し保護しました（図4）．

　浮動型装具への変更を提案しましたが，Gさんは装具変更に対する不安がありました．そのため，同じメーカーの皮膚保護剤の耐久性のみが低い面板（バリケア®ナチュラMフランジ）に変更しました．交換間隔は，近接部の皮膚の状態や面板の溶解から可能な限り延長し，5日ごとの交換で管理しました．ストーマ袋にガス抜きフィルターがついていたため，フィルターをテープで閉鎖し，ストーマ袋とストーマ粘膜との摩擦を回避しました．

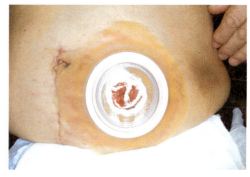

図4　粉状皮膚保護剤を使用したストーマ粘膜皮膚接合部の保護

面板ストーマ孔をストーマサイズより大きく広げて使用．そのため，ストーマ粘膜皮膚接合部を粉状皮膚保護剤で保護する（写真は別事例）

Point 3 出血時の対応方法について詳細に説明する

　Gさんは，ストーマ出血に不安を感じていました（図5）．

　そこで，ストーマ出血の要因や，あらかじめ出血した場合の対応について説明しました．具体的には，スキンケアでじわじわ出血する程度であれば，微温湯に浸した不織布で出血部位をしばらく押さえることで止血が可能なことを説明しました．

　しかし，ストーマ静脈瘤から大量に出血する場合は，夜間においても処置などが必要になるため，早急に医療機関を受診するように説明しました．出血量が少なくても，出血を繰り返すと眩暈やふらつきなど貧血症状を呈することがあります．その場合は，輸血などの処置が必要になるため，早めに医療機関に受診するよう説明しました．

　また，主治医と相談し，患者の緊急時の受診に対応するため，夜間に診察する医師にも電子カルテで出血の要因やその対応などについて情報提供しました．

図5　ストーマ静脈瘤からの出血

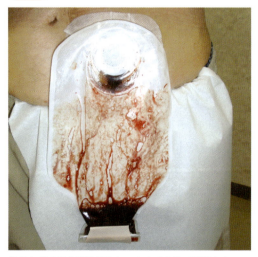

眩暈などの身体症状がなかったので立位で観察した．ストーマ袋に血液が貯留している．透明なストーマ袋を使用している場合は観察もしやすいが，患者にも出血していることがわかり不安になりやすいので注意が必要である

患者・家族からの質問にどう答える？

Q.01
装具を交換するとき，コットンに血液がつくけど大丈夫ですか？

Answer
ストーマ粘膜は赤色を呈していますが，
それは血管が豊富なためです．そのため，
少しの刺激でも出血しやすくなります．
装具交換のとき，コットンに血液が付着しているのは，
スキンケアでストーマ粘膜を擦っていることが考えられます．
一緒にケアを見直し，ケアで出血しないように
お手伝いさせていただきます．

Q.02
夜中に出血したらどうしたらいいですか？

Answer
出血の量が多いと，眩暈やふらつき，
動悸などの身体症状もでてきます．夜間でも，
救急外来に受診し，医師の診察を受ける必要があります．
大量出血した場合は，ストーマ袋の上から圧迫し，
腹圧をかけないようにして受診してください．

Q.03
ストーマから出血しました．このまま病院に行けばいいですか？

Answer
装具は変えず，ストーマ袋に貯まっている血液も
そのままで受診してください．
医師と一緒に診察させてもらいます．
装具を剥がして，ストーマや周りの皮膚の状況を
観察しますので，スキンケア用品をご持参ください．

07 ストーマからの出血（静脈瘤）のある患者

指導・教育にあたってのポイント

ストーマ静脈瘤は，肝硬変やがんなどによる門脈圧亢進症で発生します（図6）．患者が肝硬変の場合は，肝硬変による血小板数の減少やアルブミンが低値を示すことが多く，ストーマからの出血や止血に影響します．そのため，ストーマ静脈瘤からの出血を予防することが最も重要です．

ストーマ静脈瘤からの出血は，ストーマ粘膜，ストーマ粘膜皮膚接合部，ストーマ周囲皮膚に起こります．そのため，ストーマ静脈瘤からの出血を予防するには，ストーマ粘膜皮膚接合部やストーマ粘膜を保護する必要があります．

1 剥離剤の使用を勧める

そこで，まずケア提供者に，実際に使用しているスキンケア用品を用いて，ふだん行っているスキンケアを実施してもらい，スキンケアについて観察します．また，スキンケア用品に剥離剤を使用しているか確認します．患者が剥離剤を使用していない場合は，面板を剥がす際に剥離刺激が加わりやすいため，剥離剤の使用を勧めます．

患者のなかには，「皮膚保護剤が残るから」と皮膚を擦っていることもあります．その場合も，剥離剤を使用することで皮膚保護剤が除去しやすくなります．

2 皮膚に刺激が加わらないようなケア方法の検討

剥離剤を使用しても皮膚保護剤が残る場合は，無理に除去せず，次の交換時に除去するよう説明します．また，洗浄時にも，「皮膚をきれいにしなければいけない」という思いから，必要以上に皮膚を擦っていることがあります．

図6 ストーマとストーマ静脈瘤の断面図

A 肝硬変がないときのストーマ周囲の静脈血の流れ

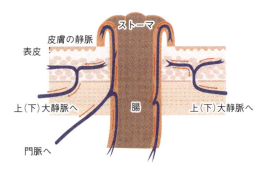

腸の静脈血は門脈に流れる．皮膚の静脈は上（下）大静脈に流れる

B 肝硬変→門脈圧亢進→ストーマ静脈瘤発生時の腸の静脈血の流れ

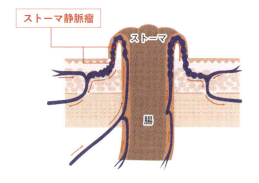

ストーマとなっている腸の静脈血は皮膚静脈に流れる．そしてストーマに静脈瘤が発生する

文献4) p.33より引用

そこで，スキンケアがストーマ静脈瘤からの出血要因にならないように，皮膚に刺激が加わらないようなケア方法を検討します．たとえば，洗浄剤の泡を使用したケアや，湯温を下げ弱い水圧でのシャワーを使うなど，ケア方法を見直します．その際，継続して適切に実施できる方法を患者と一緒に検討することが大切です．

3 面板ストーマ孔のサイズの見直し

次に，面板ストーマ孔のサイズを見直します．面板ストーマ孔のサイズが小さいと，静脈瘤を傷つけ出血することがあります．そのため，面板ストーマ孔のサイズを通常1〜2mm程度大きくするところを，ストーマサイズより5mm程度大きくカットし，その際，近接部の露出した皮膚は，粉状皮膚保護剤や練状皮膚保護剤を使用し保護します．

4 装具の交換間隔

装具の交換間隔についても適正に設定されているか評価します．交換間隔は，面板の溶解から排泄物の影響を考慮したうえで，皮膚保護剤の粘着力が弱くなっている時期に可能な限り延長して交換できるよう設定します．

また，ストーマ粘膜が傷つかないように，ストーマ袋や衣類からの摩擦を回避することも大切です．

5 出血した場合の対処

患者は，ストーマからの出血にあわてたり，何か悪い兆候ではないかと不安に陥ります．そのため，あらかじめストーマから出血した場合の対処について説明しておくことが大切です．

また，患者が夜間など緊急に病院を受診したときに，診察する医師が対応に迷わないように情報共有するなど体制を整えておくことも，患者の安心感につながります．

引用・参考文献
1）日本ストーマ・排泄リハビリテーション学会編：ストーマ・排泄リハビリテーション学用語集．第3版，p.32，金原出版，2015．
2）板橋道朗，末永きよみ：ストーマ静脈瘤．ストーマリハビリテーション 基礎と実際．第3版，p.219，金原出版，2016．
3）上原美紀：全身的ストーマ管理困難の予防と速やかな対応．ストーマリハビリテーション 実践と理論．p.287-290，金原出版，2006．
4）松浦信子：晩期合併症とストーマ管理困難──ストーマ静脈瘤．WOC Nursing, 2(3)：33-34, 2014．
5）菅野宏ほか：胃静脈瘤塞栓術後に難治性出血をきたしたストーマ静脈瘤の1例．日本大腸肛門病会誌，65：376-381, 2012．
6）日本ストーマ・排泄リハビリテーション学会，日本大腸肛門病学会編：ストーマ出血．消化管ストーマ──関連合併症の予防と治療・ケアの手引き，p.144-148，金原出版，2018．
7）大網さおり：早期合併症──ストーマ出血 ストーマ静脈瘤．ストーマケアのコツとワザ201（熊谷英子監），p.190-192，p.201-203，メディカ出版，2014．

（西田 かをり）

合併症のある患者 08

ストーマ部のがんが発生した患者

事例

患者：Hさん，70代，男性．大腸内分泌細胞がん．独居，身寄りなし，キーパーソンは遠方にいる従妹夫婦．

Hさんは，食欲低下と便通の異常を主訴に消化器内科を受診しました．検査の結果，大腸内分泌細胞がんと診断され，ハルトマン術を実施し，外来で術後化学療法（CDDP＋CPT-11）を行っていました．

退院時より介護サービスを利用したため，本人は便の破棄のみ指導されていました．術後11か月後に，食欲不振と急性腎前性腎不全のため化学療法を中止し経過観察となりました．

術後1年3か月ころから「ストーマ部の腫瘍が増大し，装具交換時の出血で困っている」との情報がありました．

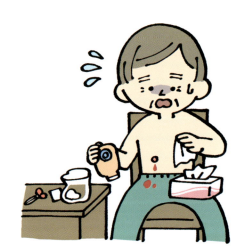

情報収集のポイント

- ☐ 現在のストーマと腫瘍の状態や位置関係はどうなっているのか．
- ☐ いつごろから腫瘍が増大しているのか．
- ☐ 出血はどのようなときにどの程度あるのか，止血は可能な状態か．
- ☐ 誰が何を困っていると感じているのか．
- ☐ Hさんはいまの状況をどのようにとらえているか，今後の希望について．

まず，ストーマ管理方法を確立することはQOLに大きくかかわってくるので，どうしたらストーマ管理ができるかを考える必要があります．また同時に，アドバンス・ケア・プランニング（ACP）を意識したかかわりも必要であると考えます．

そして，看看連携を行うときによくある「困っている」については，誰がどのように困っているかを明確にする必要があります．困っている内容を確認していくと，患者さん自身は困っていなくても，家族や訪問看護師などのケア提供者が困っている場合もあります．まずは，現在の状況を立ち止まって整理することから始めるとよいでしょう．

ストーマ部のがんが発生した患者のアセスメント

ストーマ部にがんが発生する状況を病状から考えると，がんの再発や転移が疑われます．Hさんは大腸内分泌細胞がんで，希少がんに位置づけられます．とくに内分泌細胞がんは増殖速度が早く，早期に転移・再発を起こす悪性度が高いがんです[1]．Hさんは術後化学療法を行っていました．食欲不振と急性腎前性腎不全のため化学療法を中止し経過観察となった，わずか4か月でストーマ部に出血を伴う腫瘍が確認されています（図1-2）．

局所の腫瘍のコントロールについては医師と相談する必要があります．腫瘍が大きく

図1　Hさんの出血を伴う腫瘍

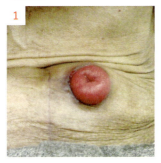

1
術後2か月（初回外来時）のストーマ

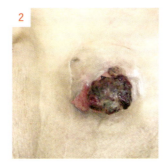

2
化学療法中止後4か月後のストーマ
A15B0C0：15　D0（ABCD-Stoma®）

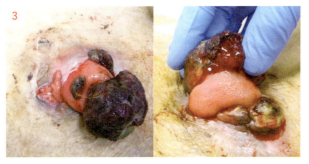

3
2の1週間後のストーマ

ACP：advance care planning，アドバンス・ケア・プランニング

なってきたら化学療法を再開するのか，放射線療法，外科的切除，モーズ軟膏など，別の方法で腫瘍の大きさをコントロールするのかを事前に打ち合わせておくと，すぐに対処できます．

Hさんは1週間で腫瘍が明らかに増大し，易出血の状態でした．今後もこのスピードで増大すると，ストーマ管理が困難になることが容易に想像できました．そこで，医師にストーマ管理の視点で腫瘍を減らす方法はないか相談しました．

ストーマ部にある腫瘍が再発なのか新たに発生したものかわからないため，腫瘍の減量と確定診断を目的に切除し，管理方法を検討することとしました．病期によって，ストーマ管理方法を医師や他職種と検討することが，患者のQOLを保つこととなると考えます．

終末期におけるストーマケアは，患者の意見や日常生活を尊重し，苦痛を取り除くことが必要と考えます．ACPも同時に行う必要もあります．

Hさんは腫瘍減量手術の際にキーパーソンである従妹夫婦に病状を説明しました．「意思決定ができるうちに，今後のことについて話し合いを進めましょう」と伝えました．Hさんは「わかってる．考えていることがあるから」と多くは語りませんでしたが，どのように生活をしていきたいかを明確にするきっかけになったと思います．

ストーマ部のがんが発生した患者のケアの実際

Point 1 ストーマ装具の再評価を行う

まず，ストーマ装具の変更をする必要がありました．Hさんは週2回の訪問看護で装具交換を行っていました．わずか1週間で腫瘍が増大していたので，今後も腫瘍の増大が予測されました．退院時に使用していた単品系31mmプレカット装具を，同じ製品の10〜43mmフリーカットへ変更しました．開口部径の変化に対応する目的です．ケア提供者の"やりやすさ"という視点から，二品系装具も考慮します．

Point 2 病状の進行を予測する

ストーマ部に発生したがんの進行スピードを全身状態もふまえて予測することは，今後のストーマケア方法に影響してくると思います．進行がゆっくりまたはほとんど変わらない場合は，現在行っているストーマケアで問題ありません．

Hさんのように腫瘍の増大スピードが早い場合や，常時出血を伴う場合は，腫瘍のコントロールを考慮する必要があります．このように，病状の進行によってケア方法も変わってくるので，どのくらいの期間でどの程度変化しているかを注意深く観察します．

Point 3 多職種連携を強化する

ストーマ部にがんが発生する場合，転移・異所性再発などが考えられるので，積極的治療ができるとは限りません．

Hさんは，全身状態から化学療法は行えず経過観察となっていました．Hさんの生活をサポートする訪問看護師もストーマケアに不安を感じていました．このような場合は，Hさんにかかわるすべての職種でいつでも連絡をとりあえるのが理想です．当時は交換日記のような方法をとりましたが，いまならWEB会議やSNSを利用し，外来受診に立ち会ってもらいながら，ケア方法を確認しあったりするのもよいと思います．

ストーマ管理の視点では，訪問看護師と，これまで以上に連携を密にする必要があります．通常は，ストーマケア方法が変わった場合にのみサマリーを作成していましたが，Hさんの場合は変化が著しかったため，電話でのやりとりがしやすいように腫瘍に番号をつけ（図2），交換日記のように必ずメモを残すこととしました．このように，病期によってはさまざまな工夫が必要となります．

図2　Hさんのストーマ管理

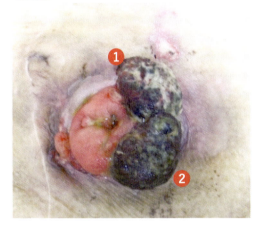

腫瘍に番号をつけたところ
A15B2C0：17　DP（ABCD-Stoma®）

Point 4 緩和ケアの視点を意識する

ACPが必要な緩和ケアは終末期に限ったことではありませんが，ここでは終末期の緩和ケアの視点で述べたいと思います．

転移・再発と聞くと死を意識してしまうことがよくあり，実際に患者・家族とかかわるなかで死を意識した発言を聞くことがよくあります．そのときは励ます言葉かけはせず，「どのような人生の最期を迎えたいか」を聞き出すようにしています．そこには今後，どのように生活していきたいかの希望が語られるからです．

それをきっかけにACPのアドバイスをしたり，残された時間を充実したものにするための方法を考えたりするのがよいと考えています．筆者自身，「医療者が死を語るのはタブー」と思っていたころに比べ，患者・家族に寄り添うためにも，緩和ケアの視点を意識しています．

合併症のある患者 08 ストーマ部のがんが発生した患者

患者・家族からの質問にどう答える？

Q.01
今後ストーマケアができなくなったら
どうしたらよいですか？

Answer

介護保険を利用してサービスを受けられます．
ご自身・ご家族で装具交換できなくなった場合でも，
訪問看護師等に依頼する方法もあります．

Q.02
痛みや出血はありませんか？

Answer

ストーマ自体に痛みを感じることはありません．
腫瘍部分から出血する可能性はありますが，
にじむ程度や押さえて止まる程度でしたら
様子を見ても大丈夫です．

Q.03
排泄ができなくなることはありませんか？

Answer

腫瘍の場所にもよりますが，可能性はあります．
排泄の異常や腹部の異常を感じるようでしたら
教えてください．

指導・教育にあたってのポイント

Hさんは,「自宅で過ごせるギリギリまで自分のペースで好きなことをして過ごしたい」という強い希望がありました.「入院をしてもよいが,できるだけ短期間ですませたい」「最後の入院は自分の意思でしたい」と常に話されていました.Hさんを支えるケアマネジャーをはじめ,訪問看護師,デイサービス職員はその意思を理解してサポートしたいと思っていました.ここでは,終末期をサポートするという視点でポイントを述べたいと思います.

1 局所管理を検討するための情報共有

「腫瘍がどの場所にどの程度の大きさで発生し,変化しているか」を患者自身にも意識してもらうことが必要です.

定期的にケアを提供しているといっても,複数のケア提供者がいることは珍しくありません.私たちの情報共有も必要ですが,ストーマを保有している患者本人だからこそわかる変化もあります.ささいな変化でもストーマケア提供者に伝えるように指導します.そうすることで,局所管理方法を検討する貴重な情報になります.また,局所管理について「誰が何に困っているか」を具体的にするとさらによいでしょう.

2 ACPの考え方を伝える

ACPとは,将来の変化に備え,その間の医療およびケアについて,本人を主体に,その家族等および医療・ケアチームが繰り返し話し合いを行い,本人の意思決定を支援するプロセスのことです[2].

とくに,Hさんのように独居でさまざまなサポートを受けて生活している方は,このプロセスが重要になってきます.Hさんにかかわっていた当時はACPの考え方が普及していなかったので,最後の入院を決断して入院したときに,あわてて患者本人の意思を確認することになりました.このようなことがないように,日頃からACPの考え方を患者・家族に伝えておくことは,終末期をサポートするうえで大切だと考えます.

※本症例は,第36回日本ストーマ・排泄リハビリテーション学会学術集会で発表した内容に加筆・編集したものです.

引用・参考文献
1) 国立がん研究センター:希少がんセンター.
   https://www.ncc.go.jp/jp/rcc(2021年6月閲覧)
2) 日本医師会生命倫理懇談会:終末期医療に関するガイドラインの見直しとアドバンス・ケア・プランニング(ACP)の普及・啓発.第XVI次 生命倫理懇談会答申,日本医師会,2020.
   https://www.med.or.jp/dl-med/teireikaiken/20200527_3.pdf(2021年6月閲覧)
3) 日本医師会生命倫理懇談会:人生の最終段階における医療・ケアに関するガイドライン.日本医師会,2020.
   https://www.med.or.jp/dl-med/doctor/r0205_acp_guideline.pdf(2021年6月閲覧)
4) 緩和医療学会WEBページ.
   https://www.jspm.ne.jp/(2021年6月閲覧)
5) 松原康美編著:スキントラブルの予防とケア——ハイリスクケースへのアプローチ.医歯薬出版,2008.

(小梢 雅野)

合併症のある患者 09

ストーマ周囲にPEHが発生した患者

事例

患者：Kさん，60代，女性．膀胱がんの診断で膀胱全摘術，回腸導管造設術を施行．
術後2年は定期通院をしていたが，トラブルがなかったためストーマ外来の通院を自己中断していた．術後5年，「ストーマが小さくなって，ブツブツしたのがある」という主訴でストーマ外来を受診した（図1）．

図1　Kさんのストーマ周囲

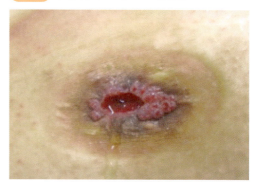

術後5年のストーマ外来受診時．PEHが発生した
A15B0C0：15　DP（ABCD-Stoma®）

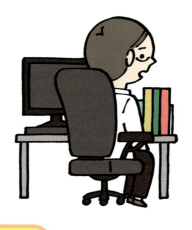
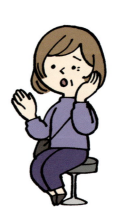

情報収集のポイント

- ☐ ストーマと周囲皮膚の状態（ストーマの排泄孔の高さと向き，周囲皮膚の浸軟・紅斑・びらん・膨隆・疼痛の有無）．
- ☐ 剥がした面板を観察，尿の漏れや潜り込みの原因を探る．
- ☐ ケアの手技に変化はあったか．

尿路ストーマの特徴的な合併症の1つに，偽上皮腫性肥厚（PEH）があります．

PEHはストーマ周囲に疣状，乳頭状に表皮肥厚を生じるものです[1]．ストーマ周囲の慢性的な尿の付着が原因となり，角質層が肥厚します．また，感染尿により尿がアルカリ性に傾くことで発生頻度が増します．

PEHが発症することでストーマ近接部の皮膚が凹凸し，面板が密着しにくくなります[2]．
① ストーマのサイズや形状，周囲皮膚の状態に変化があるかを観察します．PEHは尿の付着が原因となるので，ストーマ排泄孔の向きや周囲皮膚のしわやくぼみがPEHと一致しているかを観察します．
② ストーマを観察する際には剥がした面板も観察し，尿の漏れや潜り込みの有無とその方向を観察します．
③ ストーマや周囲の腹壁に変化がなかった場合，交換間隔やケアの方法を見直します．
「交換方法はいままでと同様か」「困っていることはないか」を確認し，ストーマ外来でふだんの交換方法を実施してもらい，手技に問題はないか評価します．

ストーマ周囲にPEHが発生した患者のアセスメント

PEHは長期的に起こる可能性があります．

ストーマの形状や周囲腹壁の変化により装具が合わなくなることや，スキンケアの不足が原因で起こる場合もあります．ストーマ周囲皮膚にしわやくぼみがあり，ストーマ周囲の腹壁に面板が合っていない場合は，装具の見直し，耐久性の高い装具への変更や用手成形皮膚保護剤の使用も検討していきます．また，PEHが発生していなくても，ストーマ周囲が浸軟していることが続く場合は，PEHに移行する場合もあるので注意して観察していく必要があります．

メーカーの推奨している装具交換間隔より長く貼付してしまうと，面板が溶解し皮膚の保護効果が得られなくなってしまう場合があります．活動量や尿量，発汗量によって面板の溶解状況は変化しますが，剥がした面板を観察し適切な交換間隔であるか確認していきます．

尿は弱酸性ですが，感染尿により尿がアルカリ性に傾くことでPEHのリスクが上がります．尿臭があり尿量が少ない場合は，十分な飲水ができているか確認します．

ストーマ周囲にPEHが発生した患者のケアの実際

Point 1 面板孔のサイズを変更し，尿の潜り込みなどを回避する

まずは尿の付着の原因をアセスメントします．

Kさんは，ストーマサイズが縮小し面板ストーマ孔のサイズが合わなくなったことで，露出する皮膚に尿が付着したことが原因と考えられました．そのため，ストーマ面板孔の

PEH：pseudoepitheliomatous hyperplasia，偽上皮腫性肥厚

サイズを変更したことで，皮膚障害は改善しています（図2）．

ストーマの高さがスキンレベル以下になってしまったため，凸面型面板の使用は継続しています．凸面型面板の深さや形状を変えたほうがよい場合は，排出口の操作等，新たに手技を習得しなければならない場合もあるため，患者のセルフケア能力を見極め，装具選択を行います．

図2 **Kさんの皮膚障害**

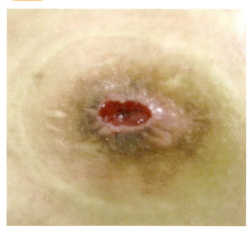

面板ストーマ孔サイズを変更したことでPEHは改善した
A0B0C0：0　DP（ABCD-Stoma®）

Point 2　スキンケアや装具貼付手技を評価する

ストーマや周囲の腹壁，尿の性状に変化がなかった場合，スキンケアや装具交換の手技に問題がある場合も考えます．ストーマケアに慣れてきたときに雑になってしまったり，交換間隔を延長していたり，高齢になりセルフケアが難しくなる場合もあります．

ストーマ外来でセルフケア状況を評価し，改めてスキンケア指導を行い，セルフケアが困難な場合は，簡便な装具・アクセサリーへの変更や，他者にケアを委ねることを考えていきます．

Point 3　ストーマ外来の通院間隔やフォロー体制を見直す

患者によっては外来通院を希望されなかったり，通院を自己中断してしまう場合もありますが，異常の早期発見が難しいと判断した場合には通院間隔を短くしたり，訪問看護の利用を提案するなど，フォロー体制を整えることが必要です．

患者・家族からの質問にどう答える?

Q.01
何が原因だったのでしょうか?

Answer

ストーマ周囲の皮膚に尿が慢性的に付着していることが原因です．ストーマを造設してから期間が経つと，ストーマや周囲の皮膚が変化して装具が合わなくなったり，スキンケアが不十分だったりすると発症します．

Q.02
何に気をつければよいでしょうか?

Answer

まずは病院で練習したように，自宅でも基本的なスキンケアと定期交換をしましょう．頻回な尿漏れや，ストーマの周りの皮膚が赤くなったり強い痒みや痛み，ブツブツするような症状があれば，ストーマ外来を受診してください．

指導・教育にあたってのポイント

「ストーマは変化する」ということをお話しします．

PEHは晩期合併症であり，長期的に起こる可能性があります．そのため，ストーマ外来でのフォローが重要になります．ストーマ保有歴が長いほど「慣れた装具」を使いたいと思う患者が多い印象があります．しかし，ストーマの変化により装具変更をしなければQOLを維持できない場合もあります．

ストーマ造設後はさまざまな晩期合併症があります．しかし，すべてを一度に説明しても不安が増強してしまうので，入院中〜退院までは日常生活が送れるようになることを目標に情報提供します．

そして退院後は，安心して生活が送れるようサポートし，トラブルがあった場合に対処方法を一緒に考える場所としてストーマ外来があること説明します．ストーマは変化するため装具変更が必要となる場合もあることも併せてお話ししていきます．

引用・参考文献
1) 山口健哉ほか：尿路ストーマの特徴的な合併症．ストーマリハビリテーション 基礎と実際，第3版，p.222, 金原出版, 2016.
2) 谷澤伸次：晩期合併症の種類とケア．尿路ストーマケアとスキンケア, p.251, メディカ出版, 2015.

(小島 由希菜)

合併症のある患者 10

レックリングハウゼン病の患者

神経線維腫症1型（レックリングハウゼン病）の概要

1 原因や症状など

　レックリングハウゼン病は現在では「神経線維腫症1型」（Neurofibromatosis type1）といい，略して「NF1」といわれています．2015年より，指定難病および小児慢性特定疾病の対象疾患となっています．

　NF1は，主に皮膚や神経系に多様な病変が現れる常染色体優性の遺伝性疾患です．この疾患は，NF1遺伝子の異常が原因で発生し，約3,000人に1人の割合で発症するといわれ，比較的頻度の高い遺伝性疾患の1つとされています．皮膚や神経の病変や骨の異常など，症状は多岐にわたることが特徴（表1）で，症状の出現や進行の度合いがそれぞれ異なるため，個別的なケアが重要となります．

2 ストーマケアに影響をもたらす症状

　NF1のなかで，ストーマケアに影響をもたらす症状のひとつが，皮膚の神経線維腫です（図1）．これらの腫瘍は，真皮や皮下組織に形成され，一般的には思春期以降に増加しやすいとされています．

　神経線維腫は，外見上，弾性のある小さな結節や腫瘤として皮膚に現れ，触れると柔らかく，色は皮膚とほぼ同じかやや淡い色をしています．皮膚の神経線維腫は，顔や手足，体幹部などに広く分布することが多く，数が多い神経腫が出現することがあります．さらに，皮膚の神経腫は患者の外見に大きな影響を与えるため，心理的な負担が大きくなることがあります．

　NF1の患者において，これらの腫瘍は多くの場合，良性の腫瘍に分類されますが，一部の患者では悪性末梢神経鞘腫瘍（MPNST）に移行するとされています．神経線維腫の急速な増大や，痛みが増加した場合には注意が必要です．

　NF1における皮膚症状は，患者の生活の質にも大きく影響を及ぼします．皮膚に多数の隆起病変が現れることで外見上の問題が生じ，患者が社会生活で孤立感を感じる要因となりえます．このため，外科・皮膚科をはじめとする診療科と看護師，ソーシャルワーカー，皮膚・排泄ケア認定看護師などは綿密に連携をとり，身体的なケアのみならず，心理的な支援も含めた包括的なアプローチが重要となります．

表1　わが国の神経線維腫症1型患者にみられる主な症候

初発年齢	症候
出生時	カフェ・オ・レ斑
	頭蓋骨・顔面骨の骨欠損
乳児期	四肢骨の変形・骨折
幼児期	雀卵斑様色素斑
	知的障害（IQ＜70）
	注意欠如多動症
	自閉スペクトラム症
学童期	神経の神経線維腫
	びまん性神経線維腫
	脊椎の変形
	限局性学習症
	偏頭痛
小児期	視神経膠腫
	虹彩小結節
	てんかん
	脳血管障害
思春期	皮膚の神経線維腫
30歳前後が多い（10-20％は思春期頃）	悪性末梢神経鞘腫瘍

神経線維腫症1型（レックリングハウゼン病）診療ガイドライン2018．日本皮膚科学会雑誌，128（1）：17-34，2018．を参考に作成

図1　隆起した皮膚の神経線維腫

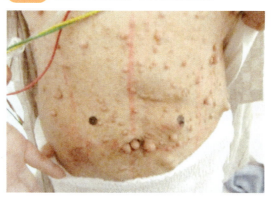

真皮や皮下組織に形成され，思春期以降に増加しやすい

合併症のある患者 10 レックリングハウゼン病の患者

事例

患者：Lさん，60代，男性

50代で直腸がんの診断にて開腹下低位前方切除術，回腸双孔式人工肛門造設術を受け，術後の補助化学療法を開始し，約1年後に人工肛門閉鎖術を施行．

その後，60代に直腸がんの再発，肝転移疑いにて再度，化学療法を開始した．翌年，腹膜播種による直腸・小腸狭窄を併発し，腸閉塞の症状改善のため，腹腔鏡補助下小腸バイパス手術と横行結腸双孔式人工肛門造設術を受けた．

NF1は10代後半の青年期に指摘され，全身の神経線維腫と肺野の結節も指摘されていたが，とくに治療が必要な状況ではなく，経過観察していた．

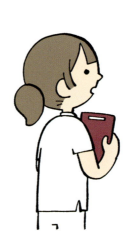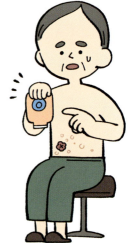

情報収集のポイント

☐ 皮膚の状態の把握とストーマ造設予定の腹壁に関する情報．
☐ ストーマセルフケアに影響を与えるNF1の症状の存在．
☐ 疼痛管理．
☐ 心理社会的なサポートの必要性．
☐ 家族や介助者の教育．

ストーマの管理には，ストーマ装具が安定して貼付できるような腹壁の存在が必要となります．ストーマ造設予定部位を医師に確認しておき，術前ストーマサイトマーキングを行いますが，神経線維腫の位置や痛みの有無について尋ね，造設予定部位に影響があるかを把握します．神経線維腫は柔らかい腫瘍ですが，硬く触れるような腫瘤があるかを確認しておきます．

前述したように，NF1の症状は多岐にわたります．ストーマケアに影響をする認知機能はもちろんのこと，視神経膠腫や虹彩小結節などの合併症による視覚・視野の問題や骨変形などが存在すれば，手指の巧緻性や交換時の姿勢が保てるかなどを確認しておきます．

セルフケアに影響しそうなNF1の合併症が存在する場合，術後や退院後の生活において早期に介入ができるように，MSWなどと連携して生活背景を把握しておくことが望ましいと考えます．

レックリングハウゼン病患者のアセスメント

1 術前

　腹壁に多数の皮膚の神経線維腫を認めるNF1の患者は、ストーマ装具の装着部位に安定性が得られないことで、排泄物の漏れや付着による皮膚障害が発生するリスクがあります。

　ストーマサイトマーキングは大村らが提案した「ストーマサイトマーキングの原則」(表2)がありますが、「ストーマ周囲平面の確保ができる位置」を探すのが困難となります。皮膚の神経線維腫の切除等が必要となる可能性も考慮し、医師と協働してストーマサイトマーキングを実施します。

　ストーマを管理していくうえで、神経線維腫により予想されうる装具の安定性の低下や皮膚障害の出現などに関することを、基本的な術前のオリエンテーションと並行して説明を補足していく必要があります。ただし、患者の受容の状態を確認しながら説明し、今後、ストーマ管理をしていくなかでトラブルが発生したときには、オストメイト外来などで適切な支援が受けられることも補足しておくことで患者の不安の軽減をはかっていきます。

2 術後

　術後は、ストーマ周囲の皮膚の状態と装具の適合性を継続的に観察し、合併症が発生しないよう管理することが重要です。

　神経線維腫による装具の安定性の低下がある場合では、皮膚障害の出現のリスクが伴うため、ストーマ装具の選択には慎重さが求められます。保護剤の組成や形状については、疼痛などがなければ基本的な装具選択に準じます。現在は軟性凸面装具が各メーカーから発売されているので、ストーマ近接部に適度な圧を加えることで漏れを予防しつつ、腹壁への追従が可能な装具も選択肢として日々の評価を行います。

3 退院後

　退院後は、安定したストーマ管理ができるよう継続的なフォローアップが必要です。

　とくに、NF1の皮膚の神経線維腫によって、ストーマ装具の装着が困難な場合や皮膚トラブルが発生しやすいため、定期的な皮膚の観察と清潔なケアが重要です。また、家族も含めてストーマケアに対する知識と技術を身につけることで、装具交換や皮膚保護を安定して行えるよう支援します。

　ストーマ装具の装着や交換をセルフケア、もしくは支援を得て実践でき、日常生活が安定することを目標とし、ストーマケアに不安や疑問があれば医療スタッフに相談できる支援体制を継続して提供することが望まれます。

表2 ストーマサイトマーキングの原則

①腹直筋を貫通させる
②あらゆる体位(仰臥位、坐位、立位、前屈位)をとって、しわ、瘢痕、骨突起、臍を避ける
③坐位で患者自身が見ることができる位置
④ストーマ周囲平面の確保ができる位置

合併症のある患者　10　レックリングハウゼン病の患者

レックリングハウゼン病患者のケアの実際

Point 1　術前ストーマサイトマーキングは医師と協働して行う

　マーキングに際しては医師との協働が重要です．

　医師と一緒に，ストーマ装具の面板が貼付されることが予想される範囲に，硬く触れるような神経線維腫があるかを確認しておきましょう．ストーマの安定性を阻害するような神経線維腫がある場合，皮膚の平面を確保するために，術前に局所麻酔下で切除しておくことも検討します．

　Lさんのケアでは，ストーマ造設部位から近接部（ストーマ周囲1cm）の位置に神経線維腫が存在しないようにマーキングを実施しました（図2）．また，術中には面板貼付が予想される範囲の神経線維腫は電気メスにて切除してもらい，皮膚の平面の確保に努めました（図3）．

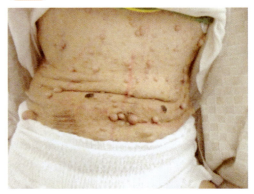

図2　Lさんのストーマサイトマーキング

神経線維腫がストーマ近接部に位置しないようにマーキングした

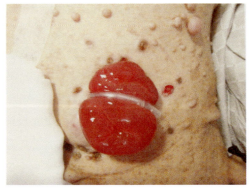

図3　Lさんの神経線維腫の切除

面板貼付部にある神経線維腫を切除し，平面を確保した
A0B15C0：15　D0（ABCD-Stoma®）

Point 2　軟性凸面装具を選択する

　術後のストーマ装具選択は，一般的にストーマ粘膜皮膚離開の予防の観点からも平面装具が選択される場合が多いと思います．

　神経線維腫がストーマ装具の安定性に影響し，排泄物の漏れがある状況においては，「神経線維腫に対して凸面装具を使用してよいか」という不安があるかもしれませんが，実際のところ柔らかい隆起病変であれば，おおむね通常の装具選択と同様に凸面装具の使用は可能と考えられます．腹壁の硬度やしわなどの状況は装具選択のアセスメントに必要となるので，ストーマフィジカルアセスメントツールなどを活用するとよいでしょう．

　Lさんは，術後5日目に平面型装具で排泄

物の漏れを認めたため，軟性凸面装具への変更をしています（図4）．軟性凸面装具を使用したことで排泄物の漏れはなくなり，安定した装具の交換が可能とまりました．

図4 Lさんの装具選択

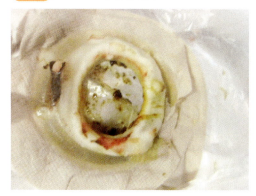

術後5日目に軟性凸面装具に変更し，排泄物の漏れをケアした

Point 3 隆起した神経線維腫の根元の汚れはしっかり落とす

スキンケアにおいて，有茎性の神経線維腫がある場合には，隆起病変の基部の洗浄が不十分であったり，粘着剥離剤の成分が残存してしまうことがあります．たっぷりの泡で愛護的な洗浄をしながら，皮膚の清潔を保持するようにします（図5）．

洗浄は，泡で出るタイプのものや拭き取りだけでよい洗浄剤もあるので，セルフケアの状況に応じて選択します．また，真菌によるかゆみや皮膚障害予防のための洗浄剤（図6）などの活用も有効です．

入院・外来を通して皮膚の観察を行うときには，ABCD-Stoma®などスケールも活用するとよいでしょう．

図5 神経線維腫の洗浄

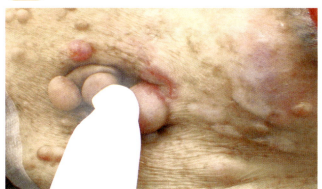

根元に汚れが残りやすいのでしっかり洗浄する

図6 真菌による症状を緩和する洗浄剤

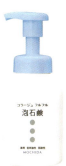

コラージュフルフル泡石鹸
（持田ヘルスケア）

合併症のある患者 10 レックリングハウゼン病の患者

患者・家族からの質問にどう答える？

Q.01
神経線維腫がストーマ装具の面板にかかってよいの？

Answer

ストーマ装具の安定性に
影響を及ぼす可能性はありますが，
神経線維種が面板の下にかかっても
おおむね問題はありません．ケアしているなかで，
神経線維種が大きくなってきているような場合や
痛みを伴う場合には，担当の医師や
専門の看護師に相談してください．

Q.02
特別な管理が必要なの？

Answer

一般的なストーマケアをする場合と
同じようなケア方法で問題はありません．
神経線維種があることで
対処困難な状況が出現する場合には，
状況に応じて対応します．

Q.03
痛みが出たらどうしたらいいの？

Answer

痛みの原因を明らかにすることが大切です．
担当科の医師や皮膚科，形成外科，
疼痛の緩和ケアチーム，
皮膚・排泄ケア認定看護師など，
多職種で相談して対応方法を検討しますので，
まず相談してください．

指導・教育にあたってのポイント

1 入院中のスキントラブルなど

　入院中は，ストーマ周囲に皮膚傷害が発生しやすいため，早期に合併症を発見し，対策を行うことが重要です．とくにNF1の神経線維種においては便汚染による皮膚障害のリスクが高くなることを患者と共有しておくことが重要です．

　直接ケアにあたる医療者は，ABCD-Stoma®のような定量的な観察をもとに，皮膚障害などが見られた場合は早期に担当医や専門の看護師に相談するという対応が必要となります．そして，同時に，皮膚障害の出現がないかを患者と一緒にポイントを説明しながら観察しましょう．

　患者自身にも症状の兆候を覚えてもらい，その後の日々のケアにおいて異常を見逃さないようサポートします．また，社会資源の活用においても，身体障害者手帳の申請や日常生活用具の給付券などの手続きは同様に行うようにします．術前からMSWの介入を依頼し，患者と面談しておいておくことで，さらに円滑なストーマケアが実施できると思います．

2 退院後の定期的評価

　退院後，自宅での生活を支えるためにもストーマ管理の定期的評価が重要です．

　オストメイト外来では，ストーマ装具の交換の過程を観察することで，皮膚の状態を観察するだけでなく，ストーマ装具の適正や認知機能や手指の巧緻性の低下などがないか，日常生活に問題をきたすような障害がないかを確認することができます．

　NF1の新たな臨床症状の出現などの身体的・心理的・社会的問題により，良好なストーマ管理を阻む要因が発生していないか総合的な評価を定期的に行っていくことが，その重要な役割となっています．

　オストメイト外来での支援が可能であることを説明されないまま退院してしまうことがないように，ストーマ造設患者においては施設内での連携システム構築が重要となります．

　オストメイト外来が開設されていない場合には，よほどの違和感や苦痛を伴うような症状がない限りは，診療科のみの外来でストーマ装具を交換する機会は少ないと思われます．NF1の神経線維種による症状出現の可能性を理解していただき，患者やケアにあたる家族，または在宅支援でストーマケアを担う訪問看護・介護スタッフ等への指導，伝達が重要となります．

　スマートフォンなどのカメラ機能で定期的に撮影してもらい，前回との変化がないかを観察してもらうことも皮膚障害出現の早期対応には効果的であり，オストメイト外来が開設されていない場合においても皮膚の状態の情報収集をしておくことが必要となります．

　また，心理的な支援も非常に重要です．ストーマケアに対する不安やストレス，自己イメージの低下などは少なからず存在します．NF1のような神経線維種が存在することでセルフケアを困難にする要因となるということを過剰に意識させないような声かけをすることも大切です．

　患者には，入院中から基本的なケアは通常のストーマケアに準じており，特別なケアが必要になる場合においては多職種で連携して

対応することを説明して安心を得ることが重要です．

Lさんは，腹膜播種の進行により徐々に体力の低下，活動性の低下等を認めていましたが，定期的なオストメイト外来の受診だけは来院され，「ストーマのほうは，とくにいままでと変わりないから，ここに来なくても大丈夫なんだけどね．でも，ここに来てみてもらうとホッとするから」とお話されていたそうです．入院から外来まで連携してストーマケアにあたることで，安心したストーマケアへの支援ができたのではないかと思います．

NF1におけるストーマケアに関しての報告はまだ依然として多くはなく，これからさらなる知見が増えていくことに期待したいと思います．

引用・参考文献
1）神経線維腫症1型（レックリングハウゼン病）診療ガイドライン2018作成委員会：神経線維腫症1型（レックリングハウゼン病）診療ガイドライン2018．日本皮膚科学会雑誌，128(1)：17-34，2018．
2）武亜希子：皮膚疾患のある人のストーマケアのポイント――レックリングハウゼン病．臨牀看護，34(11)：1566-1574，2008．
3）レックリングハウゼン病学会：レックリングハウゼン病に関する情報．http://www.recklinghausen.jp/index.html（2024年11月閲覧）
4）神経線維腫症1型（レックリングハウゼン病）診療ガイドライン2018．日本皮膚科学会雑誌，128(1)：17-34，2018．

（土田 学）

memo

INDEX

数字・欧文

- 3横指内側 ………………………………… 19
- 3次元原体照射 ……………………… 159, 160
- ABCD-stoma® …………………… 181, 261
- ACP ……………… 65, 188, 247, 248, 251
- Agイオン効果 …………………………… 201
- BCP ………………………………………… 198
- CKD ………………………………………… 206
- CT画像 ………… 9, 25, 29, 42, 62, 160, 233
- MPNST …………………………………… 256
- Neoadjuvant GC ………………………… 52
- NF1 …………………… 256, 258, 263, 264
- NPWT ……………………………… 120, 123
- OAM ………………………………………… 23
- OAS ………………………………… 196, 197
- PDCAサイクル ………………………… 109
- PEH ………………………………… 252, 254
- QOL向上 …………………… 47, 65, 185
- Rs …………………………………………… 46
- SFA ………………………………… 12, 88
- SSI …………………………… 117, 118, 201
- S状結腸憩室穿孔 ……………………… 27, 200
- S状結腸穿孔 …………………………………… 23
- S状結腸双孔式人工肛門造設術 ………… 20
- S状結腸単孔式ストーマ ……………… 27, 30
- TIME理論 ………………………………… 119
- TNM分類 ………………………………… 46, 59
- WBP ……………………………………… 118

あ

- 愛着形成 ………………………………… 134
- 悪性腸閉塞 ……………………………… 60
- 悪性末梢神経鞘腫瘍 …………………… 256
- アクセサリー …… 90, 92, 182, 193, 201, 202, 254
- 圧迫 ……………… 62, 127, 128, 130, 191, 194, 202, 209, 218, 225, 243
- アドバンス・ケア・プランニング …… 65, 247
- アドヒアランス低下 …………………… 216
- アルギン酸塩創傷被覆材 ………… 201, 203
- アルツハイマー型認知症 ………………… 110
- 安定装着 ………………………………… 57
- 意思決定支援 ………………………… 64, 68
- 一次開口 ………………………………… 65
- 一時的回腸ストーマ …………………… 52
- 一時的ストーマ ……… 8, 41, 46, 94, 133, 140, 174
- 医療費控除 ……………………………… 140
- イレウス ………… 8, 11, 40, 43, 65, 127, 223
- ──管 ……………………………………… 87
- イレオストミー ……………………… 58, 212
- ──造設 ……………………………………… 74
- ──閉鎖創 …………………………………… 22
- 陰圧閉鎖療法 …………………… 118, 120
- ウエストチューブ ………… 113, 114, 219
- ウエストライン ………………………… 209
- ウロストーマ …………………………… 211
- 運動・認知・知覚機能 …………………… 47
- 永久ストーマ ……… 8, 22, 31, 46, 61, 185
- 栄養障害 ………………………………… 60
- 易疲労 ……………………………………… 62
- 嘔気 ………………… 59, 60, 62, 158, 217
- 横行結腸ストーマ造設術 ……………… 180
- 横行結腸双孔式人工肛門造設術 …… 21, 258
- オーバーハング ………………………… 89
- オストミーベルト …………………… 77, 83
- オストメイト外来 …………… 259, 263, 264
- オストメイト用トイレ …………………… 86
- 汚染 ……… 9, 119, 120, 126, 131, 141, 176
- ──手術 ………………………………………… 175
- ──創 …………………………………………… 121
- オピオイド …………………………… 59, 194
- おむつ交換不足 ………………………… 214

か

- ガーグルベースン ……………………… 62
- 介護保険
  ……… 14, 94, 99, 100, 102, 104, 107, 108, 250
- 外周テープ付き装具 …………………… 81
- 回腸人工肛門造設（術） ………… 52, 93, 99, 223
- 回腸ストーマ造設術 …………………… 151
- 回腸双孔式ストーマ ……………… 30, 174
- 回腸導管 ………………… 30, 36, 53, 57
- ──造設（術） ………… 30, 33, 34, 52, 56, 125, 127, 217, 231, 252
- 開腹創 ……………………………………… 54
- 潰瘍形成 ………………………… 175, 224
- 下行結腸憩室穿孔 ……………………… 223
- 過剰肉芽 ………………………………… 213
- ガス抜きフィルター ………… 106, 239, 241
- 家族指導 …………………………… 45, 141
- 活動量 …………… 75, 79, 81, 82, 127, 128, 131, 133, 182, 253
- カップリング装具 ……………………… 106
- 痒み …………… 115, 116, 168, 176, 210, 255
- がん悪液質症候群 …………… 60, 190, 194
- がん看護専門看護師 …………………… 65

看護介入	71
看護サマリー	144
観察項目	90, 117, 118
観察部位	238
カンジダ菌	214
患者支援室	45
患者や家族との位置関係	68
汗疹	171, 175, 176
がん性腸閉塞	40
がん性腹膜炎	59, 61, 62, 191, 193
感染兆候	118, 126, 131, 200
浣腸	180, 201
還納	183, 220, 224, 226, 233, 235
管理困難	9, 16, 23, 28, 43, 55, 118, 131
緩和ケア	59, 60, 63, 64, 249, 262
緩和ケア認定看護師	65
緩和ストーマ	47, 59, 60, 62, 64, 65
──リハビリテーション	189
緩和的スキンケア	190
緩和的ストーマ造設術	46
緩和目的	60, 160, 187
キーパーソン	66, 96, 99, 105, 246, 248
危機回避	95, 97
希少がん	247
偽上皮腫性肥厚	253
キシロカインゼリー	210
既成孔	112, 158, 226, 228
基線	48, 62
基本体位	48, 50
逆流防止弁	207
丘疹	174, 176
急性汎発性腹膜炎	23, 200
給付手続	63
凝固剤	78
共助	197, 198
局所管理方法	251
極低出生体重児	140
銀含有創傷被覆材	201, 203
空腸単孔式人工肛門造設術	23
屈曲部	47
クリーブランドクリニックの5原則	10, 12, 28, 34, 43, 47
クリティカルコロナイゼーション	121
ケアサマリー	107
憩室穿孔	41
形状変化	193, 209
経尿道的膀胱悪性腫瘍摘出術	33
経尿道的膀胱腫瘍切除術	52, 125, 126
経皮吸収作用	138
下血	46, 110
結腸単孔式人工肛門造設	22
血流障害	133, 202, 224, 227
下痢	46, 152, 155, 158, 160, 164, 166, 223
顕鏡	176
倦怠感	59, 61, 62, 149, 157, 158, 208, 240
交換間隔	141, 148, 174, 176, 178, 203, 237, 239, 241, 245, 253, 254
抗がん薬	59, 61, 99
抗菌作用	201
抗菌スペクトル	201
虹彩小結節	257, 258
抗真菌外用薬	214
紅斑	161, 163, 167, 168, 174, 176, 252
肛門形成術	180
肛門周囲皮膚炎	180, 185
黒色変化	119, 134
骨突起	11, 19, 28, 35, 47, 259
骨突出部	23, 53
骨盤内臓器全摘術	30
骨変形	258
固定ベルト	53, 81
孤立感	256
コロストミー	217
──閉鎖創	22
コンサルテーション	65, 87, 176

さ

災害時対応の手引き	196
災害時の対応	198
災害対策基本法	195
サイズの変化	27, 79, 85
在宅医療・介護あんしん2012	146
在宅支援	146, 148, 205, 263
採便袋	207
鎖肛	180, 185
ざ瘡様皮疹	152, 154, 158
左右非対称	50
残存機能	111
算定要件	147
自壊	190, 200
視覚障害	104, 107, 109
色素沈着	152, 168
色調不良	133, 134, 183, 202
死腔	201
自己管理	27, 105, 127, 128, 146, 205
自己中断	252, 254

自在孔	100, 102, 225
自治体での備蓄	196
自治体への申請	63
指定難病	256
脂肪層	10, 28, 34, 42, 46, 119
社会資源	57, 61, 63, 104, 108, 187, 188, 263
社会的サービス支援	97
社会的サポート(支援)	94, 96
社会復帰装具	127, 131
シャワー浴	81, 84
自由開孔	112, 191, 194, 225, 226
自由孔	82
柔軟性	11, 47, 50
主介護者	91
手技習得	111, 112, 144, 146
手指(の)巧緻性	80, 92, 99, 100, 103, 149, 189, 210, 258, 263
手術創	11, 50, 53, 54, 80, 111, 118, 125, 126, 128, 131, 139, 177
手術体位	18, 48
手術部位感染	118, 201
出血	66, 121, 123, 126, 161, 184, 193, 204, 213, 214, 219, 227, 228, 237, 238, 240, 242, 244, 246, 248, 250
術後化学療法	46, 87, 246
術後創(部)	28, 32, 59, 61
——感染	20, 81
術後腹膜播種	81
術後縫合不全	11, 12
術後補助療法	152
術後麻痺性イレウス	127
出生前診断	181
術前オリエンテーション	33, 64
術前化学療法	104, 125, 151, 152
術前教育外来	94
術前ストーマケア指導	65
消化管ストーマ	11, 17, 34, 53
消化管穿孔	11, 41, 137
状態変化	61, 188, 190, 193, 194
小腸ストーマ	136, 141, 159, 162, 164, 166, 212
小児慢性特定疾病	140, 256
小児用単品系装具	182
静脈怒張	237, 238, 240
食事形態	181, 184
食生活	78, 232, 234
食物残渣	206, 212
食欲不振	8, 46, 161, 246

シリコーン系のテープ	173
視力	80, 104
しわ	9, 10, 12, 18, 20, 25, 28, 35, 36, 39, 43, 46, 48, 50, 53, 54, 56, 74, 76, 78, 82, 84, 86, 88, 90, 92, 101, 105, 119, 121, 122, 125, 126, 128, 131, 181, 182, 190, 209, 253, 259, 260
心窩部	80
真菌感染	171, 175
神経線維腫	256, 258, 260, 262
——症1型	256
伸縮チューブ	219, 220
滲出液	20, 118, 121, 125, 126, 128, 131, 153, 167, 169, 170, 174, 176, 202, 211
親水性ファイバー	215
新生児搬送	180
身体障害者手帳	41, 52, 63, 69, 144, 263
伸展	50, 128
心理的安全性	26
診療報酬	147
水性蛍光ペン	62
水性ペン	10, 62
水疱形成	141
水様便	89, 101, 102, 141, 223
スキンレベル	75, 80, 82, 85, 86, 133, 134, 201, 202, 209, 254
ステロイド外用薬	215
ステント挿入	187
ストーマ位置決め	9, 47
ストーマ壊死	133, 135, 201, 202, 221
ストーマ外来	32, 34, 39, 43, 45, 49, 57, 69, 78, 86, 91, 92, 97, 98, 102, 107, 131, 144, 146, 148, 162, 167, 170, 174, 179, 196, 206, 211, 212, 219, 220, 223, 224, 227, 229, 234, 237, 252, 254
ストーマ陥凹	16
ストーマ管理指導	133
ストーマ狭窄	133, 202
ストーマ局所状況	194
ストーマサイズ	27, 31, 74, 79, 101, 102, 106, 119, 127, 136, 149, 167, 191, 194, 197, 202, 217, 224, 226, 240, 245, 253
ストーマ再造設	27, 30, 202, 216, 227
ストーマサイトマーキングの原則	28, 35, 47, 48, 54, 259
ストーマ周囲肉芽腫	214, 216
ストーマ周囲皮膚障害	16

ストーマ静脈瘤……………… 237, 240, 242, 244
ストーマ創…………………………………50
ストーマ装具交換日………………… 149
ストーマ造設予定部位……………… 55, 258
ストーマ脱出………… 180, 183, 223, 224, 226, 229
ストーマ粘膜皮膚接合部……… 80, 82, 117, 119,
　　　　　121, 200, 203, 237, 238, 240, 244
ストーマ粘膜皮膚離開……… 119, 120, 170, 201, 260
ストーマ粘膜浮腫………………………… 101
ストーマ排泄孔………………… 101, 102, 121, 253
ストーマパウダー……………………… 228
ストーマフィジカルアセスメント…… 12, 88, 260
ストーマ浮腫………………………… 79, 192, 202
ストーマ閉鎖術
　………… 136, 140, 174, 176, 178, 180, 182, 185
ストーマヘルニアベルト…………… 218, 220, 235
ストーマ傍ヘルニア……………… 11, 27, 29, 193
ストーマ用固定ベルト……………………… 81
ストーマ用品セーフティーネット連絡会……… 196
清潔ケア……………………………… 153
清拭………………………………… 240
正中創…………………… 13, 20, 25, 50, 55,
　　　　　　74, 117, 118, 120, 126
セカンドオピニオン………………… 68, 70
切開創………………… 53, 80, 82, 126
切開部位……………………………… 48
石けん洗浄………………………… 176
セラミド配合皮膚保護剤……………… 173
セルフケア指導………… 12, 53, 57, 74, 81, 90,
　　　　　　105, 127, 187, 189
前屈位………………… 10, 28, 35, 36, 47, 50,
　　　　　　53, 54, 62, 75, 80, 122, 259
穿孔性S状結腸憩室……………………… 21
蠕動運動…………………………… 74, 77
全面皮膚保護剤…………………… 112, 163
せん妄……………………………… 111
爪囲炎……………… 152, 154, 156, 158
創開放……………………………… 118
臓器機能障害……………………… 190
装具交換…… 35, 69, 74, 77, 78, 80, 84, 91, 96,
　102, 106, 108, 110, 112, 116, 120, 126, 128,
　131, 138, 144, 146, 148, 151, 154, 157,
　166, 172, 175, 179, 189, 192, 195, 197,
　198, 201, 206, 208, 210, 223, 225, 226,
　228, 232, 243, 246, 248, 250, 253, 259
装具選択……… 12, 41, 42, 51, 53, 81, 100, 103,
　　126, 128, 163, 202, 223, 225, 229,
　　233, 234, 236, 254, 259, 260, 261

双孔式イレオストミー………………………… 74
双孔式横行結腸ストーマ…………………… 80
創傷管理…………………………… 118, 131
創傷治癒………… 117, 118, 120, 122, 201, 232
創傷被覆材………… 118, 123, 201, 202, 213, 214
総胆管結石…………………………………… 52
創部洗浄………………………………… 121, 123
創部痛…………………………………… 94, 100
創面環境調整………………………………… 118
瘙痒感………………………… 167, 168, 170, 172
創離開…………………………………… 128, 131
ソーシャルサービス…………………………… 103

た

退院前訪問/退院後訪問 ……………………… 147
体型…………… 12, 34, 53, 56, 60, 92, 231, 232
体重コントロール…………………………… 57
大腸内視鏡検査……………………………… 66
大腸閉塞…………………………………… 187
胎便性腹膜炎……………………………… 137
耐用線量…………………………………… 161
体力低下……………………………………… 47
多職種協働…………………………………… 65
多職種連携………………………… 193, 249, 263
脱出腸管…………………………………… 226
脱出予防…………………………………… 183
脱水…………………… 8, 78, 164, 166, 206, 209
　──補正水…………………………………… 78
脱落………………… 81, 134, 136, 139, 202
ダブルストーマ…………………………… 22, 30
ダブルロック方式………………………… 106
ダメージコントロール手術………………… 22
たるみ……………… 18, 46, 48, 50, 78, 190
　──じわ……………………………………… 47
炭酸ガスレーザー…………………… 213, 214
単品系軟性凸面装具………………………… 43
単品系平面イレオストミー用装具……………… 74
単品系平面型装具…………………………… 80
地域連携部門……………………………… 148
蓄尿袋……………………………………… 211
腸管穿孔……………………………… 74, 187
腸管脱落…………………………………… 134
腸管粘膜…………………………… 223, 224, 226
腸管浮腫……………………………… 9, 13, 202
腸上皮化生………………………………… 213
腸穿孔……………………………………… 137
超低出生体重児………………………… 133, 140
腸捻転……………………………………… 41

腸閉塞 ……………… 40, 42, 46, 59, 60, 63, 87, 187, 193, 206, 217, 223, 258
直腸・小腸狭窄 ……………………………… 258
直腸縫合不全 ……………………………………… 22
直腸膀胱瘻 ………………………………………… 87
通過障害 ………………………… 44, 137, 183
ツーピース ………………………………………… 80
手足症候群 …………………… 152, 154, 156, 158
テーパーエッジ ………………………………… 128, 233
テープ付き皮膚保護剤 ……………………… 112
臀部肉芽腫 ………………………………… 214, 216
疼痛 ……… 16, 59, 60, 62, 105, 119, 120, 126, 131, 154, 160, 171, 191, 213, 252, 258, 262
同定 ……………………………… 19, 21, 23, 62
糖尿病 ……………………… 52, 117, 118, 201, 232
トータルサポート ………………………………… 65
凸型嵌込み具内蔵装具 ……………… 74, 77, 80
凸面型装具 ………………………………… 127, 128
凸面型面板 ……… 39, 120, 191, 194, 234, 254
ドレインバッグ ………………………………… 78
ドレーン創 ……………………………………… 53
ドレーン挿入部位 ……………………………… 55
ドレナージ ………………… 59, 78, 118, 135, 139, 208

な

軟性凸面型装具 ………………………………… 128
臭い ………………………… 70, 150, 195, 217
肉芽形成 …………………………………… 121, 122, 239
肉芽腫 ………………………………… 212, 214, 216
二次開口 ……………………………………… 59, 64
日常生活指導 ……………………………… 225, 234
日常生活自立度 ………………………………… 46
二品系凸型嵌込み具内蔵装具 ……………… 80
二品系平面装具 ………………………………… 57
日本オストミー協会 ………………………… 197
日本ストーマ・排泄リハビリテーション学会 …… 17, 197
日本創傷・オストミー・失禁管理学会 …… 91, 146, 197
入浴 ………… 52, 79, 85, 146, 148, 191, 195, 198
尿管カテーテル ……………………………… 127, 128
尿管皮膚瘻 …………………………… 13, 56, 211
尿漏れ ……… 126, 128, 130, 231, 233, 234, 255
尿路ストーマ ………………………… 31, 57, 253
認知機能 …………………… 105, 110, 148, 258, 263
認知症状 …………………………………………… 111
粘液排出 ………………………………………… 209
粘着式フランジ ………………………………… 39
粘着剥離剤 ……………………………………… 261
粘膜損傷予防 …………………………………… 192

粘膜皮膚離開 …………… 16, 119, 120, 134, 170, 201, 202, 205, 260

は

排泄管理 ………………………………………… 181
排泄孔 ………………………… 82, 101, 102, 121, 252
排泄処理 ………………………… 70, 106, 116, 158
排泄用具受給者証 ……………………………… 63
ハイドロファイバー創傷被覆材 …… 201, 202
排膿 ……………………………………… 200, 204
排便管理 ………………………………… 180, 185
剥離剤（皮膚剥離剤）…… 76, 129, 130, 138, 145, 154, 158, 162, 166, 168, 172, 177, 191, 194, 240, 244, 261
剥離刺激
  ………… 76, 154, 162, 167, 168, 194, 239, 244
バリア機能 …………………………… 126, 173, 189
ハルトマン術 ………………………………… 167, 246
晩期合併症 …………………………… 145, 218, 255
瘢痕 ……………… 10, 28, 35, 41, 47, 50, 53, 54, 60, 121, 126, 202, 211, 259
板状硬 …………………………………………… 18
板状皮膚保護剤 ……………………… 136, 139, 182
皮膚感染症 …………………………………… 176
皮膚障害 ……… 10, 42, 47, 53, 59, 61, 85, 89, 90, 101, 107, 136, 141, 145, 146, 148, 152, 159, 162, 164, 167, 169, 170, 172, 175, 176, 179, 181, 182, 190, 196, 208, 211, 217, 218, 223, 225, 233, 234, 236, 238, 254, 259, 261, 263
皮膚損傷 ……………………………… 11, 141, 211
皮膚・排泄ケア認定看護師 ………… 20, 22, 24, 49, 53, 94, 148, 188, 256, 262
皮膚被膜剤（皮膜剤）………………… 11, 163, 235
皮膚ペン ………………………………………… 10
皮膚縫合部 …………………………………… 201, 202
皮膚保護効果 …………………………………… 82
表層切開創 …………………………………… 118
表皮肥厚 ……………………………………… 253
びらん …………………… 89, 136, 153, 155, 167, 168, 170, 173, 175, 176, 206, 208, 210, 212, 214, 216, 252
ヒルシュスプルング病 ……………………… 185
フィンガーブジー ……………………………… 202
フィンクの危機モデル ………………… 67, 71
腹圧 ……………… 183, 192, 218, 222, 224, 226, 231, 232, 235, 236, 243

腹会陰式直腸切断術	66, 93, 110, 237
腹腔鏡補助下小腸バイパス手術	258
腹腔臓器癒着	61
腹水	13, 59, 60, 64, 192, 224,
──貯留	61, 65, 80, 191, 194
腹直筋外縁	10, 19, 20, 23, 25, 35, 55, 62
腹部凹凸	57
腹部開放管理	23
腹部の緊満	60
腹部膨満	13, 19, 40, 43, 44, 62, 127, 128, 133, 137, 194, 223
腹壁欠損部	233
腹壁瘢痕ヘルニア	11, 231, 232, 234
腹壁変動	233, 236
腹膜炎	11, 18, 41, 65, 202
腹膜播種	59, 60, 80, 187, 258, 264
浮動型装具	220, 241
浮動型フランジ	39, 233
フランジ	107, 128, 225, 226
プレカット	101, 102, 106, 223, 226, 248
粉状皮膚保護剤	155, 169, 170, 176, 179, 201, 203, 204, 208, 210, 225, 228, 239, 241, 245
分離式ストーマ	133, 136
閉鎖創	22, 29, 30, 32, 175
平面装具	75, 81, 88, 190, 194, 260
ベビーパウダー	171, 175
ベルトタブ	81, 168
ヘルニア嵌頓	41
ヘルニア用ベルト	27
便失禁	185
便の性状	87, 101, 206, 212
便の潜り込み	87, 90, 102, 120, 176, 191, 192, 203
便秘	8, 44, 185, 224
便漏れ	11, 16, 47, 50, 74, 76, 81, 82, 85, 87, 88, 101, 139, 176, 213, 214
膀胱壁粘膜不整	52
放射線皮膚炎	161, 162, 165
膨潤	74, 76, 84, 86, 90, 126, 130, 164, 170, 206
傍ストーマヘルニア	13, 16, 28, 31, 217, 218, 220, 222, 231, 232
訪問看護ステーション	91
ホールカット	149, 202
保湿剤	115, 116, 145, 163
ポジティブ・フィードバック	103
保存的ケア	216
発赤	81, 82, 119, 126, 131, 155, 167, 168, 171, 173, 191, 192, 200, 240
ボディイメージ	31, 50, 71

ま

マーキングディスク	10, 12, 36, 53
窓付き単品系装具	201
水不要のスキンケアグッズ	197
密着性	50, 53, 57, 233, 234, 236
メンテナンスデブリードマン	121
面板ストーマ孔	77, 82, 85, 225, 226, 229, 239, 240, 245, 253, 254
毛嚢炎	175, 177
模擬便	137, 138
問題解決決定要因	94, 97

や

やせ	9, 21, 38, 56, 60, 80, 105, 217
有害事象	65, 159, 160, 162, 165, 166
遊離腸管	53
油性ペン	10, 62
癒着	9, 29, 41, 53, 55
溶解	74, 76, 84, 86, 90, 102, 136, 141, 164, 170, 203, 206, 208, 211, 237, 241, 245, 253
用手還納	225, 226, 229
用手成形皮膚保護剤	51, 74, 76, 78, 82, 88, 90, 92, 101, 102, 120, 127, 145, 155, 156, 158, 164, 190, 192, 201, 211, 225, 226, 234, 253
ヨードホルムガーゼ	119

ら・わ

らせん状	77
リーク	120
離開	117, 118, 121, 122, 125, 126, 200, 202
リスク因子	118
隆起病変（隆起性病変）	216, 256, 260
リング状皮膚保護剤	101, 102
レックリングハウゼン病	256, 259
レディネス	105
練状皮膚保護剤	206, 239, 245
瘻孔	118, 122, 161
ローション	163, 165, 171, 176, 179
肋骨弓	10, 13, 19, 20, 39, 55
ロボット支援手術	125, 126, 128, 131
ワセリンガーゼ	137, 138, 141
ワンピース	80

WOCナースがやさしくレクチャー
ストーマ造設患者へのアセスメント・ケア・指導の秘訣

2025年3月4日　初版　第1刷発行

監　修	小林智美	
発行人	川畑　勝	
編集人	小林香織	
発行所	株式会社Gakken	
	〒141-8416 東京都品川区西五反田2-11-8	
印　刷	TOPPAN株式会社	
製　本	難波製本株式会社	

この本に関する各種お問い合わせ先
- 本の内容については，下記サイトのお問い合わせフォームよりお願いします．
  https://www.corp-gakken.co.jp/contact/
- 在庫については　Tel 03-6431-1234（営業部）
- 不良品（落丁，乱丁）については　Tel 0570-000577
  学研業務センター
  〒354-0045　埼玉県入間郡三芳町上富279-1
- 上記以外のお問い合わせはTel 0570-056-710（学研グループ総合案内）

©T. Kobayashi 2025　Printed in Japan
- ショメイ：WOCナースガヤサシクレクチャー
  ストーマゾウセツカンジャヘノアセスメント・ケア・シドウノヒケツ

本書の無断転載，複製，複写（コピー），翻訳を禁じます．
本書に掲載する著作物の複製権・翻訳権・上映権・譲渡権・公衆送信権（送信可能化権を含む）は株式会社Gakkenが管理します．
本書を代行業者等の第三者に依頼してスキャンやデジタル化することは，たとえ個人や家庭内の利用であっても，著作権法上，認められておりません．

JCOPY〈出版者著作権管理機構　委託出版物〉
本書の無断複写は著作権法上での例外を除き禁じられています．複写される場合は，そのつど事前に，出版者著作権管理機構（電話 03-5244-5088，FAX 03-5244-5089，e-mail：info@jcopy.or.jp）の許諾を得てください．

　本書に記載されている内容は，出版時の最新情報に基づくとともに，臨床例をもとに正確かつ普遍化すべく，著者，編者，監修者，編集委員ならびに出版社それぞれが最善の努力をしております．しかし，本書の記載内容によりトラブルや損害，不測の事故等が生じた場合，著者，編者，監修者，編集委員ならびに出版社は，その責を負いかねます．
　また，本書に記載されている医薬品や機器等の使用にあたっては，常に最新の各々の添付文書（電子添文）や取り扱い説明書を参照のうえ，適応や使用方法等をご確認ください．
株式会社Gakken

学研グループの書籍・雑誌についての新刊情報・詳細情報は，下記をご覧ください．
学研出版サイト https://hon.gakken.jp/